Tierra sin rey

Tierra sin rey

Luis Zueco

Papel certificado por el Forest Stewardship Council®

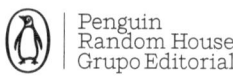

Primera edición: julio de 2025

© 2013, Luis Zueco
Los derechos de esta obra han sido cedidos a través de Bookbank, Agencia Literaria
© 2025, Penguin Random House Grupo Editorial, S. A. U.
Travessera de Gràcia, 47-49. 08021 Barcelona
© Ricardo Sánchez, por el mapa del interior

Penguin Random House Grupo Editorial apoya la protección de la propiedad intelectual. La propiedad intelectual estimula la creatividad, defiende la diversidad en el ámbito de las ideas y el conocimiento, promueve la libre expresión y favorece una cultura viva. Gracias por comprar una edición autorizada de este libro y por respetar las leyes de propiedad intelectual al no reproducir ni distribuir ninguna parte de esta obra por ningún medio sin permiso. Al hacerlo está respaldando a los autores y permitiendo que PRHGE continúe publicando libros para todos los lectores. De conformidad con lo dispuesto en el artículo 67.3 del Real Decreto Ley 24/2021, de 2 de noviembre, PRHGE se reserva expresamente los derechos de reproducción y de uso de esta obra y de todos sus elementos mediante medios de lectura mecánica y otros medios adecuados a tal fin. Diríjase a CEDRO (Centro Español de Derechos Reprográficos, http://www.cedro.org) si necesita reproducir algún fragmento de esta obra.
En caso de necesidad, contacte con: seguridadproductos@penguinrandomhouse.com

Printed in Spain – Impreso en España

ISBN: 978-84-666-6918-4
Depósito legal: B-8.821-2025

Compuesto en Llibresimes

Impreso en Rotoprint By Domingo, S. L.
Castellar del Vallès (Barcelona)

BS 6 9 1 8 4

*A todos aquellos que persiguen sus sueños,
por imposibles que estos parezcan*

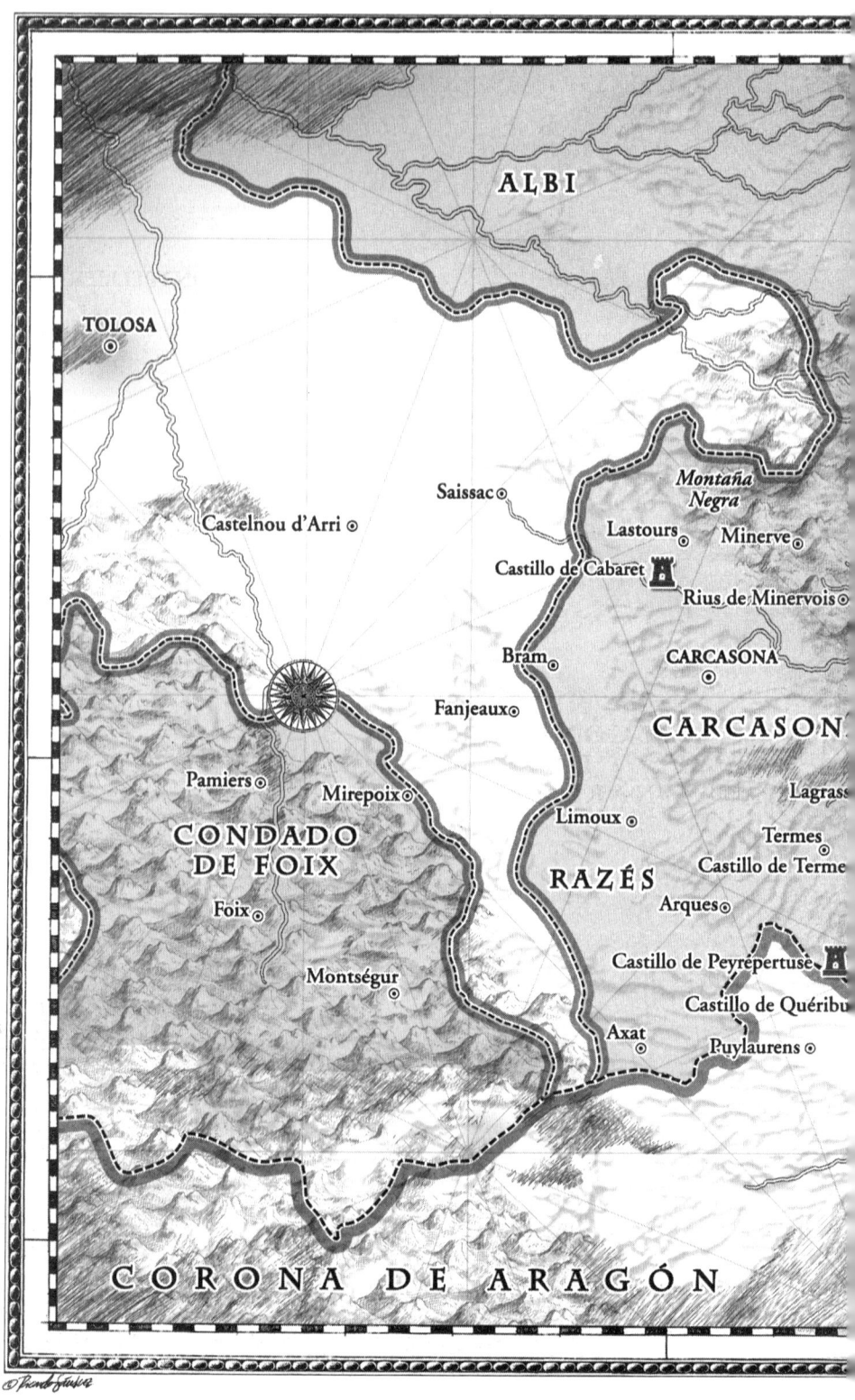

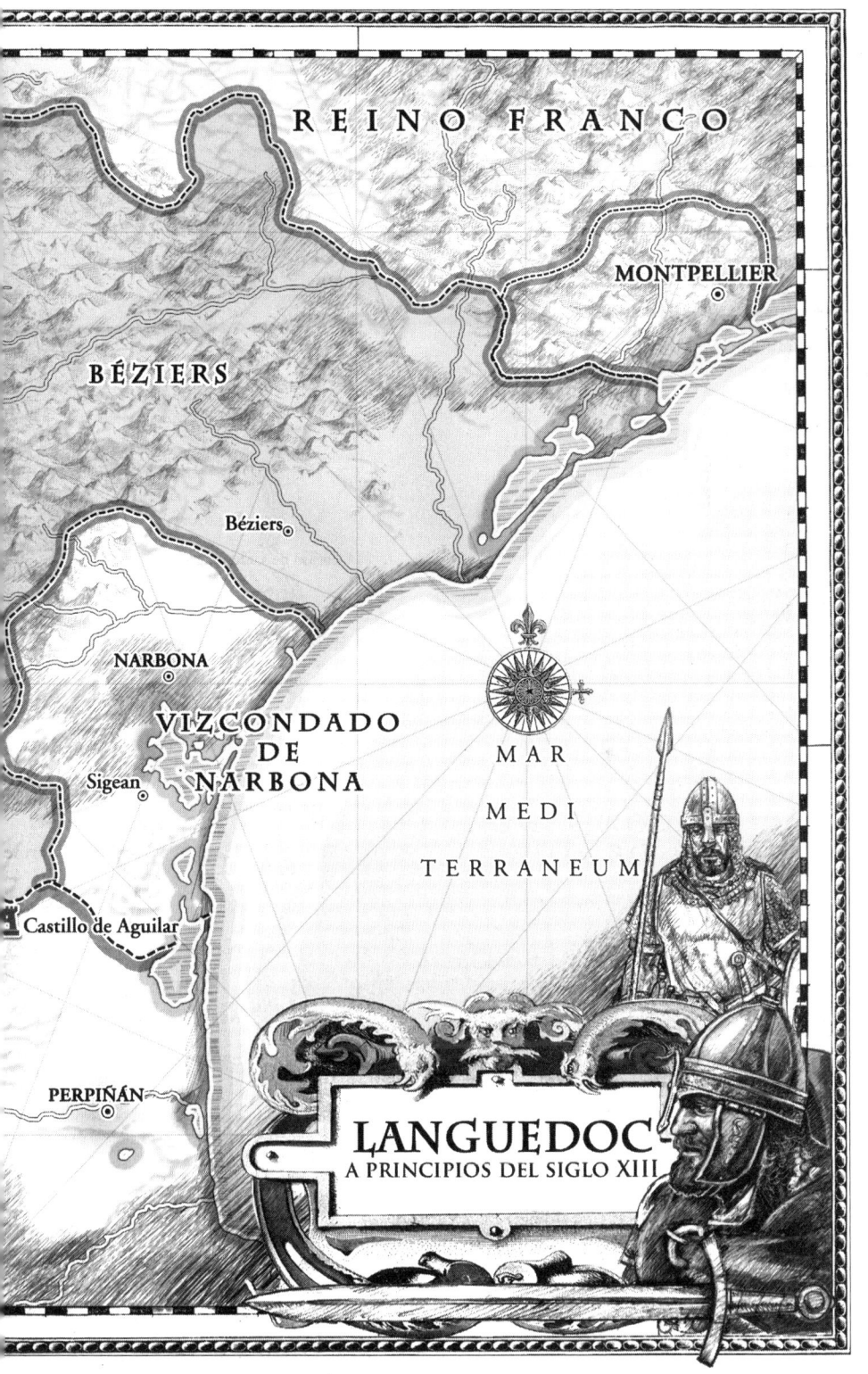

Prólogo

Condado de Tolosa

Las gotas de lluvia caían como puntas de flecha, de manera espesa y pesada. El viento del este entraba de costado por las calles de Tolosa, así que nadie osaba salir de su hogar. Una figura caminaba descalza, oculta tras un manto con el que se protegía a duras penas de la tormenta. Llamó al portón del templo de San Saturnino. La puerta de madera se entreabrió lentamente y detrás apareció un joven monje con hábito blanco, de rostro sereno, facciones angulosas y con la tonsura marcada en su cabello. Tenía la mirada apagada y los labios delgados, como si solo fueran un boceto inacabado. Dejó pasar al visitante y volvió a cerrar.

—Os están esperando —pronunció con un susurro de voz, y avanzó por la nave central.

El nuevo invitado le siguió por el templo sin mediar palabra. El eco de sus pisadas rebotaba en los sillares de los muros y un frío húmedo penetraba hasta los huesos. Los frescos de las paredes apenas se distinguían en la oscuridad. No obstante, una pintura mural iluminada por un cirio cercano captó la atención del viajero. Representaba a un toro subiendo una escalinata que estaba tirando a su vez del cuerpo de un hombre atado por los pies y con una mitra de obispo en la cabeza.

—El martirio de san Saturnino, el primer obispo de nuestra ciudad —comentó el monje blanco al verle interesado.

Él sabía perfectamente quién era el santo martirizado en época romana. Los paganos de Tolosa quisieron obligar al obispo a sacrificar un toro en honor de Júpiter. Sin embargo, él se negó. Los idólatras lo castigaron atándole al toro y picaron a la bestia para que corriera por las escalinatas del templo del dios romano. El cuerpo de san Saturnino fue despedazándose a lo largo de la carrera del animal. Cuando este se detuvo, el santo quedó muerto, desfigurado y abandonado, hasta que unas piadosas mujeres se compadecieron de él y lo enterraron en una profunda fosa. Un siglo después, hallaron su tumba y allí mismo se construyó una pequeña capilla con sus reliquias que fue transformada en el inmenso templo por el cual ahora caminaban.

Llegaron hasta el altar mayor, donde se abría una escalinata que conducía a una cripta. El joven monje le hizo un gesto para que descendiera, mientras él permaneció en la nave central. Con una luz tenue, el visitante bajó uno a uno los estrechos escalones de piedra hasta llegar a una sala cerrada con sencillas bóvedas de crucería. Avanzó unos pasos y vio frente a él la reliquia que contenía la cabeza del santo.

—Me alegro de que hayáis podido venir, Domingo de Guzmán. —Las palabras emanaban de la oscuridad.

—Es difícil negarse a una invitación de Arnaldo Amalarico, abad del Císter y legado papal —contestó mientras se quitaba el manto calado de agua y lo dejaba junto a una ménsula.

—Espero que este clima tan húmero y distinto al de Castilla no afecte a vuestra salud —comentó el legado papal, un hombre voluminoso, con una mirada pétrea e imponente.

—Llevo muchos años predicando por estas tierras y más al norte. —Domingo de Guzmán se secó las manos en su hábito—. La lluvia ya me es tan familiar como el sol que me vio nacer.

Otro clérigo apareció tras él. Sus pupilas azuladas, casi grisáceas, brillaban en un rostro agraciado y con una melena que reposaba en sus hombros.

—Bienvenido a Tolosa —saludó el nuevo personaje, que portaba un anillo refulgente en su mano.

—Obispo, siempre es un honor visitar vuestra ciudad. —Domingo de Guzmán se agachó para besar la joya, tal y como ordenaba el protocolo eclesiástico.

—Ya estamos los tres. —Arnaldo Amalarico tomó el mando—. Tras la muerte de mi compañero, ahora soy el único legado del santo padre en el Languedoc. Os he convocado aquí para informaros de que la cruzada ya está en marcha. En breve, su eminencia Inocencio III enviará el edicto, y hombres de todos los reinos de la cristiandad vendrán a luchar por Cristo.

—Excelente noticia. —El obispo de Tolosa abrió los brazos mostrando las palmas de sus manos para después juntar las yemas de los dedos a la altura de los labios.

—Me hubiera gustado no tener que llegar a este punto —añadió Domingo de Guzmán con gesto triste—, he intentado por todos los medios predicar en estas tierras la palabra del Señor.

—Pero ha sido inútil. Estos malditos herejes no escuchan —intervino Arnaldo Amalarico con determinación—, hacen más caso a esos perfectos cátaros que a los sacerdotes católicos. Y yo me pregunto: ¿por qué? ¿En qué nos hemos equivocado? ¿Qué hace que las gentes de estas tierras abracen esas enseñanzas del demonio?

—El origen del mal —musitó el monje castellano.

El obispo de Tolosa y el legado papal clavaron su mirada en el recién llegado.

—Esa es la clave de todo, el origen del mal —insistió con firmeza.

—¿Qué estáis diciendo? —El obispo de Tolosa, perplejo, parpadeó dos veces.

—¡El origen del mal! —exclamó Guzmán más efusivo—. Este mundo en que vivimos es cruel, las gentes pasan hambre, mueren de extrañas enfermedades, hay guerra, odio y muerte. Nosotros, los sacerdotes, somos los encargados de darles la paz a sus almas; afianzar su fe, asegurarles que existe Dios, un Dios bueno. Y que, si obedecen las Santas Escrituras, Él lo tendrá en cuenta el día de su muerte.

—Es una forma demasiado peligrosa de resumir la sagrada función del clero, ¿a dónde queréis ir a parar? —inquirió el obispo.

—Que ellos, en su ignorancia, se preguntan: si hay un solo Dios, ¿cuál es el origen del mal? ¿Quién es el responsable de su sufrimiento? ¿Ese mismo Dios que les decimos que es bueno y misericordioso? ¿Él es también el culpable de su dolor?

—El origen del mal… —repitió el obispo de Tolosa.

—Si son buenos cristianos, ¿por qué Dios los castiga?

—Ese no puede ser el motivo de que la herejía esté descontrolada y campe a sus anchas en el Languedoc, Domingo. —Arnaldo Amalarico dio varios pasos por el firme de la cripta hasta el relicario de san Saturnino.

—Discrepo.

—¿Cómo explicáis que en otras regiones cristianas la herejía apenas haya penetrado y, en cambio, aquí cabalgue sin control alguno?

—Porque aquí han encontrado una respuesta a esa pregunta.

—¡Qué! —exclamó el obispo.

—Lo que oís.

—Si eso es verdad, la Iglesia entera está en peligro —afirmó enérgico Arnaldo Amalarico—. ¿Y por qué aquí y no en ningún otro lugar?

—Por un libro —contestó Domingo.

—¿Qué tontería es esa? Un libro son solo palabras sobre papel.

—La Biblia es un libro, obispo —intervino Arnaldo Amalarico.

—¿No pretenderéis compararlos?

—No es la primera vez que un libro nos trae problemas. Pero Domingo, ¿a qué libro os referís? No pensaréis realmente que existe ese... —Arnaldo Amalarico se mordió el labio inferior—, ¿verdad?

—Sí.

—Eso lo explica todo, con su ayuda han podido persuadir a la nobleza, instruir a su clero y tener los argumentos para convencer al pueblo. —El obispo de Tolosa hablaba con temor en la voz—. Un libro puede ser muy peligroso.

—Eso es cierto —asintió Arnaldo Amalarico—, el conocimiento no puede estar al alcance del común, conocer es poder. Y el poder solo debe permanecer en manos de la Iglesia. No podemos dejar que cualquiera lea un libro; ni ese ni ningún otro.

Un tenso silencio inundó la cripta.

—Debemos encontrarlo y destruirlo.

—¿Cómo lo hacemos? —inquirió el obispo de Tolosa.

—¡Como sea! Si es necesario, quemaremos todo el Languedoc para que arda entre sus llamas —continuó el legado papal, que clavó su mirada en el relicario del santo—. La santa cruzada limpiará esta tierra de herejes, ya veréis. Debemos estar en marcha nada más comenzar el verano. —Puso su mano sobre la cabeza de san Saturnino—. Obispo, mientras tanto encargaos de combatir la herejía.

—¿Y cómo? Domingo ya nos ha explicado que la predicación no funciona con esos herejes.

—¡Con miedo! Cuando se siembra bien, este siempre crece y da frutos. Si no quieren a la Iglesia, entonces ¡que la teman!

PRIMERA PARTE

La cruzada

1209

1

Martín

Al norte de los Pirineos

Martín había dejado atrás su vida anterior para abrazar la de la lectura y la copia de manuscritos. Una labor que le apasionaba y con la que había descubierto la predilección por los libros y el conocimiento.

Y sin embargo, aquí estaba, cruzando los Pirineos por el paso de Viella.

Las razones que le habían sacado de su retiro eran irrechazables. Nadie en su lugar hubiera podido negarse. Así que cumplía su deber, pero no sus deseos.

Tenía frío, estaba cansado y molesto. Esto no era lo que anhelaba. Hacía ya varios años que se había retirado al monasterio de Poblet, lejos del mundanal ruido y cerca del mar, para trabajar como escribano en su *scriptorium*. Porque lo que más le reconfortaba de esta vida era la lectura.

Tras varias jornadas había llegado a las tierras del condado de Foix, los Pirineos quedaban atrás, como gigantes durmientes de cabeza blanca. El valle del Ariège era abrupto y con frondosos bosques de diversas especies de pinos. Descendió hasta abandonar las montañas y alcanzar la ciudad de Foix, amurallada y coronada por un esbelto castillo con tres torres, la mayor de ellas de planta circular. La población era bulliciosa y si dejaba volar su imaginación le llevaba a la Jaca de su niñez. Los montañeses no se diferenciaban mucho de los jaqueses y entre sus calles repletas de puestos de comida y pieles recordó sus primeros años de vida.

Qué lejos estaban ya.

Resultaba todo muy similar; solo el pelo corto y la barba rasurada de los hombres los distinguía de sus iguales del otro lado de los Pirineos.

Tenía que buscar una casa frente al castillo con una cruz curvilínea cuyos brazos finalizasen en tres puntas, representada solo por su contorno y terminada en círculos rellenos.

No le costó dar con ella. Se trataba de una casona de dos alturas, con el tejado a cuatro aguas. En la entrada había una estantería con albarcas de varios tamaños. Dentro del portal se disponían más estantes con botas y otros calzados. Llamó con tres golpes. La puerta se entreabrió y unos ojos castaños le miraron fijamente. Él sacó de su bolsillo un amuleto en forma de pata de oca que le habían entregado cuando le explicaron que debía dejar sus libros y salir de los muros del monasterio.

«¡Maldito sea ese día!».

La puerta se abrió lo suficiente para que pudiera entrar. En su interior, la casa tenía un amplio salón que disponía de chimenea. Allí reunidos había más de veinte hombres y mujeres, de largos cabellos y pies descalzos, que le miraron con expresión de sorpresa.

—Qué mala época nos ha tocado vivir para que tengamos que saludarnos con señas secretas si queremos sobrevivir. ¿Quién sois? —dijo un anciano, con una poblada barba y vestido de negro.

—Me llamo Martín. —No esperaba aquel recibimiento, así que a continuación sacó de nuevo la pata de oca.

—¿Quién os ha dado ese objeto? —preguntó el mismo hombre.

—Mi maestro antes de morir, y me dijo que podía venir aquí. ¿Vosotros sois…?

—Buenos hombres —se adelantó sin dejarle tiempo para terminar la frase.

—Yo quiero serlo. Mi maestro no pudo enseñarme mucho, murió al poco de acogerme —mintió Martín, que sentía cómo era observado por todos los presentes.

—Me alegro de que hayáis hecho tan largo camino para ello. —El anciano se acercó a él para verlo mejor y le cogió de los hombros—. Yo soy Antoine, perfecto de esta comunidad que vive en este valle de lágrimas, en este mundo de los sentidos. ¿De dónde sois?

—Del reino de Aragón, nací en Jaca —confesó entre dudas sobre si era correcto decirlo.

—He oído hablar de esa ciudad, pasad. Sentaos cerca del fuego. —El anciano le aproximó una silla que había junto a una tabla sobre caballetes que hacía las funciones de mesa—. Venís de muy lejos, estaréis cansado.

Martín saludó al resto de los presentes con un movimiento de la mano y una inclinación.

—Quiero aprender vuestras enseñanzas —se apresuró a puntualizar.

—Bien, pero no tan rápido; todo a su debido tiempo. Hugonet —el perfecto llamó a un hombre fornido que trabajaba en un cesto de mimbre en una esquina del salón—, por favor, daremos de comer a nuestro nuevo amigo.

Observó a aquellos hombres y mujeres. No vio mal alguno en sus rostros, al contrario, le llamó la atención que rebosaban una paz inmensa.

¿Por qué le habían advertido de que eran tan peligrosos?, se preguntó Martín.

2

Marie

Condado de Foix

El patio de armas del castillo se hallaba concurrido aquella mañana y los soldados del conde se esforzaban en sus prácticas con la espada. Se trataba de su guardia personal, cuarenta caballeros escogidos entre los más fuertes y valientes de sus territorios. Hombres fieles a la casa de Foix, hábiles con la espada y diestros montando a caballo. A su lado, unos veinte arqueros divididos en dos compañías hacían blanco en unas dianas colocadas sobre montones de paja. Estaban dirigidas por un gigantón de pelo rubio que llevaba un alargado arco curvo. Todo era agitación en la fortaleza. El propio conde de Foix revisaba las prácticas de sus infantes; se diría que se preparaban para una guerra.

No todos los entrenamientos sucedían en el patio de armas. En la azotea de la torre del homenaje, a más de cuarenta varas de altura, una pareja de caballeros cubiertos con sendos yelmos luchaban entre ellos. Se veían distintos a los integrantes de la guardia del conde, los dos combatientes eran de menor estatura, delgados y de complexión mucho más sencilla. No portaban pesadas armaduras, sino unas cotas de malla ligeras. Las espadas también eran diferentes, cortas y livianas, muy alejadas de las pesadas armas de los montañeses. Los ejercicios que practicaban eran de otro tipo: cintas, giros, tretas y siempre en constante movimiento. Nada que ver con los lances directos y agresivos de los infantes. Uno de ellos, el más delgado, atacó con habilidad intercambiando golpes sin descanso, haciendo retroceder a su adversario. En el último momento realizó un giro sobre sí mismo y se agachó para esquivar el contraataque de su rival, que perdió levemente el equilibrio al no encontrar donde impactar con su espada. Su contrincante le golpeó en el hombro y, acto seguido, se quitó el yelmo y dejó ver su rostro; era un hombre de tez morena y pelo rizado, con grandes ojos y una barba recortada.

—Muy bien.

—Pero si me habéis vuelto a ganar —lamentó mientras recuperaba la respiración. Y también se deshizo del yelmo, sin embargo, esta vez no era un hombre, sino una mujer la que surgió del anonimato. De largos cabellos recogidos en trenzas, con una mirada asimétrica, oscura y azulada al mismo tiempo.

—Marie, está bien que sepas defenderte, pero por mucho que estemos en el Languedoc, eres una mujer. No vas a combatir como un caballero nunca. Lo entiendes, ¿verdad? Esto es solo un divertimento.

—¿Y tampoco voy a poder ser lo suficientemente buena para ganaros?

—Recuerda que en los escombros del fracaso se encuentra la sabiduría con la que cimentar la victoria.

—Menos palabrería y empecemos de nuevo.

—De eso nada, hemos terminado por hoy —concluyó el maestro de armas.

Ambos se asomaron al almenado de la torre, desde donde se divisaba toda la ciudad de Foix y parte de los alrededores, en especial el valle del Ariège. La población había crecido mucho en las últimas décadas, ya que el comercio fluía sin parar. Aunque no estaba en la principal vía de comunicación entre las ciudades del Mediterráneo como Béziers, Narbona o Montpellier, su proximidad a Carcasona, Mirepoix y Tolosa la habían hecho prosperar.

—¿Habéis estado al otro lado de las montañas? —preguntó la joven dama.

—Sí, hace años. Foix llega hasta los Pirineos, en la otra vertiente de esos montes se encuentra el condado de Urgell, vasallo de Pedro de Aragón. Más al este se halla el de Barcelona y, más al oeste, el reino aragonés. Ya hace casi ochenta años que se unificaron formando la Corona de Aragón de la que Foix es también vasalla. Al conde le une una amistad personal con el monarca.

—Es su señor.

—Quizá el Languedoc tenga un único señor. Mientras tanto, seguirá siendo una tierra sin rey.

—El Languedoc es codiciado por todos.

—Así es, y todo lo que hay en su territorio. Pero también nos tienen miedo. —El hombre cambió el gesto de su rostro—. Ahora debo irme. Evita en lo posible ese giro de pie tan arriesgado y que tanto te gusta hacer. Dejas desprotegida la cabeza durante un instante. Si en combate adivinan ese movimiento, estás totalmente expuesta.

—Pero si nunca voy a combatir… Soy una mujer, ¿recordáis?

—Por si acaso, si Dios no lo quiera, ¡no hagas ese movimiento! ¿Me he explicado bien? —El maestro de armas la atravesó con la mirada.

—Disculpadme, no lo volveré a hacer —mintió la joven de la mirada bicolor.

3

Sébastien

Centro del reino de Francia

El sol brillaba con fuerza. Su padre y él llevaban largo tiempo soñando con ir a Tierra Santa. Sabían de lo duro y peligroso del viaje, sin embargo, no había nada que desearan más que unirse a una nueva llamada militar de la Iglesia. Cinco años atrás, su padre intentó acudir a la Cuarta Cruzada, en Oriente. Embarcó en Marsella rumbo a Messina, y desde allí hasta Chipre. No tuvo éxito. La cruzada cambió de objetivo y atacó Constantinopla. Él quedó aislado a las puertas de Jerusalén. Para volver al puerto de Marsella se alistó como marino en una galera veneciana. Tardó meses en saldar sus deudas y cruzar el Mediterráneo de vuelta a casa.

Por suerte, Dios había sido misericordioso y la nueva cruzada no se había convocado contra los sarracenos de Oriente, sino a escasas jornadas de distancia de su hogar, al sur del reino de Francia. Sin duda era una oportunidad que no podían desaprovechar. Todo el que se uniera a la llamada contra los herejes recibiría indulgencias y la remisión de sus pecados, no solo para ellos sino también para los seres queridos que llevaran en sus pensamientos. Qué mejor presente para toda su familia, especialmente para su madre, que había quedado al cuidado de sus tres hermanos pequeños en Île de France.

Aquella noche dormirían cerca de Montpellier, a una jornada de Béziers. Eran decenas de miles los voluntarios que, como ellos, se habían unido a la cruzada.

¡Resultaba tan emocionante!

Al llegar a la ciudad las puertas estaban cerradas y numerosos soldados las vigilaban. Al parecer su señor, el rey de Aragón, había prohibido la entrada de los cruzados. Extraña actitud para un católico la de no dar cobijo a un ejército de la Iglesia.

Y él maldijo a ese monarca, porque fue complicado encontrar un lugar donde dormir fuera de Montpellier. Por fortuna era verano y no había que preocuparse por el frío o la lluvia. Así que no les importó hacerlo al raso, en un cerro cercano a la ciudad. Lucía una noche típicamente estival, con un cielo despejado donde las estrellas brillaban con fuerza.

—Sébastien, ¿en qué constelación estaba hoy el sol? —preguntó su padre.

El muchacho miró al cielo y levantó la mano para dibujar de forma imaginaria la posición del astro rey durante el día. Dudó unos instantes, hasta que estiró el dedo índice señalando un lugar concreto en la infinidad del universo.

—Muy bien, pero no me has dicho qué constelación es.

El joven situó sus dos manos en el cielo y marcó dos estrellas centrales, como si fueran unos ojos; después, trazó a cada lado de ellas y, a mayor distancia, dos líneas que se inclinaron levemente hacia arriba y que terminaban en otras estrellas. Luego volvió a las dos estrellas centrales y dibujó otras dos líneas más largas, en dirección contraria a la anterior y de manera oblicua, hasta que se unieron a otros puntos de luz.

—Qué difícil, padre —respondió Sébastien—, creo que es la constelación del Cangrejo.

—Así es, se trata de una de las más complicadas. Sus estrellas apenas se aprecian —corroboró el antiguo marino—. Las dos primeras son los ojos; las otras dos, las pinzas; y las últimas, las patas del animal.

—¿Y qué significan? —inquirió el muchacho.

—Eso no lo sé —admitió su padre sonriente—, yo solo la aprendí para orientarme en el mar. Quizá no quieran decir nada.

—Hay gente que las interpreta, que lee el futuro en ellas.

—¡Tonterías! No te acerques nunca a esos adivinos y magos —advirtió su progenitor—. Una cosa es que te enseñe a leer las estrellas para que sepas orientarte y otra muy distinta que creas esas blasfemias. Dios ha dispuesto que el hombre se valga de los astros para medir las estaciones, los días y los años. No hables nunca con quien practica la adivinación, ni agorero, ni sortilegio, ni hechicero, ni mago ni quien consulte a los muertos, porque es abominación para con Dios cualquiera que hace estas cosas.

—Pero, padre, las estrellas tienen que existir por alguna razón, ¿por qué no para ayudarnos?

—¿Qué te he dicho, Sébastien? —Por primera vez su padre subió el tono de voz—. Para tomar una decisión, el cristiano verdadero no se fundamenta en averiguar si las estrellas están o no en posición favorable, ni cree en que la fecha y día de su nacimiento determina su carácter. Dios es el que tiene el control de todas las cosas y es Él quien nos ha dado inteligencia y capacidad para afrontar las situaciones de la vida y ser buenos hombres —afirmó cada vez más enfadado—. Quizá no hice bien en enseñarte. Ahora vamos a dormir, mañana nos espera una dura jornada.

Sébastien no dijo nada más. Conocía a su padre, sabía cuándo era mejor callarse y esperar a que las aguas volvieran a su cauce. Aquella noche se durmió contemplando la cúpula celeste, dibujando en su pensamiento todas las constelaciones que conocía e imaginando historias y leyendas sobre ellas. Aunque su padre no lo sabía, había indagado y preguntado en su ciudad natal por el significado de las constelaciones a los adivinadores que había siempre en el mercado. Ellos le habían contado increíbles historias, que él guardaba en secreto en su mente como auténticos tesoros.

4

Martín

Condado de Foix

Desde su llegada, Martín aprovechaba cada resquicio de tiempo para investigar y averiguar los secretos de aquellos hombres y también de la ciudad, gobernada por el conde de Foix. Un caballero que había participado en la última cruzada contra Tierra Santa, la cuarta que se realizó. Y que contaba con una buena mesnada de caballeros montañeses, duros y valientes. Había oído decir a unos campesinos que sus huestes tenían poco que ver con otras del Languedoc, en especial con las del acomodado conde de Tolosa. Los hombres de este se mostraban más predispuestos a participar en torneos y cortejar a las damas de la nobleza siguiendo las reglas del llamado «amor cortés», que a luchar en campo abierto.

—El conde de Foix ha colaborado con la cruzada contra los cátaros —le dijo un comerciante de cera—. Fue durante los meses de julio y agosto; sin embargo, en septiembre cambió de opinión y se enfrentó militarmente a los cruzados.

—¿Y eso? —inquirió Martín.

—Porque no son cruzados, sino invasores —respondió.

—¿Eso pensáis? —Martín se sorprendió de aquella respuesta.

—Eso piensan todos aquí.

En una de las comidas, cayó en la cuenta de que no había probado carne desde su llegada y preguntó a Antoine dónde había caza en aquellas montañas.

—Además de los votos de pobreza y de continencia, junto con la promesa de practicar todas las virtudes cristianas, no comemos nunca alimentos cárnicos y vivimos del trabajo de nuestras propias manos, como ordenaba san Pablo. —Antoine parecía ser un hombre de una paciencia infinita—. Ayunamos tres días por semana, durante los cuales solo nos alimentamos de pan y agua. Así purificamos nuestro cuerpo. Nos sometemos a cuaresma en tres periodos del año: Navidad, Pascua y Pentecostés.

—El trabajo manual es para los *laboratores*, no para la nobleza y el clero.

—Nosotros valoramos el trabajo, no lo consideramos infame. Mirad esta casa, es un lugar abierto, de paso. Acogemos a todo el que lo pide y no demandamos nada a cambio. Queremos, mejor dicho, debemos vivir de nuestro propio esfuerzo, sin limosnas ni diezmos.

—¿Y los nobles?

—Si quieren ser buenos hombres, también deberán trabajar. Aquí tenéis el ejemplo. —Señaló a una mujer de piel pálida, casi transparente, con el pelo rubio y desgastado, de aspecto vulgar, que arrancaba malas hierbas en el jardín detrás de la casa—. Su padre poseía títulos y tierras, sin embargo, ella está aquí con nosotros. Trabajando como cualquier otro.

—Es increíble —dijo abrumado Martín—. En vuestra casa hay nobles y siervos y comparten la mesa juntos.

—Para Dios todos somos iguales.

—Sí, es verdad. Lo que sucede es que yo no lo había visto antes en ningún otro lugar.

—Entonces es que no habéis estado en los sitios adecuados. No importa cómo o dónde haya nacido uno en este mundo, sino lo que somos en el otro. —Antoine miró a Martín a los ojos—. Debéis entender que no creemos en la violencia, por lo tanto, la nobleza no tiene que protegernos, ni luchar ni cazar animales. No admitimos tal práctica, nuestros cuerpos son prisiones de carne para nuestro espíritu. Igual que nuestra alma ha sido encerrada en un cuerpo de hombre o mujer, también puede serlo en uno animal.

Sin decir nada, Martín tragó saliva.

—Solamente podemos comer peces que, como bien sabéis, nacen de forma espontánea en los lugares con agua, sin copulación alguna.

Gentes que no comían carne; clero y nobleza trabajando con sus manos, creencia en la transmigración de las almas. No podía creer todo aquello. Sus ideas suponían destruir la estructura social, puesto que con ellos ni la nobleza ni el alto clero eran necesarios. Empezó a entender por qué resultaban tan peligrosos para Roma. Pero necesitaba saber más.

—¿Quién es el jefe de vuestra Iglesia?

—No hay sumo pontífice.

—¿Y el *consolamentum* en qué consiste exactamente? He oído hablar de él.

—Veo que estáis interesado y sois curioso —comentó el perfecto—. Es la recepción del Espíritu Santo consolador. Solo se puede recibir cuando se acepta la religión o cuando se muere.

—¿Es como el bautismo?

—No aprobamos que se bautice a niños que no saben el significado de ese sacramento. El *consolamentum* solo se practica a adultos, a petición expresa y si son dignos de él. Para ello deben superar antes un periodo de prueba.

Martín no dejaba de sorprenderse ante la coherencia de las palabras del perfecto y comprendió pronto por qué aquella herejía tenía tanto éxito. Además de la casa cátara, recopiló información de la ciudad de Foix.

En sus calles abundaban los trovadores, que recitaban canciones en lengua de oc, un idioma hermoso y armonioso, casi musical. Él no tenía problemas para entenderlo. Hablaba el aragonés, el catalán, la lengua de oíl de los francos, el provenzal y el latín. Y con su tío había aprendido algunas palabras de árabe, hebreo y portugués en los libros. Siempre había tenido facilidad para el aprendizaje de lenguas. Pero sin los escritos que su tío le había proporcionado cuando era un niño, nunca hubiera podido conocerlas.

El joven jaqués descubrió con sorpresa que el Languedoc era una tierra bella, impregnada de felicidad, de historias de amor, de juglares, de hombres y mujeres que vivían en paz. Y no el terrible lugar que se describía en las iglesias de su tierra, corrompido y decadente, para incitar a los católicos a unirse a la cruzada.

Precisamente, la actitud de las mujeres del Languedoc fue uno de los rasgos que más le sorprendieron. En Foix, hombres y mujeres eran tratados por igual. Había numerosas damas jóvenes sin marido y también viudas. Solo existían matrimonios antiguos, pero por lo que podía sospechar aquello no impedía que yacieran con otros hombres. Sin embargo, Antoine le había explicado que la procreación suponía traer nuevas vidas a este mundo material y corrompido. Por tanto, era un acto que te condenaba a proseguir la penitencia. Por mucho que el sexo se considerara pecaminoso, la realidad era que la mayoría no parecía cumplir con la castidad. A diferencia de la Iglesia católica donde se ocultaba, aunque era sabido que hasta los papas tenían hijos y amantes; aquí, en cambio, se trataba todo con naturalidad.

Él entendía lo difícil que resultaba la castidad y más en Foix. Las mujeres del Languedoc eran hermosas y con la piel pálida. Parecían dulces y a la vez cariñosas y amables. A pesar de ello ninguna había prendido su corazón.

Con el tiempo Martín fue poco a poco teniendo más autonomía en la casa. La mayor diferencia con el resto de los habitantes era que él no salía a predicar con sus compañeros, por lo que en muchas ocasiones se quedaba solo en ella, encargado de cuidarla y limpiarla.

Uno de esos días alguien llamó a la puerta y al abrirla se

encontró con una preciosa joven que vestía una saya ajustada con cordones a ambos costados y con el arranque de las mangas en los hombros. Parecía más un adorno de tela que una manga. Las llevaba enrolladas en torno al brazo hasta el codo, dejando colgar la bocamanga. Su pelo lucía suelto y era negro como la noche. Esto último le perturbó. Él no estaba acostumbrado a ver aquel tipo de cabello en una mujer de Aragón. Allí las damas se recogían el pelo con recato en una toca, como mandaba la decencia y el decoro. En su tierra, estaba mal visto llevarlo suelto, ya que tal costumbre se relacionaba con la lujuria.

Los ojos de la dama también le sorprendieron. Eran extraños, uno oscuro y el otro claro. Sus mejillas estaban sonrojadas por el frío y sus labios eran gruesos y coloridos. La luz de la calle la iluminaba como a una princesa. Por un instante, él no supo qué decir y se quedó petrificado.

—¿Está Antoine? —preguntó la visitante con una voz dulce. La dama no obtuvo respuesta—. Puedo volver más tarde si no se encuentra en la casa ahora.

—No.

—Ah, bien, gracias. —La dama retrocedió para marcharse y su espléndida melena brilló bajo el sol hipnotizando a Martín.

—Perdona, ¡no! Quiero decir sí, ¡sí está! —El aragonés dio un par de pasos al frente.

La joven no pudo contener la risa, que contagió a Martín.

—Entonces ¿sí está? —preguntó ella con cara de no entender nada de lo que balbuceaba el muchacho.

—No, ha salido de viaje.

—¿Quién eres? —inquirió la dama con una expresión que evidenciaba cierta sorpresa y curiosidad—. Nunca te había visto antes por aquí.

—Soy Ma-Martín —tartamudeó nervioso.

—Hablas de una forma curiosa, ¿de dónde eres? —La muchacha se acercó de nuevo.

—Soy aragonés, de Jaca —contestó de manera más firme.

—Así que aragonés. ¿Y vives aquí?
—Sí, he venido hace unos días, estoy aprendiendo del perfecto.
—Me alegra que abraces nuestra fe. —La dama se dio la vuelta—. Dile a Antoine que marcho hoy a la casa del libro.
—¿La casa del libro? —inquirió confuso Martín.
—Sí, tú solo dile eso, él lo entenderá.
—Pero... ¿qué significa?
—Me gusta tu forma de hablar, es agradable —se rio ella mirándole fijamente.

Nunca ninguna mujer antes le había mirado así, y Martín se sintió confundido y contento al mismo tiempo.

—Entra, por favor. Puedo hacerte compañía mientras regresa.
—Debo irme, los míos salen ya —explicó, e hizo una mueca graciosa que dejó entrever que sí le hubiera gustado quedarse con Martín.
—¿No puedes esperar un poco?

En ese momento la llamó otra joven que la aguardaba a escasos pasos.

—Parece que no... —dijo él y sonrió—. ¿Es tu hermana?
—Sí... ¿cómo lo has sabido?
—Os parecéis mucho —contestó él nervioso.
—Hasta pronto, Martín. —Se marchó sin decir nada más.

Escuchó pronunciar su nombre y fue como si cada letra que susurraban aquellos labios se transformara en una caricia. Se quedó confuso y aturdido el resto de la mañana, durante la cual ayudó a cuidar a los niños de la casa y trabajó la tierra que había detrás, hasta que el perfecto volvió.

—Ha venido una joven a veros —le informó con una estúpida sonrisa en su rostro en cuanto lo vio.
—¿Quién?

Martín no se atrevía a explicar la belleza de la dama y no dijo nada.

—¿Era hermosa acaso? —preguntó sonriente Antoine.

—Sí, quiero decir, un poco —se contradijo y luego añadió—: Supongo que sí lo era.

—¿Morena?

Martín asintió.

—¿No tendría cada ojo de distinto color? —inquirió el anciano.

—Creo que sí. —Sabía perfectamente cómo era, aunque quiso disimularlo.

—¿Lo creéis? No es un rasgo demasiado frecuente. Por vuestra forma de actuar, deduzco que se trata de Marie. Es sobrina de un hombre de armas del conde.

—Me ha dicho que iba a la casa del libro.

—¿Ahora? —Antoine torció el gesto—. Espero que tenga cuidado.

—¿Por qué razón?

—Por... supongo que por nada. —Le dedicó una falsa sonrisa—. Venid, hoy os explicaré más sobre nuestra fe.

Pero el resto del día Martín solo pudo pensar en la joven. Nunca le había sucedido nada parecido, ¿por qué sería?

5

Sébastien

Dominios del Vizconde de Trencavel

Los cruzados se despertaron al alba. Había ganas de alcanzar el grueso de la cruzada. Tras acudir a una improvisada misa que dieron los numerosos clérigos que los acompañaban desde París, comieron los escasos víveres que aún les quedaban y salieron pronto hacia el sur.

Caminaron con buen paso toda la mañana. Formaban un grupo heterogéneo; la mayor parte eran francos, gente pobre pero que parecía honrada y devota. Algunos hombres iban acompañados de sus mujeres y niños, algo que al padre de Sébastien se le antojaba poco recomendable. La guerra no es buen lugar para críos, y un ejército tampoco lo es para mujeres.

Siguieron avanzando, cruzaron un vado y ascendieron una suave loma.

—Sébastien, ahí está Béziers. El primer objetivo de la cruzada —anunció su padre, un hombre de rostro expresivo, con abultadas cejas y ojos penetrantes. No demasiado alto, pero sí dotado de una notable corpulencia. Sin arrugas en la frente y con una barba poco poblada.

El joven miró con entusiasmo la ciudad que se abría ante sus ojos, rodeada de una larga muralla salteada por sobresalientes torres, con tejados rojizos en las casas y al fondo el azul del mar. Poco a poco su mirada se fue tornando más precavida y desconfiada.

Sébastien era diferente a su progenitor. Esbelto, pero falto de corpulencia física, si bien gozaba de movimientos ágiles y rápidos. Imberbe y con el cabello largo, sus ojos destacaban por ser de color miel con tonos verdosos, en recuerdo de los de su madre.

Nunca había estado en una batalla. Él, como su padre, era un humilde campesino. Vivían cerca de París, junto al Sena. No poseían tierras en propiedad y tenían que arrendarlas; además, no resultaban demasiado productivas y la última cosecha había sido mísera. Así que la cruzada también suponía una oportunidad de obtener algo de dinero con el que volver a casa y pagar las numerosas deudas acumuladas. No eran los únicos que pensaban en el botín, pues la mayoría de los ribaldos que los acompañaban hablaban sin cesar sobre las riquezas del Languedoc durante toda la travesía. Aseguraban que las ciudades del sur eran prósperas y que sus habitantes escondían valiosos tesoros en sus casonas. Todos esperaban hacer fortuna en aquella llamada del Señor. Ellos no; cogerían solo lo que se les ofreciera, nada más. Habían acudido a la santa cruzada por su fe.

—Es mejor que vayamos hacia el río —comentó uno de los hombres que habían venido con ellos desde París—. Allí cerca hay un puente que lleva a una de las puertas de la ciudad. Con suerte quizá se empiece el asalto por ahí y podamos entrar pronto, antes de que los caballeros se aseguren todo el botín para ellos.

—Algo nos dejarán —interrumpió el padre de Sébastien.

—Si por ellos fuera, no nos darían nada. Pero les seremos útiles en el asedio. Están cómodos sobre sus caballos, deseando que haya una batalla campal. Eso sí, en el asalto de una ciudad los que nos acercamos a las murallas bajo una lluvia de flechas y piedras somos nosotros. Los caballeros y sus mesnadas solo esperan a que se abran las puertas para entrar.

—Pues entonces vayamos a ese puente. —E hizo un gesto a su hijo para que avanzara—. ¿Cómo os llamáis?

—Gerond —contestó. Era un hombre de similar edad a la del padre de Sébastien. Con los ojos hundidos y la nariz respingona, conservaba abundante pelo y vestía una saya azulada. Parecía saber de lo que hablaba.

—¿Creéis que será fácil entrar? —preguntó Sébastien inquieto.

—Costará porque cuenta con poderosas fortificaciones y varios millares de habitantes en condiciones de defenderla —contestó Gerond—. Pero si encontramos un punto débil por donde poder abrir brecha, una vez dentro, los pobladores no tienen nada que hacer ante semejante ejército.

Sébastien había crecido con las historias de la cruzada de su padre y de tantos hombres que le acompañaron. Ahora podía ser partícipe de esas hazañas y que fueran otros los que las escucharan. El Languedoc no era Tierra Santa, pero era tierra de herejes.

Qué feliz estaba, dispuesto a dar su vida por la cruzada. ¿Qué más podía pedir el hijo de un campesino?

6

Martín

Condado de Foix

Subieron los escalones de madera que daban al segundo piso. Antoine abrió la puerta de una sala al fondo; luego acercó la vela a un cirio más grande que había sobre la mesa y la estancia se iluminó.

Era una auténtica biblioteca. Martín repasó con la mirada los códices y manuscritos que se apilaban en los estantes. Le vino a la mente el *scriptorium* de la catedral de Jaca o el del monasterio de Poblet.

El joven no pudo reprimirse y cogió uno de los volúmenes más grandes. Lo abrió y pudo comprobar que eran textos en latín, si bien desconocía su origen.

—Son traducciones de libros griegos que se conservan en Oriente —explicó el perfecto—. Han llegado hasta aquí gracias a la ayuda de los comerciantes de Narbona y también de la Lombardía. Gran parte del saber antiguo se perdió en Occidente, pero se preservó en Oriente. Hay buenos hombres que están traduciendo los textos griegos al latín para recuperarlo.

—Una fascinante labor —repuso Martín mientras seguía hojeándolos.

—Y peligrosa —añadió Antoine—. No todos quieren que la sabiduría salga a la luz.

—No os entiendo. ¿Por qué se iba a impedir tal cosa?

El perfecto calló y pasó sus dedos por algunos de los volúmenes, como si pudiera sentir lo que había escrito en su interior con solo tocarlos.

—Son textos no canónicos, prohibidos por la Iglesia —aclaró al fin el anciano.

El rostro de Martín se estremeció.

—Aristóteles, Orígenes, incluso de san Agustín cuando era joven —comentó Antoine mientras cogía uno de ellos—. Observad este. Se trata de la Ascensión de Isaías. Es un apócrifo del siglo II, traducido al latín de una obra griega proveniente de Tracia.

Martín acarició la rugosidad de la encuadernación y sintió el peso de las palabras que guardaba. Lo abrió y leyó algunos párrafos. Fue como si las letras tomaran relieve y se alzaran sobre las hojas de pergamino. Aquellos textos encerraban una amplia sabiduría.

—Necesitaría tiempo para poder leerlo con el detenimiento que merece.

—Su primera parte relata el martirio de Isaías, encarcelado y serrado en dos por orden del Manasés, hijo del rey de Judá. Al inicio de la segunda parte, que narra la ascensión del profeta, se explica la cosmogonía del universo con sus siete cielos. Lo más interesante es la continuación, que habla de la visión de Isaías una vez que ha llegado al séptimo cielo. —Antoine se detuvo—. Os advierto que está repleta de referencias no admitidas por Roma. En su visión, Isaías asegura ver a Jesús a quien reconoce como hijo de Dios Padre, por lo que es distinto e inferior. Dios se hace adorar por él, así como el Espíritu Santo, y le da órdenes.

—¡Eso es una blasfemia para la Iglesia! Destruye la Trinidad, ¡dice que Jesús no es Dios!

—Sí, ya os lo advertí. Cristo solo se encarnó en apariencia, es un ángel que toma únicamente la forma humana. —El perfecto dejó el texto al comprobar la cara de miedo de Martín.

—¿Y este? —El joven reaccionó y señaló otro de los libros.

—El Interrogatio Johannis, más conocido como La Cena Secreta. Es una copia de un texto que está en Carcasona y que a su vez reproduce otro que se encuentra en Concorezzo, en el Milanesado. En realidad, se trata de una traducción del original que proviene del reino de Bulgaria, donde se creó una comunidad religiosa llamada los bogomilos.

—¿Qué dice el texto? —Martín no podía reprimir su curiosidad.

—Es una de las bases de nuestras creencias —empezó a explicar el perfecto—. Se inicia con una cosmogonía que representa la organización del mundo celestial, con Dios y sus ángeles. A continuación, se relata la caída del más elevado de esos ángeles y la creación del mundo material, incluidos Adán y Eva. En los siguientes capítulos habla de Jesús y, por tanto, de la salvación. Y al final relata cómo será el fin del mundo.

—Parece… una pequeña nueva biblia.

—En cierto modo lo es, una alternativa a la de la Iglesia —afirmó el perfecto, que seguía repasando el libro—. Está escrita como un interrogatorio del apóstol y evangelista Juan, durante una cena secreta en el reino de los cielos.

—La Iglesia nunca habla de estos textos.

—Bueno, muchos de ellos sí son citados por los padres de la Iglesia, que los conocían muy bien. En los primeros siglos del cristianismo era frecuente leerlos y debatir sobre ellos, circulaban libremente. En aquella época la Iglesia buscaba la verdad, la salvación del hombre. —Se detuvo y miró fijamente a Martín—. Ahora solo busca el poder, está corrompida. Nunca admitiría un texto que moviera ni uno solo de los pilares donde se asienta su situación de privilegio.

»Leer es el mayor de los dones del hombre, la lectura es lo único que puede salvarnos. Los soldados tienen sus espadas, nosotros tenemos los libros.

»Martín, desde que te vi por primera vez sentí que eras especial —admitió Antoine, tratándolo con familiaridad—. Tienes el don de la perspicacia y un ansia infinita de aprender, y no es usual. Cuestionas cualquier tema y esa es la principal cualidad que te puede llevar a alcanzar la verdad. Piensa que todos nosotros somos unos ignorantes, solo Dios lo sabe todo.

»Eres crítico y eso es loable. Sé que nuestra fe te atrae, aunque a la vez tienes dudas. Hay algo que todavía te impide ver la luz con claridad, una sombra que se cierne sobre ti y que me intentas ocultar. Por ese motivo te enseño todo esto, porque creo que estás destinado a grandes metas y Dios te necesita a su lado.

El perfecto se dirigió al ventanal y metió la mano por detrás de la estantería, ante la cara de curiosidad de Martín. Al instante extrajo un libro poco ostentoso de un escondite que debía de haber en la pared y lo dejó sobre la mesa. Lo abrió por el principio y el joven se acercó intrigado para ver de qué se trataba. Posó sus ojos en él e intentó leerlo.

—Este texto está escrito en lengua romance.

—Así es —asintió el perfecto, que permitió que Martín siguiera leyendo en la lengua de oc.

—¿Es un texto religioso? —murmuró el joven—; no consigo identificarlo.

—No me extraña, es un tratado. El tratado de los buenos hombres.

—Queréis decir que es un texto que explica vuestra religión.

—Así es. Nuestras creencias, liturgia y fe.

El aragonés empezó a comprender la importancia de aquel libro.

—Y escrito en lengua de oc —puntualizó Antoine—. Son veinte páginas que resumen nuestra fe y su liturgia. Para que el pueblo pueda leerlo y entenderla.

—Si la Iglesia católica lo descubre os quemarán por ello. ¿Cuántos más como este existen?

—En realidad este es un resumen —respondió Antoine dando un gran suspiro—. El texto completo se conoce como el Libro de los Dos Principios y está en...

—¿En dónde? —insistió Martín.

—Lo que pensamos que era un lugar seguro. Ahora el ejército de la Iglesia romana se aproxima y temo que pueda apoderarse de él.

—¿La casa del libro? ¿Ese es el sitio a donde iba la joven que vino a veros el otro día, Marie?

—Me temo que sí... Los acontecimientos se han precipitado de forma inesperada, joven amigo —confesó, y la voz se le tornó triste—. Estos libros son las únicas fuentes de nuestra fe. Si nosotros desaparecemos, ellos deben sobrevivir. ¿Lo entiendes?

La pregunta le cogió desprevenido. ¿Por qué se la hacía?

El perfecto le mantuvo la mirada.

«¡Lo sabe!», pensó Martín.

Antoine le había descubierto. No había otra explicación. Pero entonces ¿por qué se lo contaba? ¿Qué sentido tenía revelárselo?

El cátaro se dio la vuelta y abandonaron la sala. Martín temió que en cualquier momento le lanzara una acusación, pero no lo hizo. Y regresaron a la rutina del día.

De hecho, nada cambió después de aquella revelación. Lo cierto es que Martín empatizaba cada vez más con aquel hombre que tanta paz y esperanza le transmitía. Con el pasar de los días en Foix entendía menos por qué eran perseguidos con saña por la Iglesia. Pero la existencia de aquel libro abría un abismo. Si esos textos se popularizaran, mucha más gente se uniría a la nueva fe.

—¿Por qué la Iglesia es tan violenta con los buenos hombres?

—Esa misma pregunta se la hace mucha gente —respondió el perfecto sosegadamente—. La Iglesia no es más que un grupo de hombres que dicen hablar en nombre de Dios. En realidad, son unos ambiciosos que ostentan un poder absoluto: el de la fe. El papa Inocencio III quiere que sea también militar y político. Y todo poder absoluto para no debilitarse, y por tanto perdurar, necesita inventarse adversarios a los que perseguir. A veces son los musulmanes, otras los judíos y ahora somos nosotros. La existencia de un enemigo común, una amenaza palpable para todos sus súbditos, hace más fuerte a la Iglesia. Consigue que los suyos se reagrupen y que los indecisos se unan a ella.

—Pero en el fondo vuestra fe sí es un peligro para Roma.

—Nosotros no atacamos a nadie. A la Iglesia le interesa siempre exagerar el enemigo —advirtió el perfecto—. ¡Herejes! ¿Sabes lo que significa la palabra herejía?

—Es griega.

—Sí, has acertado —dijo Antoine—. Significa aquel que puede elegir en libertad, eso es un hereje.

7

Sébastien

Béziers

Llevaban días apostados junto a las inmediaciones del puente de madera. Las siluetas de los defensores en las murallas ya se habían vuelto familiares durante la interminable espera. La puerta se hallaba fuertemente protegida por dos torres rectangulares. Los muros eran altos, pero Sébastien y su padre confiaban en entrar; no en vano formaban parte del ejército de la Iglesia. Dios estaba de su lado.

Un par de horas más tarde, las mesnadas de los caballeros norteños se encontraban listas para luchar. Los ribaldos esperaban las órdenes de los nobles para iniciar el asalto. Había corrido la voz de que el líder de la cruzada, el legado papal, había enviado como emisario al obispo católico de la ciudad para conseguir la rendición y la entrega de los cátaros que se refugiaban allí. Les había prometido que, si así lo hacían, la ciudad no sufriría daño alguno. La respuesta no tardó en llegar.

—¿Qué dicen? —preguntó el padre de Sébastien a Gerond, que venía de hablar con los sacerdotes que acababan de celebrar una misa.

—¿Tú qué crees? El obispo le ha contado al legado papal que los señores de Béziers no están dispuestos a entregar la ciudad ni a ninguno de sus habitantes. Han dicho que se dejarían ahogar en la mar salada antes de consentir tales proposiciones. Que prefieren morir como buenos hombres que vivir como cristianos de Roma.

—¡Herejía! —vociferó un individuo a una docena de pasos de ellos—. Béziers es un nido de herejes. ¡Debemos eliminarlos a todos!

El resto de los hombres respondió con gritos, al tiempo que alzaban sus armas y vitoreaban al improvisado orador.

—¡Cruzados! Por Jesús Nuestro Señor, ¡debemos acabar con esos herejes! —Aquel hombre que hablaba parecía dispuesto a tomar él solo la ciudad.

Sébastien ignoraba quién era. No debía de haber venido con ellos desde París porque le habría reconocido. No era posible pasar desapercibido con una cicatriz como la que recorría su mejilla. Por mucho que el pelo largo cubriera su rostro, no podía disimularla.

Mientras, frente a la ciudad, la poderosa caballería cruzada tomó posiciones. Su movimiento, con el golpeo de las armaduras y los pertrechos, hacía temblar la tierra. Los caballeros del norte montaban sus imponentes *destriers*, vigorosos sementales que valían más que muchas villas y cuya misión era acelerar en el último instante de la carga para desarbolar por completo las líneas enemigas. Sin embargo, en un asedio resultaban poco efectivos y su presencia era más bien intimidatoria.

Los varios centenares de sacerdotes que acompañaban a las huestes cruzadas empezaron a bendecirlos. Ningún cruzado debía entrar en combate sin estar en paz con Dios. Las trompetas sonaron y los clérigos se apresuraron a terminar la breve misa lo antes posible. En los rostros de los hombres arrodillados se percibía una mezcla de miedo y orgullo, sabedores de que podían morir, pero también de que si lo hacían serían recompensados por Dios, que los había llamado para la lucha.

—Es una locura atacar la ciudad. —Gerond resoplaba contrariado—. El duque de Borgoña no lo permitirá. Es un experimentado general, la máxima autoridad militar en este ejército. Él es quien aporta el mayor número de caballeros y sabe que es prematuro iniciar el asalto.

—¿Por qué?

—Sébastien, un poco de respeto —le corrigió su padre—. Gerond es mayor que tú y sabe de lo que está hablando.

—Dios agradece vuestras palabras, pero recordad que no será tan vehemente con la cobardía en este día —advirtió el hombre de la cicatriz, que seguía incitando a los ribaldos cercanos al puente y que había escuchado la advertencia de Gerond—. ¡Yo no pienso esperar aquí a que esos herejes se mueran de hambre!

La caballería y los peones ya formaban frente a las murallas de Béziers dispuestos para atacar. Los ribaldos empezaron también a tomar posiciones. Los que se encontraban más cerca de la ciudad eran ellos. El hombre de la cicatriz los había animado a avanzar hasta el puente, en el límite del alcance de las flechas de los defensores.

—Sébastien, ten cuidado y no olvides que, aunque estamos en guerra, debes comportarte como un buen cristiano.

—Sí, padre.

—Y siempre con honor. El honor es lo que nos hace hombres. Seremos pobres, hijo, pero mientras tengamos honor nadie nos podrá mirar por encima del hombro. —Y cogió a Sébastien del brazo—. Estoy orgulloso de que estemos aquí juntos y tu madre también lo está. Dios nos observa desde arriba y sabe que estamos luchando por él. La única manera de ser valiente es teniendo miedo. Recuérdalo. Si no tuvieras miedo serías un insensato.

—¡Al asalto!

Un grupo de unos cincuenta ribaldos avanzaron hasta la mitad del puente, sin dejar de lanzar insultos contra los defensores de las murallas. Media docena de ellos se quitaron las sayas y las calzas y enseñaron su trasero a los habitantes de la ciudad ante las risas de sus compañeros.

—Los están provocando —comentó Gerond—, esto es muy peligroso.

—Están insultando a santa María Magdalena —protestó el padre de Sébastien—, eso no está bien, es una blasfemia. ¿Por qué lo hacen?

—Yo tampoco lo entiendo, es ese hombre de la cicatriz... —respondió sorprendido Gerond—. Él lo dirige todo.

La puerta del flanco este se abrió y, para sorpresa de todos, decenas de milicianos de Béziers salieron, espada en mano, a castigar a los provocadores cruzados.

—Esos estúpidos han respondido a la provocación. ¡No puedo creerlo! —se alarmó Gerond.

—¡Cruzados! —gritó el hombre de la cicatriz al ver las puertas abrirse—. Dios ayuda a su ejército desde los cielos y ha obrado un milagro.

La milicia de Béziers salió envalentonada. Con agresividad hizo retroceder a los ribaldos que se habían acercado al puente insultándolos, y que eran hombres sin más armaduras que sus remendadas ropas, provistos de cuchillos y palos.

Sébastien y su padre observaban la escena sin saber qué hacer. Iban armados con espadas oxidadas y viejas, sin escudos ni protección. Y el resto de sus compañeros no iban mejor preparados. Si acudían a socorrerlos no podrían hacer frente a los milicianos, pero por otra parte las puertas de la ciudad estaban abiertas.

Entonces Sébastien vio cómo el misterioso individuo de la cicatriz se subía a una piedra y hacía extraños gestos con los brazos. De entre los árboles que bordeaban el río, salieron cientos de hombres bien armados. No eran campesinos ni ribaldos de París como ellos. Aquellos que corrían a por los milicianos eran mercenarios, hombres unidos a la cruzada sin otro motivo que hacer botín. Gentes peligrosas, criminales y forajidos. Bien pertrechados y protegidos por cotas de malla, empujaron a los milicianos de nuevo hacia la ciudad.

—¿Qué hacen los defensores? ¿Por qué no cierran la puerta? —dijo Sébastien.

—No quieren abandonar a los suyos a su suerte.

—¡Cerrad la puerta! —gritaron desde la muralla—. ¡Cerradla o moriremos todos!

Los guardianes no obedecieron la orden. Muchos de ellos tenían amigos y familiares entre los que todavía estaban extramuros. Confiaron en detener a los mercenarios lanzándoles toda clase de proyectiles desde las almenas.

No se percataron de la realidad.

Todo aquello era una trampa.

La caballería cruzada se lanzó a la ofensiva, poderosos caballeros norteños que habían luchado en cientos de batallas antes. Cuando sus caballos se ponían al galope, con sus pesadas armaduras y todo su potencial bélico, hasta la mismísima tierra rugía, los animales huían asustados y las murallas de la ciudad temblaban.

Desde lo alto de una de las torres que defendían la puerta lanzaron agua hirviendo a través de una buharda que abrasó a decenas de cruzados. Estos cayeron retorciéndose de dolor mientras su rostro se desfiguraba al mismo tiempo que eran pisoteados por sus propios compañeros. Los defensores no dejaban de disparar proyectiles, rocas y todo objeto que fuera susceptible de ser lanzado.

Entonces, Sébastien y su padre echaron a correr. Gerond iba delante de ellos. Parecía increíble, pero las puertas seguían abiertas y todos los cruzados se dirigían hacia ellas. No tardaron en alcanzarlas. Dos hombres cayeron a sus espaldas víctimas de las flechas y otro fue golpeado por una gran piedra en la cabeza a escasos tres palmos de Sébastien. Padre e hijo se agacharon y, casi de rodillas, continuaron avanzando mientras sus compañeros caían muertos o heridos. Un tremendo pedrusco impactó entre ellos separándolos. Sébastien rodó hasta chocar con el cuerpo inerte de un mercenario que todavía conservaba su escudo circular. No dudó en quitárselo e ir de nuevo al encuentro de su padre.

—¿Estás bien, hijo?

—Sí. —Levantó el brazo para que viera el escudo—. Ahora podremos protegernos.

—Muy bien, sigamos adelante. Aquí corremos peligro.

Los milicianos bajaron de las murallas para bloquear el acceso a las calles. Una treintena de ballesteros dispararon contra los mercenarios cruzados causando muchas bajas. Desde otros puntos de la ciudad llegaron refuerzos que consiguieron defender con éxito la entrada. La acumulación de cadáveres cruzados impedía el paso a los que venían detrás.

Entonces Sébastien volvió a ver al cruzado de la cicatriz. Dos milicianos se lanzaron contra él, que los esquivó y dio un profundo corte con su espada en el costado del primero de ellos. Cuando el segundo se precipitó hacia él, le clavó en la mandíbula un cuchillo que llevaba en su otra mano.

La puerta seguía sin cerrarse y al mismo tiempo llegaron más refuerzos del centro de la ciudad. Pero un grupo de caballería irrumpió en Béziers a sangre y fuego, arrasando tanto a peones cruzados como a milicianos.

—¡Cuidado! —Su padre le empujó, impidiendo que un caballero se lo llevara por delante—. Casi te mata.

Cientos de cuerpos se amontonaban en el suelo; la mayor parte de ellos eran compañeros suyos. Mientras, la caballería había llegado, arrollando y pisoteando a los peones sin importarle si eran defensores o cruzados, ni si estaban vivos o muertos.

—Vayamos hacia el centro de la ciudad —le ordenó su padre.

Sébastien caminaba entre los muertos intentando no mirar sus rostros, pero era inevitable y aterrador. Muchachos de su misma edad yacían en el suelo brutalmente asesinados y él se preguntaba si serían tan diferentes a él como para merecer tal castigo.

Por un momento, pensó que podría haber sido él quien ocupara ese mismo lugar. Observó a un viejo que agonizaba con una herida en el pecho. Era un anciano, demasiado mayor para empuñar una espada y sin embargo allí estaba, herido de muerte. Se indignó aún más al ver a su lado el cuerpo sin vida de un niño pequeño de unos cuatro o cinco años con un corte tan grande que le había medio amputado el brazo y la pierna derecha.

—Padre, los caballeros están matando a ancianos y niños.

—Lo sé, pero calla o nos matarán a nosotros también. —Corrió a taparle la boca—. Algunos hombres de la cruzada no son verdaderos cristianos. —Su padre se detuvo y lo empujó contra la pared de una casa—. Sé fuerte, en la guerra no hay lugar para las lágrimas. Empuña la espada con firmeza y no mires a tu alrededor. La muerte nos rodea; no le dejes ver tu cara o la recordará y pronto vendrá a por ti.

Entonces oyeron un grito desgarrador proveniente del final de la calle.

—¡Vamos! —Su padre le dio un enérgico golpe en la espalda y apretó el puño en alto para dar confianza a su hijo.

Corrieron hasta allí. Media docena de hombres se agolpaba en la puerta de una casona palaciega de dos plantas. Sébastien y su padre se abrieron camino para ver qué sucedía. En una habitación, cuatro hombres sujetaban a dos muchachas semidesnudas. La primera de ellas permanecía tumbada de espaldas en un jergón, sobre el cual había unos colchones rellenos de plumas. La otra estaba contra la pared entre dos alargadas arcas y al lado había una mesa rodeada de sillas.

—Pero ¿qué pretendéis hacer? —gritó el padre de Sébastien irrumpiendo en la sala.

—¿Tú qué crees? —le increpó uno de ellos, el más alto y barbudo, mientras los demás le ignoraban.

—¡Soltadlas! —Se volvió hacia el resto de los hombres allí presentes—. Y vosotros, si no queréis ser cómplices de sus pecados, marchad de aquí y recordad a lo que hemos venido. ¡A luchar por Dios y por la Iglesia!

Sus palabras tuvieron éxito entre los curiosos de la puerta, no así entre los cuatro hombres que retenían a las jóvenes, los cuales ni se inmutaron.

—Si quieres hay para todos. Pero si pretendes que las soltemos cometerás el mayor error de tu vida. —Y el barbudo levantó su espada amenazándolo.

Detrás de él, uno de sus compañeros cogió a la primera de las mujeres, la abofeteó con fuerza y luego le arrancó la camisa que llevaba. La joven quedó desnuda mostrando una piel blanca y delicada. Intentó taparse son las manos, pero el ribaldo la empujó contra el jergón. Ella se resistió, aunque nada podía hacer frente a su corpulencia. Rompió a gritar y llorar de forma descontrolada.

—Haz que calle o vendrán más estúpidos como estos —le ordenó el barbudo.

El hombre cogió su espada y se la clavó en la cintura.

—¿Mejor así, bruja? —Y se echó a reír.

La mujer calló y su cuerpo se hundió en un charco de sangre. Su cabeza quedó a un lado y en ella dos ojos abiertos y apagados para siempre.

—¿A que tú te vas a portar mejor? ¿O es que quieres terminar como ella? —le preguntó a la otra que permanecía en estado catatónico, con la mirada perdida, llorando y temblando.

Sébastien y su padre estaban paralizados. El muchacho fue a dar un paso al frente, pero el brazo de su padre se interpuso y una mirada suya le dijo que permaneciera en silencio.

—Qué animal eres, ahora somos cuatro para una —se lamentó el barbudo.

—Gritaba mucho...

—Pues haberle cortado la lengua, ¡idiota! Mátalas cuando hayamos terminado —le recriminó el que parecía estar al mando del cuarteto de ribaldos—. Llevo muchos días sin probar una mujer. Y estas brujas son de lo más apetecibles.

Los cuatro cruzados miraron a la joven que seguía con vida como lobos a su presa. Dos de ellos la sujetaron de los brazos. Ella temblaba, con el rostro desencajado. Sus ojos mostraban una infinita conmoción que le impedía articular palabra. No era temor lo que sentía, era aún peor. El miedo estaba ya dentro de ella. El barbudo se acercó con la boca abierta, la saliva a punto de rebosar sus labios ennegrecidos. Movía los dedos de la mano derecha como si ya estuviera acariciándola y su mirada era tan oscura como la noche.

Entonces el padre de Sébastien armó el brazo hacia atrás y cogió impulso a la vez que avanzaba hacia el barbudo. El asesino de la otra mujer se interpuso en su camino.

—¿Qué pretendes, infeliz? ¡Suelta esa espada!

No lo hizo y se la clavó en el pecho al asesino. Era la primera vez que veía cómo su padre mataba a un hombre. La vista inerte de la víctima le aterró, pero estaba orgulloso de la valentía de su progenitor.

—¡Atento, hijo! —Esta vez la mirada de su padre era distinta, estaba llena de fuerza y le pedía que le ayudara.

Los dos hombres que sujetaban a la mujer la soltaron. El padre de Sébastien ya contaba con ello. Así que no les dio tiempo a reaccionar y clavó su arma en las tripas del primero de ellos. Por desgracia, no llegó a tiempo de alcanzar al segundo. Sí lo hizo Sébastien, que interpuso su escudo circular entre la espada de su rival y la cabeza de su padre. A continuación, contraatacó con su arma hiriéndole en el hombro. No fue una herida mortal y este volvió a la carga. Sébastien se defendió bien con su escudo de los primeros dos golpes, pero su inexperiencia en combate resultaba evidente y empezó a retroceder.

Su padre fue directo a por el barbudo, quien cogió del suelo el arma manchada con la sangre de la muchacha muerta. De tal manera que tenía dos espadas, una en cada mano. Intercambiaron varios golpes, pero era un enfrentamiento poco igualado. El barbudo era más fuerte y sus golpes más peligrosos. Atacó de nuevo con las dos espadas, alternando golpes de una y otra, que el padre de Sébastien bloqueaba con dificultad.

Mientras tanto el muchacho conseguía sobrevivir gracias al escudo. Su espada no podía enfrentarse a la de su rival, más diestra y mejor forjada. Padre e hijo estaban en dificultades ante dos mercenarios mucho más experimentados y preparados que ellos. Entonces todo sucedió muy rápido. Sébastien resistió con el escudo un nuevo embate, mientras su padre forcejeaba con su rival, pero la lucha ya era desigual. Las espadas se golpearon en dos ocasiones, hasta que el filo de una de las armas del barbudo se introdujo entre las costillas de su padre. Por ese orificio, avanzó entre carne y vísceras hasta salir por su espalda, acompañada de una gran cantidad de sangre.

—¡No! —gritó Sébastien lleno de ira—. ¡Padre! ¡Padre!

El muchacho dejó de utilizar el parapeto solo para defenderse y atacó a su rival alternando su espada con golpes de escudo, de tal forma que su contrincante no podía aguantar el ritmo y se veía forzado a retroceder. Sin embargo, consiguió rehacerse y contraatacar, Sébastien se volvió a cubrir; acto seguido se agachó y estiró su arma todo lo que pudo hasta que la clavó en el abdomen de su adversario. Solo le alcanzó unos centímetros, los suficientes para que bajara la guardia. Un instante que aprovechó el joven para atacar de nuevo, esta vez en mejor posición, y darle un buen tajo en el brazo derecho. Su rival dejó caer la espada y quedó indefenso. Sébastien no tuvo opción de rematarle.

—¡Detrás de ti! —le advirtió la muchacha, que seguía arrinconada en la habitación.

El barbudo había dejado a su padre y le atacó por la espalda. Cuando creyó que iba a morir, una espada detuvo la acometida.

La joven había bloqueado el ataque con el arma de uno de los caídos.

—¡Qué! —El barbudo le propinó un puñetazo que la tumbó y volvió a armar el brazo.

Sébastien, lleno de ira por luchar contra el hombre que había llevado a su padre a las puertas de la muerte, puso toda su fuerza en un golpe que hizo perder una de las espadas a su oponente.

Antes de aquel día Sébastien le hubiera dejado vivir, ahora ya no.

Hay momentos en la vida que te cambian para siempre;

para bien o para mal. Levantó su espada para darle muerte, pero entonces vio un brillo en los ojos de su rival y cómo las pupilas buscaban algo en su espalda. Por instinto, Sébastien no completó el ataque y se echó a un lado, viendo que una espada pasaba rozando su cabeza.

Apretó los dientes y atravesó sin compasión al contrincante que le atacaba por detrás. El hombre cayó de rodillas brotándole sangre por la boca y después se balanceó hacia delante. Sébastien tuvo que apartarse para que no se derrumbara sobre sus pies.

Alzó la vista en busca del barbudo, pero solo alcanzó a ver cómo huía por una ventana de la casa. Corrió a socorrer a su padre. La vida se le escapaba, ya solo era un fantasma que apenas podía gesticular palabra.

—Estoy orgulloso de ti, Sébastien.

—Callad, padre, guardad fuerzas. —Abandonó el escudo y la espada en el suelo.

—No, ya no hay nada que hacer. Me voy, pero sé que tú serás un buen hombre y llegarás lejos. Recuerda, hijo, sé un buen cristiano y mantén siempre tu honor. Es lo único que tenemos gentes como nosotros. Puede que no poseamos tierras ni títulos, pero mientras tengas honor podrás mirar a la cara a cualquier hombre poderoso. Recuérdalo.

Su cabeza cayó hacia atrás y dejó de respirar. Sébastien lo abrazó y se echó a llorar. Ellos, que habían venido hasta allí a combatir por su fe frente a los herejes, habían terminado separándose en una lucha a muerte contra mercenarios cruzados. Aquello no tenía que haber sucedido de esa manera, no era justo. Si habían acudido a la llamada de Dios por qué Él los trataba así. Alzó la vista y vio a la joven por la que su padre había muerto. Estaba tumbada, abrazada a la otra muchacha y meciéndola como si fuera una niña. Sollozaba sin consuelo. Hasta que dejó aquel cuerpo inerte y se giró hacia el muchacho. Él se dio cuenta de que tenía los ojos bicolor.

—Era mi hermana pequeña —confesó entre lágrimas. Sébastien no dijo nada—. ¿Por qué habéis venido a nuestra ciudad? ¿Qué os hemos hecho?

—Sois herejes, atacáis a Dios.

—¡Qué! Nosotros queremos a Dios. No hemos hecho jamás daño alguno a nadie. Y, sin embargo, habéis venido a nuestra tierra a matarnos.

Sébastien fue a responder, pero le costaba pronunciar las palabras. Agachó la cabeza y acarició con la palma de su mano el rostro sin vida de su padre. Después cerró sus párpados.

—¿Qué cristianos sois si permitís que maten a indefensos?

—Os hemos salvado. Mi padre ha muerto por ayudarte.

—Los vuestros han matado a los míos y a mi hermana, no os debo nada.

Entonces el barbudo irrumpió de nuevo en la casa acompañado de media docena de hombres armados.

—¡Ahí están! Esa es la bruja hereje y el otro es un traidor. Ella le ha engañado con un conjuro. ¡Hay que matarlos! —vociferó señalándolos con su espada.

Sébastien se incorporó y se puso en guardia con su arma en alto. Los hombres se rieron al verle. Era imposible que pudiera luchar contra todos ellos.

—Creo que pronto vas a hacer compañía a tu padre en el infierno, gusano.

—¡Corre! Por aquí —gritó la muchacha—, ven conmigo.

Sébastien observó a la joven que le indicaba un pasillo por donde huir y luego volvió a mirar a los siete hombres que avanzaban hacia él. Apretó los dientes. Echó una ojeada atrás y se percató de que la muchacha huía. Levantó su espada, se dio la vuelta y corrió tras ella.

8

Amalarico

Béziers

Los cruzados, espadas ensangrentadas en ristre, rodeaban la catedral ansiosos por entrar. Mientras tanto numerosos sacerdotes católicos con cruces en las manos pedían clemencia frente a las escaleras de acceso al templo para quienes se refugiaban en el interior.

—¿Qué hacemos, eminencia? —preguntó el duque de Borgoña—. La ciudad es nuestra, pero en la catedral se han refugiado gran cantidad de gentes y no podemos distinguir quiénes son católicos de los que no.

—Quemadlos a todos —contestó impasible Arnaldo Amalarico.

—¿Cómo? —se sorprendió el duque de Borgoña.

—Ya me habéis oído.

—Hay católicos en su interior, no todos son herejes —intentó explicarle el duque borgoñés—. Hay miles de personas ahí dentro.

—Es la voluntad de Dios —sentenció el legado papal con un tono sepulcral.

—Pero... —insistió el duque de Borgoña—, ya os he dicho que no podemos identificar a los cátaros de los que no lo son.

—Matadlos a todos, que Dios ya reconocerá a los suyos.

Entonces apareció el mercenario de la cicatriz en el rostro, el mismo que había convencido a los ribaldos para ir al puente y que después había instigado el ataque a la puerta de la muralla. Se acercó al legado papal con una antorcha y tras asentir con la cabeza se dirigió al templo seguido de varios peones portadores de más antorchas, madera, aceite y ropas. Varios hombres atrancaron la puerta para que no pudiera salir nadie, mientras el resto preparaba todo para que el templo ardiera. Pronto las llamas treparon por la fachada. Los cruzados trajeron más materiales combustibles y avivaron el fuego al máximo. Después, lanzaron antorchas por los ventanales hacia el interior. En pocos minutos todo se llenó de llamas, humo y gritos desesperados. La casa de Dios ardía desde sus cimientos, convertida en un macabro horno que se avivaba con las almas de tantos inocentes.

La combustión alcanzó tal temperatura que una de las torres reventó por la presión. Fue una enorme explosión que retumbó en toda Béziers. Una grieta creció desde la base hasta lo más alto de la torre llegando hasta el campanario, que no lo soportó y se vino abajo. Los muros de piedra del templo también se desplomaron uno detrás de otro, mientras dentro se consumían sin remedio miles de personas.

Horas después, el legado papal contemplaba la columna de humo elevarse varios cientos de pies sobre la ciudad. Ni una muestra de clemencia, ni un rastro de humanidad. El edificio no tardó en quedar reducido a polvo y ruinas. El incendio había sido de tal magnitud que las campanas de las iglesias se habían fundido y los cadáveres quedaron reducidos a cenizas.

—Una vez aniquilada Béziers, el siguiente paso es tomar Carcasona, la capital del vizcondado —comentó el duque de Borgoña que cabalgaba junto al legado papal alejándose de la ciudad. El viento del este traía un olor a carne quemada que hacía estremecer a los hombres—. Carcasona es famosa por su imponente cinturón de murallas. Espero que Dios no nos deje de lado después de lo que hemos hecho, eminencia.

—Este escarmiento que hemos dado hoy ablandará la resistencia de los habitantes de Carcasona. El miedo es un arma tan poderosa como el acero.

—Hemos acabado con toda una población. Veinte mil vidas han sido pasadas a cuchillo, independientemente de su edad, sexo y condición —le advirtió el duque de Borgoña con aire de reproche.

—Sí, la venganza divina ha sido majestuosa —afirmó orgulloso Arnaldo Amalarico.

9

Martín

Condado de Foix

Aquellos hombres y mujeres parecían gente alegre y jovial, de todas las edades y condiciones sociales. Hablaban con simpleza y no aparentaban tener grandes aspiraciones. Un campesino entró en la casa, se acercó al perfecto e hizo tres genuflexiones.

—Señor, bendecidme. Rogad a Dios para que pueda ser un buen cristiano.

—Rogaré —confirmó el anciano con serenidad.

—Gracias. —El campesino no soltaba la mano de Antoine—. He cometido un acto horrible y ahora me arrepiento. No sé qué hacer.

—Tranquilo, vos mismo decís que os arrepentís. Mirad en vuestro interior y encontraréis la manera de reparar el daño que habéis causado. Rezad y hablad con Dios porque él os escucha y os ayudará. No atormentéis más vuestra alma.

Antoine oró con aquel hombre y después el campesino se marchó dichoso.

Martín tenía una habitación austera, que contaba con una cama y un arcón.

—¿Todo bien, Martín? ¿Estás feliz en nuestra comunidad?

—Sí, es muy gratificante. No la esperaba así cuando partí de Monzón.

—¿Monzón? Creía que venías de Jaca —apostilló el perfecto.

—Sí, pero para cruzar los Pirineos pasé por esa ciudad. —Martín se había dado cuenta de su error e intentaba solucionarlo.

—¿No cruzaste por el Somport? —preguntó sorprendido Antoine.

—Tengo un tío en Monzón y quería despedirme de él.

—Allí hay una fortaleza templaria —comentó el perfecto.

—Así es. Aunque no la he visitado nunca.

—No me extraña, los templarios no dejan entrar a cualquiera en sus posesiones.

—Parece que los conocéis bien. —Martín intentó desviar el tema de la conversación.

—Eso es porque hace mucho tiempo fui uno de ellos —afirmó Antoine mientras masticaba, sin mucho éxito, los brotes verdes.

—¿Vos erais templario? —se sorprendió Martín—. ¡Un caballero de la Orden del Temple!

—Sí, pero hace mucho de todo aquello. —Antoine hizo un gesto con la mano como no queriendo hablar del tema—. Fue cuando era joven, en Jerusalén.

Martín no salía de su asombro. Por un momento se imaginó a aquel hombre ya anciano enfundado en una armadura, con un estandarte blanco y una cruz roja sobre el pecho, luchando con una gran espada frente a los sarracenos.

—¿Habéis estado en Tierra Santa? —El aragonés se mostraba nervioso por saber más.

—Ocho años —respondió el perfecto—. Aquello me sirvió para descubrir la verdadera fe, la que proviene de la sencillez y la santidad de los apóstoles, y que está reflejada en el Nuevo Testamento. Lo leí en latín y ahora lo he traducido a la lengua de oc.

—Leéis las Santas Escrituras —dijo, e hizo un movimiento brusco, muestra de su nerviosismo— y en una lengua vulgar.

—Para que puedan leerlo todos los hombres que lo deseen.

¿No es acaso lo que quería el Señor? Que todos conocieran su palabra.

—La Iglesia es contraria a que gente no formada pueda leer las Escrituras.

—Martín, todos los hombres tienen derecho a leer la palabra de Dios, ya te lo expliqué cuando te mostré el *scriptorium*, ¿recuerdas?

—Si lo hacen, pueden entenderla erróneamente —objetó el joven—. ¡Es peligroso! Los sacerdotes son los que poseen los conocimientos para interpretarla de forma adecuada, nosotros no somos capaces.

—Cristo habló a todos, nunca necesitó intermediarios.

¿Cómo era aquel hombre capaz de decir tal barbaridad de la Iglesia? ¿Cómo alguien que era la viva imagen de la cordura y la paz podía blasfemar de esa manera tan obscena? Además, había sido un templario, un soldado de Cristo.

—Este mundo está corrompido, lleno de maldad.

—¿Corrompido por quién?

—Esa es la gran pregunta. ¿Cuál es el origen de todo el mal que nos rodea? No puede ser Dios.

—¡Qué...! ¿Decís que Dios no ha creado el mundo que vemos? —preguntó Martín.

—Dímelo tú.

—Él lo ha creado todo, pero... —Se percató de lo que sus propias palabras suponían—. Dios no ha podido crear nada malo.

—Un Dios bondadoso no, pero sí otro malvado. Martín, hay dos principios y nosotros vivimos en el creado por el maligno. Dios no permitiría tanto dolor, porque Él solo es bondad.

No preguntó más, pero sí entendió el peligro de aquella doctrina y la relevancia de su misión allí.

—El origen del mal, esa es la clave, Martín. El mal no puede venir de Dios. Entonces ¿de quién?

Y esa pregunta aterró a Martín.

10

Sébastien

Afueras de Béziers

Sébastien había contemplado la barbarie desconcertado y afligido, con el corazón saliéndole del pecho. Los cruzados, el ejército de la Santa Madre Iglesia, habían quemado vivos a cientos de cristianos, muchos de ellos católicos. Parecía la imagen del mismísimo infierno. «¿Y si quizá lo fuera?», se dijo para sí. El enviado del papa lo había ordenado y Dios no había hecho nada para impedirlo.

El honor y su fe, ese era todo su patrimonio.

No podía perder ninguno de los dos.

Miró a su lado y por primera vez se percató de lo bella que era la muchacha. No le extrañaba que los mercenarios hubieran querido disfrutar con ella. Era joven y hermosa. Llevaba una saya morada muy larga ceñida al cuerpo que, aunque rota, conservaba en los costados unos espléndidos adornos dorados. Debajo se intuía una camisa blanca de lino fino, con un escote adornado con algún motivo geométrico que no acababa de ver bien. El pelo suelto oscuro y largo le caía por toda la espalda. No tenía la piel como las nobles que había visto en París, sino que su tez parecía captar la luz de una manera que hacía que sus ojos bicolor resaltaran aún más si cabe.

—¿Qué miras? —inquirió molesta al sentirse observada.
—Nada. —Sébastien apartó sus ojos de ella.
—Me estabas espiando. ¿O te crees que no me he dado cuenta?
—Te juro que no.
—¡Calla! Los cruzados sois seres horribles.
—No sé lo que ha pasado aquí, ha tenido que ser un error...
—¿Error? ¿Acaso no has visto las calles repletas de cuerpos de niños y mujeres? Tus compañeros no reparan en nadie, matan sin compasión.
—Siento lo de tu hermana. —El rostro de Sébastien se estremeció—. Sus asesinos no eran cruzados, solo criminales que se habían unido a la cruzada. Por eso mataron también a mi padre. ¿Crees que no te entiendo? ¡Mi padre ha muerto!
—¡No quiero tu comprensión! —chilló la muchacha apretando los dientes.
Sébastien bajó la mirada. Pensó sus siguientes palabras e inspiró de forma visible.
—La gente que hay muerta en las calles seguro que se resistió.
—¡Que se resistieron! —exclamó con tanta indignación que sus pupilas rebosaban de ira—. ¿Como mi hermana?
—No quería decir eso.
—Pero lo has dicho —espetó a la vez que se tensaban todos los músculos de su cuello.
—Mi padre ha muerto por salvarte —reprochó Sébastien con los ojos llenos de lágrimas—. ¡No lo olvides!
—Y mi familia, mis amigos y mis vecinos lo han hecho porque vosotros vinisteis —replicó la joven y se marchó irritada.
Sébastien vio cómo se alejaba. Hizo amago de seguirla, pero para qué. No quería entregarla a la cruzada, ni explicar qué había sucedido. Estaba muy abatido. Volvió a la casa para buscar el cuerpo de su padre y le dio cristiana sepultura en uno de los numerosos cementerios que se improvisaron aquel día.
Después retornó cabizbajo al campamento cruzado donde

se agrupaban la mayor parte de los voluntarios francos. Tuvo suerte de reencontrarse allí con Gerond.

—Siento lo de tu padre, hijo. Era un buen hombre. Debes consolarte pensando que ha muerto en santa cruzada, no hay mayor honor para un cristiano.

De nuevo el «honor» que tanto le gustaba nombrar a su padre. La cruzada, aquello que llevaban años soñando realizar, había terminado con su vida e involucrándoles en la matanza de toda una población llena de inocentes. El recuerdo de aquella muchacha y de cómo había muerto su hermana aún rondaba en su cabeza como un fantasma.

Prefirió no contar cómo había muerto su padre y lo hizo por dos razones. La primera era que temía que el barbudo que escapó con vida anduviera entre los cruzados; y la segunda, que prefería mentir diciendo que su padre había caído luchando contra un hereje. Así evitaba revelar la verdad, que su progenitor salvó a una muchacha cátara y para ello había abatido a cruzados. De hecho, si algo temía era encontrarse con el barbudo asesino de su padre de nuevo.

Permanecieron tres días acampados en los apacibles prados cercanos a Béziers, celebrando la victoria. Sin embargo, pronto corrió la voz de que los nobles no estaban contentos con el saqueo de la ciudad y acusaban a los ribaldos de haber propiciado el incendio que la había arrasado. Al parecer varios cruzados habían visto a un hombre con una cicatriz en la cara preparar fuegos en distintos puntos de la villa, el mismo que había prendido la hoguera de la catedral y que había impulsado también el asalto a la puerta con la provocación del puente. Sébastien no dejaba de preguntarse quién era aquel misterioso sujeto que nadie conocía.

Cuando el ejército cruzado se puso en marcha, todas las fortalezas y castillos a su paso capitularon sin resistencia. Era como un desfile victorioso. Las poblaciones se rendían, pedían clemencia y se arrepentían de sus pecados. Los sacerdotes los confesaban y los caballeros confiscaban todos sus bienes y propiedades. Muchos huían antes de que ellos llegaran, por lo que la mayoría de las casas estaban abandonadas.

Al sexto día llegaron por fin a Carcasona. Desde la orilla del río Aude observaron la impresionante capital de los territorios de la casa de Trencavel. El vizconde había tenido poco tiempo, pero lo había aprovechado bien acumulando víveres, municiones y agua. Y sobre todo, fortificando los burgos y las murallas de la ciudadela. Los herejes no volverían a cometer los mismos errores.

—Esto no será fácil —masculló Gerond.

—Todos los señores de la región, con sus sirvientes y familias, se habrán refugiado entre esos muros y los defenderán a muerte —afirmó Sébastien.

—Ya casi hablas como un hombre, muchacho. Tu padre estaría orgulloso.

—Mi padre está muerto.

—El mío también. Acabaron con su vida por robar dos sacos de trigo para darnos de comer a mi hermano y a mí. Un sirviente alertó a su señor y este le cortó una mano.

—Pero entonces no le mató.

—Le cortó una mano por cada saco que robó —contestó Gerond sin mirar en ningún momento el rostro de Sébastien—. Mi padre se vio mutilado, incapaz de ayudar a su familia, sino todo lo contrario, como una nueva carga. Así que una mañana se levantó temprano y se tiró al río. Sin manos no pudo nadar ni agarrarse a un tronco. Murió ahogado.

—¡Santo Dios! Gerond...

—Tu padre ha muerto luchando en un ejército cruzado, el mío se suicidó por vergüenza y su alma quedó condenada. Por eso he venido, para lograr una indulgencia para él. Para que su alma pueda descansar en paz. Dios perdonará sus pecados si yo lucho por Él aquí.

—Pero...

—¡Ojalá mi padre hubiera tenido el honor de morir luchando! Recuérdalo cuando ataquemos esas murallas, cuando las flechas lluevan a tu alrededor y los hombres caigan golpeados por piedras o quemados vivos. Esto es la guerra, lo de Béziers fue un juego de niños. —El franco siguió con la mirada perdida—. Carcasona es la capital de estos herejes, es en ella donde guardan sus secretos y la defenderán con su vida.

—¡Secretos! ¿A qué os referís?

Gerond le miró por primera vez a los ojos. Mantuvo la mirada como si estuviera leyendo sus pensamientos.

—Conozco estas tierras, he viajado mucho por ellas. Desde Narbona hasta Albi, desde allí a la Montaña Negra y al condado de Foix. He escuchado a sus perfectos cátaros predicar en las ciudades, humillando al corrompido clero e imponiendo su palabra frente a la de la Iglesia.

—¿Cómo es eso posible? Ellos son adoradores del diablo, herejes... ¿Cómo pueden vencer a la verdad y la luz? ¿Cómo pueden luchar contra las Santas Escrituras?

—Con palabras, Sébastien —contestó Gerond con una media sonrisa.

—No os entiendo.

—Dicen que los cátaros han logrado poner por escrito, y en la lengua de oc, su fe. ¿Sabes lo peligroso que es eso? —Sus manos empezaron a temblar—. Se han apoderado del Languedoc con la fuerza de sus palabras. Imagínate lo que podrían lograr si de verdad han convertido esas palabras en papel. Si pudieran transportarlas por toda la cristiandad, ¿quién podrá detenerlos entonces? ¿Cuántas almas corromperían?

—Si eso es cierto, ese libro es más peligroso que cualquier ejército.

—Mucho me temo que algo tendrá que ver con nuestra presencia en Carcasona.

—¿Insinuáis que ese libro está aquí?

—¿Dónde si no? ¿Qué lugar más seguro que este? —Gerond le miró a los ojos de nuevo—. ¿Has visto sus murallas? ¿Tienes idea de cuánta sangre habrá que derramar para asaltarlas?

11

Domingo

Burgo de Tolosa

Una luna llena se colaba por la ventana. Él estaba arrodillado junto al jergón bajo la luz de un cirio, con las manos juntas y susurrando sus plegarias. Su figura era esbelta, con escaso cabello y la tez morena. Sus cuarenta años pesaban ya demasiado en sus espaldas. Sobre una silla estaban sus sencillas ropas; sus mejores pertenencias se limitaban a los libros que llevaba siempre consigo, en especial el Evangelio de San Mateo y las Cartas de San Pablo.

Era una de sus habituales noches de vigilia, en las que, ante la imposibilidad de dormir, rezaba durante largas horas. Pero aquella vez fue diferente. Sus ojos oscuros permanecían cerrados cuando una inmensa luz inundó la habitación. Al abrirlos, unas imágenes se hicieron visibles y un gran sosiego recorrió su cuerpo. Lo supo enseguida. San Pedro llevaba consigo el Evangelio y san Pablo sus cartas. La paz que sintió fue infinita, y el mensaje que recibió claro y conciso: «Ve y predica, porque has sido llamado para este ministerio».

Domingo de Guzmán despertó al día siguiente convencido de que no había sido un sueño, que los santos se le habían aparecido y le habían revelado el camino que debía seguir, no solo en el Languedoc, sino en todos los territorios de la cristiandad. No se trataba de la primera vez que sufría una revelación; incluso antes de nacer, su madre ya tuvo una. Cuando estaba a punto de dar a luz, ella soñó que un perro salía de su vientre con una antorcha encendida en la boca. Incapaz de comprender el significado de su sueño, intentó buscar la intercesión de santo Domingo de Silos, fundador de un famoso monasterio benedictino en las cercanías de su hogar en Burgos. Su madre hizo una peregrinación al monasterio para pedir al santo que le explicara su sueño y este le reveló que su futuro hijo iba a encender el fuego de Jesucristo en el mundo por medio de la predicación. Él llevaba el nombre de Domingo en agradecimiento al santo de Silos.

Sin embargo, en el Languedoc la predicación no obtenía los resultados esperados y la herejía se extendía sin control. Quizá porque el clero católico no estaba preparado para rebatir en público a los perfectos cátaros.

Ese era uno de los principales problemas de la Iglesia y el legado papal no lo entendía. En vez de espadas, lo que hacía falta eran más libros.

Ahí radicaba su otro gran temor. ¿Y si era cierta la existencia de ese libro? ¿Era esa la causa del fracaso? Esa pregunta golpeaba sus pensamientos una y otra vez.

—Domingo. —El dueño de la casa entró en la habitación del monje—. ¿Estáis bien?

—Sí, Pedro.

—Otra noche de vigilia.

—Otra más —sonrió el monje—. Debo partir ya hacia Carcasona.

—Las noticias que llegan son esperanzadoras. El ejército de la Santa Madre Iglesia avanza en olor de multitudes.

—Eso es bueno, querido Pedro, pero los ejércitos no llevan la palabra de Dios. Debemos seguir predicando, tenemos tanto por hacer...

—Sabéis que esta es vuestra casa para lo que preciséis.

—No imagináis cómo os lo agradezco. Cada día veo más clara la exigencia de un nuevo tipo de organización religiosa para combatir los males de nuestro tiempo. Que reforme las actuales órdenes monásticas, ya envejecidas, que les conceda más flexibilidad y sirva para dar respuesta a las necesidades espirituales de la población. —Domingo fue ordenando sus escasas pertenencias—. Una casa como esta, dentro de la ciudad, es lo que nos hace falta.

—Domingo, vos sois como un faro que guía nuestras almas.

—No es suficiente; yo solo no puedo vencer las falsas doctrinas. Necesitamos tener un clero mejor y más preparado, quizá una organización religiosa de canónigos regulares que predicara en los burgos y en las ciudades —afirmó con su acostumbrada energía—. El clero del Languedoc languidece en los monasterios y las iglesias rurales, mientras los hombres pueblan grandes urbes como Tolosa. El futuro está en las ciudades y ahí es donde debemos estar.

—Lo lograréis.

—Y tenemos que descubrir si ese libro realmente existe...

—¿Qué libro, Domingo?

—Uno que corrompe el alma de los cristianos. —Se llevó la mano al pecho—. Debo irme. Por ahora solo puedo defender la fe con el ejemplo de una vida casta y sencilla, y con la predicación incesante contra los herejes. Así que tengo que continuar mi camino.

12

Sébastien

Extramuros de Carcasona

Empezaron a sonar los tambores y les siguieron las trompetas. De repente, se oyó un silbido, como si un gran pájaro surcara el cielo. No impactó en la muralla del burgo, se quedó cerca. Los siguientes llegaron más lejos, alcanzando la fortificación y algunas casas. La lluvia de proyectiles no causó destrozos estimables, pero a buen seguro afectó a la moral de los defensores del primer burgo elegido para el asalto. Entonces los tambores sonaron de nuevo y los caballeros dieron orden de avanzar.

—Muchacho, no te separes de mí —le previno Gerond—. Cuando yo te avise echa a correr todo lo que seas capaz hasta que podamos resguardarnos en algún lugar. Mientras tanto avanza despacio, deja que otros te adelanten.

Se dirigieron hacia la muralla, se acercaron tanto que las armas de asedio cruzadas se detuvieron para no causar bajas entre sus propias fuerzas. Hubo un momento de pausa, como si el tiempo se hubiera parado. Entonces aparecieron los arqueros sobre la muralla del burgo y sus flechas cubrieron el cielo como una bandada de vencejos. El suave zumbido de su vuelo se transformó en desesperados gritos de dolor al precipitarse sobre ellos. Un hombre cayó al lado de Sébastien con dos flechas en el pecho, otro se retorcía con una que le atravesaba la garganta.

En medio del asalto, vio una espada brillar a poca distancia. Se acercó a ella, era magnífica. Una hoja afilada y una empuñadura en forma de cruz patada, cuyos brazos se estrechan al llegar al centro y se ensanchan en los extremos. Seguramente había sido robada en Béziers. Su propietario yacía muerto con una flecha en el pecho. No lo pensó dos veces. Se agachó y se adueñó de ella.

—Sébastien, ¿qué haces, muchacho? —le gritó al verlo agachado junto a un cadáver—. ¡Corre! Hay que llegar al foso antes de la próxima descarga.

Gerond, más viejo y lento, se lanzó contra el suelo a escasos pasos del foso seco. Sébastien le imitó. Las flechas volvieron a volar y varios hombres que iban detrás de ellos fueron alcanzados. Muchos otros que los seguían corrieron la misma suerte.

El foso era poco profundo, debía de haber sido excavado de manera improvisada. Varios carros llenos de piedras y tierra llegaron empujados por los zapadores y colmataron algunas zonas, creando pasos por donde cruzarlo. Alcanzaron los muros, que tampoco eran de gran altura, formados por una base de piedras sin tallar y reforzados con una empalizada. En ese momento decenas de escalas se apoyaban en ellos y los cruzados avanzaron como una inmensa masa imparable. Los arqueros habían huido, como el resto de los defensores y los habitantes del burgo. Todos corrían hacia la ciudadela. El burgo fue saqueado, pero si los cruzados querían un buen botín deberían asaltar la ciudadela. Al menos aquella noche durmieron con el dulce sabor de una victoria.

Con las primeras luces del nuevo día volvieron a disfrutar de un buen desayuno, preludio de que podía ser el último de sus vidas. Recibieron la santa misa, con los cánticos del *Veni crea-*

tor spiritus entonados con una potencia atronadora. Estos crearon una atmósfera mística que hacía crecer la sensación de estar en unión con Dios y de poder alcanzar el éxtasis.

Y volvieron a la carga.

El escenario se repitió durante algunas jornadas, en las cuales asaltaron varios burgos al sur de la ciudad. El improvisado campamento que albergaba a los voluntarios se había convertido en un lugar insalubre. La mayoría de los ribaldos no se alejaban de él ni para orinar ni defecar. Así que la acumulación de desperdicios humanos y de animales empezaba a ser preocupante y el hedor insoportable.

—Nos tratan como a perros —musitó Gerond—, no valemos nada para ellos. Solo somos carne que echar contra los ballesteros y los defensores de la ciudad.

—¿Qué esperabas? Son señores y nosotros vasallos, muchos ni siquiera eso. Por no tener, no tenemos ni señor a quien servir. —El hombre que hablaba se retiró el mechón de la cara antes de que cayera en el interior de la sopa.

—No te pierdes nada —murmuró Gerond mientras comía más carne—. Al menos nosotros somos libres. Libres para ir a donde deseemos. En cambio, en el norte, los campesinos no pueden abandonar la tierra o su señor los matará, a ellos y a sus familias.

—Eso no puede ser —soltó Sébastien ante la cara de sorpresa del resto.

—Aún eres demasiado joven, muchacho, pero es mejor que sepas cuanto antes la vida que te espera —le advirtió el hombre del mechón—. Da igual lo fuerte o listo que seas. Tú eres un siervo, no tienes nada y nunca lo tendrás.

—No le hables así —le recriminó Gerond con firmeza.

—¿Por qué no? ¿Es acaso mentira? Hazme caso, muchacho. La única manera que tendrás de sobrevivir es cogiendo todo lo que puedas en lugares como este. Una cruzada es una inigualable oportunidad para hacer botín. Cuando entremos en Carcasona busca la casa más rica y roba lo que puedas, pero que no te vea ningún caballero o te lo quitará todo. Esos son todavía más ladrones que nosotros.

—Si actúo como un buen cristiano, Dios me ayudará.

Todos se echaron a reír ante las ingenuas palabras de Sébastien.

—¿Dios? Ningún Dios te va a ayudar, ¿o crees que me ha ayudado a mí o a alguno de nosotros? Dios solo tiene ojos para los poderosos. —El hombre del mechón rubio hizo una pausa para comer un trozo de pan—. Nosotros no valemos nada para él, no tenemos cosa alguna que ofrecerle.

—Yo sí tengo algo.

—¿Tú? ¿El qué? —preguntó sorprendido el hombrecillo más delgado.

—Mi honor.

—¿Tu qué? —inquirió el del mechón casi atragantándose con el pan.

—Ya me habéis oído. Seré pobre, estaré solo y pareceré que soy joven todavía, pero tengo mi honor. Y mientras lo conserve, nadie me mirará por encima del hombro.

Gerond esbozó una media sonrisa y el resto permaneció callado, con la cabeza baja. Ellos no podían decir lo mismo que aquel muchacho. No tenían honor, lo perdieron hace tanto tiempo que no recordaban haberlo poseído nunca.

A la mañana siguiente, los tambores sonaron de pronto, y con ellos las chirimías y las trompetas. Sébastien se puso en marcha con su espada bien agarrada en la mano derecha. En su empuñadura destacaba un símbolo, una cruz patada con círculos en las esquinas. Muchos de los ribaldos la miraban con codicia, pero él pensaba defenderla a toda costa.

Frente a las murallas, el total de los arqueros cruzados se habían extendido a lo largo del lienzo sur del burgo, protegidos detrás de una empalizada con árboles y carros. Las catapultas empezaron enseguida a lanzar sus proyectiles y esta vez no solo había sargentos en el campo de batalla. Numerosos nobles se disponían para dirigir ellos mismos el asalto. Al sudeste, entre unos árboles en la orilla del Aude, se habían escondido un grupo de más de trescientos jinetes. Otros tantos se situaron cerca de la puerta y más de mil formaron en línea detrás de ellos.

—Se disponen como si fueran a luchar en una batalla campal —comentó el hombre del mechón—. Es extraño que formen así.

—¿Es que eres tonto o qué? —le recriminó el más delgado—. Se han puesto en formación de carga por si nos retiramos.

—¿Cómo? —insistió el del mechón.

—No quieren que huyamos —añadió Gerond—. Si se nos ocurre retirarnos, ellos mismos nos atacarán. Para esos, nosotros no valemos nada.

La mesnada de caballeros situados en vanguardia puso pie en tierra y dejaron marchar a sus caballos. Uno de ellos, alto y corpulento, con aire noble y distinguido y una flor de lis encima de la sobrevesta, levantó su espada en alto y gritó bien fuerte.

—¡Cruzados! Ha llegado la hora de luchar por Nuestro Señor Jesucristo. Esos herejes se burlan de su palabra y amenazan nuestra salvación. ¡Estamos aquí para castigarlos! Somos cruzados, por lo que recordad que todo lo que hagáis hoy aquí, en vida, tendrá su recompensa tras la muerte. ¡Seguidme! Y que Lucifer se apiade del alma de los cobardes. ¡Porque Dios no lo hará!

La muchedumbre enfurecida se lanzó al ataque. Los tambores resonaban a un ritmo endiablado y las catapultas escupían sus proyectiles. Los hombres corrían como bestias a por su presa, liberando con sus gritos todo el miedo y la tensión que poco antes llenaban sus almas.

Siguieron acercándose más y más. Y entonces, una lluvia de flechas cayó sobre ellos. Se protegieron como pudieron, con escudos, maderas o con los cuerpos de los muertos en el anterior ataque. Sébastien no vio caer a nadie a su alrededor. Seguida de la primera descarga, hubo una segunda, mucho mayor, acompañada con piedras y dardos. Muchos confiados no tuvieron tiempo de protegerse y los efectos fueron demoledores. Cientos de cuerpos cayeron acribillados por proyectiles.

Abriéndose paso entre las tropas cruzadas, apareció una descomunal máquina de guerra tirada por extraordinarios mulos. Se trataba de una torre de madera, de tres alturas provistas de puentes levadizos. En la base llevaba incorporadas numerosas ruedas. Toda ella estaba cubierta con las pieles de los animales que habían matado el día anterior envueltos en orines para que no ardiera. El tejado tenía una pronunciada inclinación para resistir fuertes golpes, al igual que las paredes, construidas con gruesos maderos reforzados con perchas y crucetas. Los impactos de las piedras lanzadas desde las murallas no tardaron en llegar. Avanzaba a buen ritmo, ya que previamente se había preparado un doble camino de tablas untadas con grasa sobre la tierra por donde sus ruedas rodaban rápidamente. Así llegó hasta el foso. Desde su interior varias docenas de zapadores empezaron a tirar piedras y tierra para colmatar la zanja.

—Todas las flechas van hacia ella —avisó Sébastien.

—Claro, derribar ese ingenio es ahora su máxima prioridad. Sin embargo, las flechas no van a tener ningún efecto sobre él. Y si no me crees, ya lo verás.

El foso empezó a cegarse, y la torre de asedio avanzaba al mismo tiempo ofreciendo siempre protección. Al poco, decenas de manteletes de madera, tan altos como dos hombres, formaron una barrera defensiva a ambos lados de la máquina de asedio. Tras ellos aparecieron un gran número de arqueros que causaron innumerables bajas entre los defensores de las murallas.

La torre de asalto cruzó el foso e impactó contra el muro de sillar. Entonces la labor de los zapadores cambió y empezaron a excavar debajo de la muralla.

—Quieren abrir un túnel —explicó Gerond—. Intentan excavar una mina que sobrepase los cimientos de la muralla; luego la apuntalarán con tablas de madera.

Al estar tan cerca de la muralla, las bajas entre los cruzados eran mayores y comenzaron a causar estragos en la construcción de madera, que ardía por varias partes. A su vez, el avance del túnel era imparable. Así que los defensores lanzaron unos ganchos unidos a cuerdas que estaban atadas a varios mulos que habían dispuesto intramuros. Uno tras otro, se clavaron en una de las caras de la torre. El artefacto empezó a zarandearse ante el esfuerzo de los animales que tiraban de ella.

La torre ya temblaba. En breve las sogas de los ganchos derribarían el arma de asedio. Sébastien no lo dudó. Corrió hacia la máquina de guerra y trepó hasta el segundo nivel. Con su brillante espada se dispuso a cortar las cuerdas.

—¡Está loco! —gritó el hombre más delgado.

—Puede, pero está haciendo lo correcto —contestó Gerond que fue a ayudarle y empezó a cortar también las sogas que tiraban de los ganchos de la parte inferior.

—¡Maldita sea! —Y el ribaldo del mechón rubio se les unió, seguido por el resto de los compañeros.

Con sus espadas fueron cortando una a una las cuerdas, liberando a la torre de sus enemigos. La acción les costaría cara. Los milicianos de Carcasona los descubrieron y se cebaron con ellos. Dos flechas se clavaron en el pecho del más delgado de los acompañantes de Sébastien y otra en su cuello. Un dardo perforó las tripas del hombre del mechón, que cayó de rodillas intentando tapar el orificio con sus manos. Hasta cuatro flechas más impactaron en su espalda y después otra en su hombro. Otros dos ribaldos fueron rociados con aceite hirviendo; sus rostros se deshicieron como la mantequilla y cayeron rodando al foso entre gritos de desesperación. Uno de ellos terminó clavado en una de las grandes estacas que lo protegía, mientras el otro seguía balbuceando y estremeciéndose de dolor en el fondo de aquel lugar, sin que nadie tuviera la decencia de rematarle.

Cuando Sébastien cortó la última cuerda, dos flechas pasaron a un palmo de distancia de su rostro y otras dos se clavaron a escasa distancia de sus pies.

—¡A la torre! —gritó Gerond—. ¡Rápido!

Ambos corrieron hacia su interior. Sébastien se escurrió entre varios cadáveres hacinados que entorpecían la entrada al segundo nivel. Allí todos estaban muertos, así que saltó al piso inferior. Buscó a Gerond. Estaba detrás de él, todavía fuera de la torre. Estiró su mano para ayudarle a entrar. La tocó con la punta de los dedos, pero entonces una enorme piedra lanzada desde la muralla impactó en su cabeza impulsándolo hacia atrás. Sébastien no podía creerlo. Miró a su compañero. Su cara desfigurada yacía aplastada en el suelo rocoso. Su rostro había dejado de parecer humano, ni siquiera se movía. Había sido una muerte instantánea.

—¡Vamos! —Un zapador con barro en toda su cara le dio un saco pesado—. ¡Venga, al túnel! ¿A qué esperas?

Sébastien guardó su espada en el cinto y agachó la cabeza para no golpearse con un travesaño. Luego avanzó entre el resto de los zapadores que se movían de forma apresurada. El ambiente era pesado, nauseabundo. Hacía un calor horrible y el humo impedía respirar con normalidad. El techo parecía a punto de venirse abajo y sentía cómo la estructura era golpeada una y otra vez desde el exterior. Llegó a la boca del túnel, se introdujo en él a gatas y se arrastró con la carga. Otros como él hacían lo mismo en sentido contrario. Alcanzó el final y entregó el saco a un hombre con la cara ennegrecida.

—¡Fuera! ¡Corre! —le ordenó uno de los zapadores que estaba al mando—. Ya está todo listo, hay que salir de aquí.

Rehízo el camino en sentido contrario todo lo rápido que pudo. Volvió a la torre, donde se acumulaban gran cantidad de hombres que como él habían abandonado la mina. Nadie sabía qué hacer ahora.

—¡Fuera! —gritó un individuo con la cara quemada, que llevaba una antorcha y que no dudo en tirarla en la boca del túnel.

Sébastien sintió un intenso calor en su espalda, así que miró atrás y vio una lengua de fuego proveniente del túnel. Echó a correr, saliendo en el mismo momento en que la torre de asedio se transformaba en una montaña de fuego. Una bocanada de aire caliente lo lanzó hacia delante. A continuación, se oyó un ruido estremecedor, como un potente trueno. La torre de asedio se desplomó y cayó al foso. Un lienzo del muro se derrumbó como si estuviera hecho de barro y una inmensa nube de polvo blanco lo inundó todo. Cerró los ojos y al instante se tapó la boca y la nariz para no respirar aquel veneno. Cuando pasó lo peor, miró alrededor. Todo eran cuerpos sin vida y una niebla con olor a muerte le impedía ver con claridad. Entonces el suelo empezó a vibrar de nuevo. Esta vez era diferente; el ruido sonaba más y más potente. La tierra temblaba y cuando quiso darse cuenta tenía un jinete frente a él a punto de aplastarlo. Montado en un corcel de guerra, se alzaba la imponente figura de un caballero con la divisa de un león rampante plateado sobre un fondo rojo sangre.

13

Amalarico

Castillo de Carcasona

Las almenas recortaban el cielo del anochecer sobre las murallas de Carcasona. El vizconde de Trencavel había muerto encerrado en las mazmorras de la ciudad hacía dos días y los rumores eran confusos. Algunos afirmaban que había sido asesinado, otros que había muerto de hambre. Lo que casi todos aseguraban es que ningún caballero había hecho nada para salvarlo. Además, por las calles también circulaba el rumor de que la mayoría de los líderes cruzados no estaban orgullosos de su muerte.

¿Cuáles podrían ser las consecuencias?

Nadie se atrevió a vaticinarlas.

Lo que parecía claro era que había que actuar con rapidez y decisión. Por ello, el legado papal reunió a los señores del norte en la torre del homenaje del castillo viejo.

—Caballeros, nobles y grandes señores, la cruzada cabalga firme sobre estas tierras de herejía. El líder de la casa de Trencavel ha muerto. —Un silencio tenso recorrió la sala—. Su hijo es un niño contaminado por las enseñanzas del demonio. Es hora de que un nuevo y verdadero vizconde tome posesión de estas tierras.

Para asombro del legado ningún noble dio un paso al frente. Él, que llevaba días esperando la muerte de Trencavel, ahora no podía dar crédito a lo que veían sus ojos. Era imposible que no hubiera en aquella sala un caballero que deseara adueñarse del título y con ello de las riquezas de los numerosos territorios de la casa de Trencavel.

—Quizá vos, duque de Borgoña.

—Nada se me ha perdido en estas tierras del sur. Acudí a la llamada del Señor, nada quiero para mí.

—Como deseéis.

El legado miró entonces al conde de Auxerre, pero solo encontró silencio. Continuó con el resto de los nobles, sin obtener respuesta.

—¿Es que nadie quiere estas tierras? —planteó al fin.

—Cuando crezca, el pequeño Trencavel reclamará el título de su padre. Es lo justo —intervino uno de los nobles lombardos.

—¿Justo, decís? Dios dicta lo que es justo, ¡no vos!

—Estos feudos están demasiado al sur, nuestro señor el rey de Francia nos necesita en el norte. El rey de Inglaterra y el emperador nos amenazan —afirmó con tono grave uno de los caballeros francos—. No podemos permanecer aquí más tiempo del estrictamente establecido por la santa cruzada.

—El vizcondado de Trencavel es vasallo del rey de Aragón, no del de Francia —continuó el duque de Borgoña—. Un súbdito suyo es quien debería gobernar este castillo. Hemos venido a limpiar estas tierras de herejes, no a quedárnoslas.

—La herejía está lejos de desaparecer. Al este todavía se encuentran los bastiones de los cátaros, los castillos de la Montaña Negra y de Corbières. Y más allá el condado de Tolosa.

—El conde de Tolosa es vasallo del rey de Francia y aliado de la cruzada —replicó el conde de Auxerre.

—Ha permitido que la herejía crezca en sus posesiones sin hacer nada para impedirlo. Tan malo es el que hace como el que deja hacer.

—Prometió hacerlo —añadió el duque de Borgoña.
—Pero no lo ha hecho.
—Ha estado en la toma de Béziers y en el asedio de Carcasona, todavía no ha tenido tiempo ni de volver a Tolosa. ¿Cómo pretendéis que tomara medidas en sus dominios si no ha estado en ellos?
—Dijo que lo haría, el cómo era su problema —reiteró en tono sepulcral Arnaldo Amalarico—. La realidad es que los herejes siguen caminando por Tolosa con total libertad, por lo que ha incumplido sus juramentos. Y en tal caso, su excomunión vuelve a ser efectiva.

Un murmullo recorrió la sala palaciega de la fortaleza. Los norteños no salían de su asombro. En su momento no aprobaron el castigo y la humillación pública que sufrió el conde tolosano. Y mucho menos los métodos del legado papal, quien estaba rompiendo todas las leyes del derecho feudal con sus acciones. Si los nobles del Languedoc eran despojados de sus derechos con tanta facilidad, qué no impediría que en el futuro actuara también de la misma forma contra ellos en el norte.

—¿Y qué pretendéis? ¿Que vayamos hasta Tolosa? —preguntó el conde de Auxerre.

El legado papal cometió un error fatal al no contestar, pues su silencio lo hizo por él.

—Tolosa es una de las ciudades más importantes de la cristiandad — afirmó uno de los caballeros del duque de Borgoña—. No hemos venido hasta aquí para asediarla. Es una completa...

—Recordad con quién estáis hablando. Soy el enviado del santo padre y por tanto el portador de la voluntad de Cristo Nuestro Señor a estas tierras —advirtió el legado papal, que se revolvía como un animal herido entre los nobles norteños.

—Han pasado los cuarenta días de cruzada —musitó el duque borgoñés en tono firme y autoritario—. Volveremos al norte con nuestras mesnadas, eminencia.

—No podéis retiraros ahora. Hay miles de peregrinos que

han venido hasta aquí desde todos los rincones de la cristiandad. El papa prometió el perdón de los pecados y la moratoria de las deudas a todos los que se unieran a la santa cruzada.

Pero sus palabras rebotaron en los muros desnudos de la torre sin que nadie se hiciera eco de ellas. Uno a uno, los nobles norteños abandonaron la sala del castillo y el legado papal se quedó tan abatido que tropezó y a punto estuvo de caer. Su ayudante, Hugo de Valence, apareció tras él para ayudarle.

—¡Fuera! No necesito tu ayuda. —Arnaldo caminó hasta una de las ventanas que daba al este. A lo lejos vio una luz perdida en una distante montaña, oscura como la noche—. ¿Qué nobles quedan en el castillo?

—Segundos y terceros hijos de las casas del norte, leales todos ellos al rey de Francia —respondió Hugo de Valence.

—El rey francés no ha tenido el valor de unirse a la cruzada, pero al menos permitió que sus caballeros sí lo hicieran libremente —murmuró el legado papal—. ¿Hay alguno que destaque sobre los demás?

—No sabría deciros.

—Hugo, ¿por qué consigues enfurecerme tanto? ¡Dime!

—Lo siento, eminencia, perdonadme.

—No me pidas perdón y vete a la sala condal, allí seguro que están esos caballeros de segunda fila. Esos hijos sin herencia alguna. Orgullosos de su casa y a la vez rencorosos con el destino por no haber nacido primero. Lo único que tienen es su apellido; sin embargo, lo desean todo. —Arnaldo no dejaba de mirar aquel punto de luz perdido en el norte—. No basta con acabar con los herejes, debemos limpiar a sus gobernantes. Estas tierras necesitan nuevos señores.

—Habrá muchos deseosos de esos honores —comentó Hugo.

—Yo solo necesito a uno. Busca un caballero con la ambición para dirigir la cruzada contra el mismo conde de Tolosa, pero a la vez fiel a Cristo para que nosotros le indiquemos los pasos a seguir.

—Así lo haré, eminencia.

Hugo abandonó la torre del castillo y bajó la escalinata hasta la sala condal. Él era un joven monje cisterciense de la abadía de Citeaux. Desde que Arnaldo Amalarico fue nombrado su abad lo había servido con lealtad. Era humilde y trabajador. No gustaba tanto del boato y los lujos como Arnaldo ni tenía ambiciones tan altas como él. Su labor en Carcasona había sido bien valorada por el legado papal. Se ocupó de organizar al nuevo clero que había sustituido al anterior, corrompido por la herejía, y sobre todo consiguió un buen botín para la Iglesia. Había logrado la cesión de numerosas propiedades amenazando de excomunión a todo aquel que no siguiera sus directrices. Tenía claro que Arnaldo era su mejor maestro, así que debía obedecerlo y aprender de él.

En la amplia sala, calentada por una monumental chimenea, había numerosos caballeros bebiendo y comiendo. Todos rudos hombres, que se alejaban mucho del ideal de noble cristiano. A decir verdad, la nobleza del Languedoc le parecía más civilizada y cristiana que la del norte, aunque jamás se le hubiera ocurrido realizar ese comentario en presencia del legado papal. Paseó entre ellos, atento a sus narraciones sobre sus hazañas en la conquista de Béziers. Lo cual le daba náuseas, pues le repugnaba recordar cómo habían masacrado a la población, niños, mujeres y ancianos. Muchos de ellos cristianos de bien. Pero él no pudo hacer nada, sabía que por ahora solo debía callar y obedecer al legado papal. Recorrió la sala escuchando las conversaciones y repasando el aspecto de los caballeros. Llegó hasta uno de ellos que descansaba sentado en una austera silla de madera, con la pierna vendada a la altura del muslo. Era un hombre de unos treinta y pocos años, con una descuidada barba, el pelo sucio y grasiento que le caía hasta los hombros. Tenía también heridas en la cara y sudaba copiosamente.

—Perdonad, ¿os encontráis bien?

—Claro que sí, todavía no tenéis que darme la extremaunción, monje —respondió entre risas—. Me tiraron del caballo en el primer ataque a la muralla de Carcasona. Por suerte Montfort y los suyos estaban allí y dieron buena cuenta de esos herejes.

—¿Montfort?

El caballero herido hizo un gesto con la cabeza.

—Aquel de allí. Es un maldito normando, pero lucha como un león.

Al fondo de la sala había un hombre solo que captó de inmediato el interés del joven Hugo. Era un caballero bien parecido, de complexión fuerte, mirada serena y resoluta. Alto y firme, con el cabello largo y negro. Tenía un rostro agresivo, como si a pesar de encontrarse protegido entre aquellos muros estuviera tan alerta como en el campo de combate. Por su aspecto debía de tener más de cuarenta años. Apoyado junto al fuego estaba dando buena cuenta de una pierna de cordero.

Hugo abandonó al herido y avanzó por la sala. Miró a su alrededor y se acercó hasta un escudero bajito y regordete que bebía mientras otro de pelo rubio reía sin parar.

—Señores, ¿qué tal está el vino?

—Inmejorable. Hay que reconocer que estos estúpidos sureños disponen de buena bebida —contestó el que tenía la jarra entre sus manos, un hombre bajito y regordete, que lucía una abultada panza y una sonrisa que dejaba entrever la falta de al menos media docena de dientes.

—Es una noche de celebración, nuestras victorias son incontestables —afirmó Hugo, disimulando su completa repulsión por aquellos sujetos.

—Ni que lo digáis, monje. Nunca pensé que sería tan fácil acabar con estos herejes. No saben luchar, son unos cobardes.

—No olvidéis que Dios está de nuestro lado y con él no podemos perder —les advirtió Hugo, molesto por la borrachera y evidente estupidez de la pareja de escuderos—. Perdonadme, pero aquel caballero del fondo no parece tan feliz como debería después de nuestras conquistas.

—Montfort, no me extraña —contestó el escudero desdentado después de dar otro trago de vino—. Tiene el ceño fruncido, se las da de casto y buen cristiano... Habría que verlo cuando nadie le observa.

Y los dos hombres volvieron a reír.

—¿Cómo decís que se llama? —preguntó Hugo mostrando falsa sorpresa.

—Es el cuarto conde de Montfort, el segundo hijo de su casa. Un normando con tierras cerca de París.

—Sí, y además tiene posesiones en Inglaterra. Oí a alguien comentar que también es conde de Leicester. Pero el rey inglés ha desposeído de sus bienes a todos los normandos fieles al rey de Francia —añadió cada vez más borracho el desdentado—. ¡Ese es tan pobre como nosotros!

Los dos escuderos rieron sin complejos.

—Parece un curtido guerrero —señaló Hugo.

—Lo es, luchó en la Cuarta Cruzada —respondió el escudero rubio.

—¿Siempre está solo?

—No. Va con un monje como vos, un tal Pierre des Vaux-de-Cernay. Es su protegido y está siempre escribiendo. Se habrá ido ya a dormir.

—¿Pierre des Vaux-de-Cernay? —inquirió Hugo sorprendido—. Un cisterciense...

—Creo que sí, viste como vos —contestó el desdentado—. Con hábito blanco.

—Muchas gracias, señores. Espero que no se os termine el vino.

—Aquí hay mucho.

Y los dos escuderos volvieron a beber ante el gesto de desprecio del monje, que los abandonó.

Caminó hasta la chimenea donde Simón de Montfort acariciaba una cruz entre sus manos. Vestía una saya de mangas largas y cerradas; la llevaba a cuerpo, con una camisa debajo.

—¿Rezando, mi señor? No es el lugar más adecuado.

—Cualquier sitio es bueno para hablar con Dios. Vos deberíais saberlo mejor que nadie.

Hugo quedó impresionado por las palabras del noble.

—Tenéis razón. Con gusto podríais confesaros conmigo en otra sala más tranquila, si así lo deseáis.

—Lo agradezco —negó con la cabeza—; ya tengo confesor.

—He oído que luchasteis con valentía en Béziers y también aquí, en la toma de Carcasona.

—Esta tierra está podrida, monje. Detesto a los bufones, magos y juglares que habitan estos condados, sus canciones y sus pasatiempos —continuó criticando Montfort.

—Parecéis un buen caballero que reviste su cuerpo con una armadura de acero y su espíritu con la coraza de la fe. —El monje sabía cómo llamar la atención de un noble, su maestro le había enseñado bien—. Soy Hugo de Valence y me envía el legado papal. Quiere veros de inmediato.

—¿Para qué? —preguntó sorprendido Montfort.

—Yo solo soy el mensajero. Acompañadme, por favor.

El monje le hizo una reverencia que fue del agrado del normando, que dejó la cena y le siguió sin hacer preguntas.

14

Martín

Foix

Amaneció despejado. No soplaba ni una pizca de brisa y las escasas nubes volaban altas y solitarias. La rosada ya hacía tiempo que se había evaporado y el sol lucía orgulloso, como deseando mostrar su poder.

—El aire de la ciudad hace libres a los hombres, Martín.

—¿Por qué decís eso? —inquirió sorprendido—. Yo creo que la gente del campo y las montañas tiene mucha más libertad.

—Mira a los pequeños comerciantes y a los artesanos; su ir y venir viajando para vender sus productos allá donde los necesitan. —El perfecto saludó a dos ancianas que caminaban por la calle—. En el campo, los campesinos se encuentran atrapados por sus deberes con el señor y la interesada vigilancia de un clero que vive de ellos. La tierra, su dependencia de ella, los encadena. Aquí, en las ciudades, los burgueses con sus negocios, sus mercancías y su vitalidad son más libres.

—¿Insinuáis que es el comercio el que hace libres a los hombres? —preguntó Martín confundido, mientras miraba a un trovador rodeado de gente que lo animaba.

—Sin duda los ayuda. Ciudades como Montpellier, Béziers, Narbona, Albi, Carcasona o Tolosa rebosan de vitalidad —recalcó el perfecto mientras seguía caminando—. La Iglesia de Roma es contraria al comercio. El Concilio de Letrán, hace siglo y medio, prohibió la usura y cualquier crédito es considerado pecado. Sin embargo, en Tolosa las cosas han cambiado. Los préstamos fluyen y con ello el comercio, y a su sombra el progreso y la libertad.

—La usura es pecado, todos lo saben.

—No; el prestar dinero para poder crear un taller o un negocio es bueno. Resulta esencial para que la población prospere. —Antoine subió el tono de voz—. Además, los reyes y los nobles son los primeros que recurren a ella para financiar sus guerras y sus lujos, ¿o no?

El joven jaqués recordó un viaje que realizó a Barcelona hacía años y pensó que allí había visto un ambiente que se parecía al de estas ciudades del Languedoc. También rememoró las pequeñas poblaciones de los Pirineos dependientes de abadías, monasterios y señores, en las que los campesinos eran poco más que esclavos.

—Tolosa es una ciudad autónoma —murmuró el perfecto mientras miraba un puesto de frutas y verduras—. Sus propios habitantes compraron su carta de libertad hace unos veinte años al padre del actual conde y eligieron cónsules para el consejo que gobierna la villa.

—¿De dónde obtuvieron tanto dinero?

—Del comercio, Martín, ¿de dónde si no? —respondió el perfecto—. Tolosa es una de las ciudades más grandes de la cristiandad. El comercio fluye desde el Mediterráneo, como lo hacía en la Antigüedad cuando los romanos controlaban todas las riberas del mar. Fue el ocaso del comercio y de las ciudades lo que hizo caer el Imperio romano y con él la cultura, el arte y la libertad. Los bárbaros solo atacaron para dar el golpe de gracia. Roma ya estaba condenada desde mucho antes.

Martín se abstuvo de replicarle.

—¿Y las damas? —añadió el perfecto—. ¿Has visto criaturas más bellas que las del Languedoc?

—Antoine, si vos no...

—Yo practico la abstinencia sexual, pero eso no quiere decir que no sepa reconocer la belleza cuando está delante de mis ojos.

Martín miró a su alrededor y se fijó en las mujeres que circulaban por las calles. Había algo que destacaba en ellas. Parecían más felices, más libres que en su tierra. Y entonces recordó a la joven que fue a la casa de Antoine. ¿Qué habría sido de ella? Intentaba mantener imborrable el recuerdo de su rostro y sus ojos en su mente. Temía despertar una mañana y haberlo olvidado.

«¿Volveré a verla?», se preguntaba en silencio.

—Es un error discriminar entre hombres y mujeres —continuó explicando Antoine mientras caminaban—. Lo importante no reside en el cuerpo material. Lo realmente trascendental es el espíritu. Podemos reencarnarnos en hombres o mujeres. Entonces ¿cuál es la diferencia?

El trovador de la plaza empezó a recitar:

Voy hacia ella con alegría
surcando el viento y la nieve.
La Loba dice que soy suyo.
Dios que está en lo cierto:
le pertenezco más que a nadie,
más que a mí mismo.

—¿De quién habla? —preguntó intrigado Martín que miraba al extraño personaje.

El trovador vestía una saya azul de mangas acampanadas desde el codo que dejaban ver la camisa interior de color blanco. Tenía un talle y una cintura ceñidos y llegaba a media pierna. En su cabeza destacaba un sombrero puntiagudo.

—De la Loba —respondió uno de los comerciantes que rodeaban al trovador.

—¿Quién?

—Ven, Martín, se nota que no eres de estas tierras —le dijo Antoine mientras lo cogía del brazo y seguían su camino—. Etiennette de Pennautier, la Loba. Es la esposa del señor de Cabaret.

Junto al mercado una mujer con una toca pareció observarle. Martín la siguió con la mirada, pero la perdió entre la multitud.

—¿Cantan sobre una mujer casada?

—Lo único importante en un matrimonio son los intereses materiales. Por ejemplo, en la burguesía con buena posición económica suceden los casamientos por las mismas razones. Procuran el desposorio con damas u hombres con título nobiliario, para cimentar su bonanza financiera con el prestigio social.

—En eso estáis en lo cierto. ¿Y qué sucede entonces con los jóvenes sin fortuna?

—Buena pregunta. Los más osados acuden a los castillos en busca de una dama protectora a la que recitan y cantan.

—No había oído nunca tal cosa. ¿Para qué quieren enamorar a una dama casada? Por importante que esta sea.

—Esas mujeres los ayudan en su promoción social —aclaró Antoine—. No pienses que es un tema sencillo, pues las damas los torturan con complicados juegos de cortejo. Deben utilizar mucho refinamiento y dulzura, al tiempo que mostrar aptitudes para la caza, los torneos y la guerra.

—Y esa dama, la Loba, ¿es hermosa?

—Dicen que no existe mujer más bella que ella. Ya te he dicho que es la esposa del señor de Cabaret, protector del Castillo Rojo.

—¿El Castillo Rojo?

—Sí, la fortaleza inexpugnable de la Montaña Negra. No es conveniente que hablemos de eso en público. —Antoine se percató de que el trovador parecía vigilarlos.

—Lo siento, perfecto.

—Tranquilo, Martín. No me gusta ese trovador, parece demasiado atento a nuestra conversación —le comentó Antoine—. Vamos, ahora tenemos audiencia en el castillo de Foix.

Prosiguieron su camino y llegaron hasta una construcción elegante, levantada sobre un peñasco de piedra que se erigía en el centro de la ciudad. Contaba con tres recintos defensivos y con otros tantos torreones. Los guardias de la puerta reconocieron a Antoine y los dejaron pasar sin ninguna dificultad. Intramuros un patio de armas estructuraba todo el conjunto. El perfecto se dirigió con paso firme hacia la torre del homenaje. Otros dos guardias le saludaron y uno de ellos, el más bajo, abrió la puerta de entrada. La escalera de piedra estaba iluminada con antorchas. Subieron dos pisos hasta una sala con dos grandes chimeneas, una en cada extremo, que calentaban la estancia. Numerosos escudos nobiliarios de la casa de Foix decoraban lo más alto de las paredes y varios tapices con escenas cortesanas cubrían los muros de piedra.

Había una mujer que los esperaba en el centro del salón. Vestía una elegante saya de seda verde con adornos y ribetes dorados. Llevaba el pelo recogido en un moño y cubierto por una redecilla. Se acercó al verlos llegar y se dirigió hacia Antoine.

—Señor, bendecidme. Rogad a Dios para que pueda ser una buena cristiana. —Y se postró a sus pies.

—Rogaré.

La mujer se incorporó y miró desconfiada a Martín.

—¿Quién es?

—Martín. Vive en mi casa, está aprendiendo nuestra fe —explicó el perfecto—. Ella es la hermana del conde de Foix.

El joven aragonés asintió con la cabeza.

—¿Toda la casa de Foix sigue la verdadera fe? —preguntó sutilmente Martín.

—El conde y su hijo piensan más en la política y la guerra que en Dios —murmuró el perfecto—, pero las damas sí.

Martín no podía ocultar su sorpresa ante el hecho de que la más alta nobleza comulgara con la herejía. La noble dama los condujo hasta una sala más pequeña y calurosa que disponía de un hermoso ventanal con vistas a los Pirineos. El joven permaneció junto a la ventana mientras sus dos acompañantes avanzaban hacia unos bancos de madera que había junto a la chimenea que calentaba la estancia. Por un momento, recordó que del otro lado de aquellas montañas estaba su tierra.

—Se está produciendo una conferencia entre los cruzados y los principales señores del Languedoc, incluido el monarca de Aragón.

—¿El rey de Aragón está aquí? —inquirió Antoine.

—Ha venido para interceder por mi hermano, el conde de Foix, y otros de sus vasallos. Los antiguos vasallos de los Trencavel que todavía no han sido derrotados por los cruzados le ofrecerán vasallaje al monarca del sur. Corren tiempos difíciles, Antoine.

—Lo sé, señora.

—Los cruzados han matado al vizconde de Trencavel y han tomado Béziers y Carcasona. Arrasan todo a su paso, asesinando a niños y mujeres. —La dama se llevó la mano al pecho—. Y se atreven a decir que son el ejército de Dios. ¿De qué Dios? ¿Qué monstruo se atrevería a ordenar tanta maldad?

—Sosiego. Ya sabemos que los caballeros norteños han acudido en masa a la cruzada para saquear nuestras tierras —trató de tranquilizarla el perfecto—. Tenemos que ser fuertes y resistir.

—¿Resistir? ¡Debemos luchar! —interpuso la dama—. Si el rey de Aragón acudiera en nuestra ayuda... ¡Somos sus vasallos!

—Estoy seguro de que lo hará, por eso hay que resistir.

—¿Y...? Ya sabéis. ¿Estará a salvo? —preguntó muy nerviosa—. Ese libro es lo más importante, es la única forma de combatir a Roma.

—No os voy a mentir, me preocupa —confesó el perfecto.

—Todos coincidimos en que aquel era el lugar más seguro.

—Y lo era, en efecto. Pero los tiempos cambian —añadió

Antoine—. Nadie imaginó que Béziers y Carcasona caerían tan pronto y ahora no sabemos dónde puede estar. El libro no ha sido destruido, de eso estoy convencido.
—¿Y dónde está?
—Lo ignoro, pero ahora más que nunca debemos tener fe.

15

Montfort

Castillo de Carcasona

Hugo condujo a Montfort hasta la torre norte del castillo. Allí llamó dos veces a la puerta y luego entró. Junto a la ventana, a la tenue luz de dos candelabros con velas de sebo, se encontraba Arnaldo. Hugo se acercó a él y le susurró al oído.
—Así que sois un intrépido caballero y un devoto cristiano —comentó el legado papal a Simón de Montfort.
—No más que vos.
—Como sabéis, la defensa de la fe católica es mi principal objetivo. Estas tierras sufren un grave peligro. Una vez infestadas por el veneno de la herejía, la única solución es amputar los miembros corrompidos, antes de que se extienda al resto de la cristiandad —relató con calma Arnaldo—. Mi labor aquí es de vital importancia. Llevamos ya muchos años combatiendo la herejía.
—Sin éxito —interrumpió Montfort ante la sorpresa de los dos cistercienses—. Vuestro clero no ha sido eficaz.
—No hemos tenido suerte con los medios pacíficos, si es a lo que os referís —insinuó el legado papal—. ¿Qué posesiones tenéis? —preguntó con clara intención de cambiar el rumbo de la conversación.
—Mi familia...

—No. He preguntado qué posesiones tenéis vos, no vuestro hermano mayor y por tanto primogénito de vuestra casa.

—Poseo tierras cerca de París y el condado de Leicester otorgado por su alteza…

—El rey de Francia. Aunque claro, el rey inglés no os habrá reconocido como tal, ¿no es así?

—Por desgracia, no.

—Necesito un caballero que acaudille el ejército cruzado, un militar que pueda llevar a buen puerto tan trascendental tarea. El futuro de la cristiandad está en nuestras manos, Simón de Montfort.

—Hay aquí nobles de más alta casa que yo.

—Cobardes, sedentarios y poco ambiciosos —contestó Arnaldo—. La Iglesia os necesita a vos, precisamos de un líder fuerte y tenaz.

—Lo que me pedís es…

—Que sirváis a Dios y seáis el líder militar de la cruzada —se adelantó Arnaldo—. Por supuesto, se os concederán tierras, títulos, gloria y mujeres, si es lo que deseáis.

—Con todo mi respeto, eminencia, soy un hombre casado por la Santa Madre Iglesia. Mi mujer, Alix de Montmorency, es la única que visita mi lecho.

El legado papal contemplaba sorprendido al caballero, pues era célebre la fama de mujeriegos de todos los nobles. Aquel normando parecía distinto al resto. Hugo había hecho un buen trabajo.

—Habéis de saber que es más valiente el hombre que vence a sus deseos que aquel que derrota a sus enemigos, porque la victoria más grande es siempre sobre uno mismo.

—Sabias palabras.

—Simón de Montfort, os ofrezco el vizcondado de Carcasona y Béziers, y con ello, todas las tierras y el resto de los títulos de la casa de Trencavel.

—¿Me proponéis el título de vizconde de todas las tierras de los Trencavel?

— 95 —

—Así es. —El legado extendió su manto para acomodarlo mejor.

—Eso es imposible. —Montfort cambió el tono y su cuerpo se tensó como si estuviera en una batalla—. Una vez muerto el vizconde, pertenecen a su hijo.

—Se trata de un hereje.

—¡Es tan solo un niño!

—Veo que no habéis comprendido nada, quizá os he sobrevalorado. —El legado le dio la espalda—. La madre y la tía de ese crío eran adoradoras del maligno. ¿Qué habrá visto, oído y aprendido? El mal está en su interior. Podemos apiadarnos de él como buenos cristianos, dejar que viva e intentar por todos los medios salvar su alma. Pero por supuesto que vamos a desposeerlo de sus títulos y tierras. Yo puedo poneros al mando de la cruzada y nombraros vizconde. ¿Os interesa o no? ¡Respondedme!

—Os escucho.

—Tendréis tierras y títulos. No será fácil. La mayoría de los grandes y pequeños señores que se unieron a la cruzada, los peregrinos, los ribaldos, incluso muchos obispos y clérigos nos abandonarán en breve.

—¿Por qué? —Montfort mostraba ya un tono más sumiso.

—Ya han ganado sus indulgencias y se acaban los cuarenta días obligatorios de pertenecer a la cruzada. Apenas ha habido guerra. Béziers fue tomada por los ribaldos y en Carcasona combatimos en los burgos. Sin embargo, la ciudad se entregó sin necesidad de un costoso asalto —analizó el legado papal—. Ahora, el resto de las poblaciones de aquí a Limoux se rendirán también. Los voluntarios saben que no habrá botín y los nobles prefieren volver a sus tierras. En primavera llegarán más cruzados. Mientras, necesito un líder fuerte, un nuevo vizconde que prosiga con la cruzada.

—¿Y qué me pedís a cambio?

—La cabeza del conde de Tolosa y el fin de la herejía. Quiero a todos los cátaros muertos. —El legado papal apretó el puño con furia.

—¿Ese es el objetivo de la cruzada?

—No quiero la paz bajo ningún concepto. No debemos parar hasta que la herejía sea extirpada de raíz —afirmó en un tono agresivo el legado papal—. Cuando llegue el momento, no deberéis dudar. Seguiremos hasta el final, cueste lo que cueste.

—¿Tan temibles son?

—¿Los cátaros? Esos herejes dicen llevar una vida austera y predican en la lengua del pueblo para engatusarles con mayor facilidad. ¡Pero son unos mentirosos! Tan solo proponen explicaciones satisfactorias para la gente ignorante. Son malignos y herejes, ¡son demonios! Pueden calar en cualquier buen cristiano y llegar a ser un oponente a la verdadera Iglesia, a la única. —Arnaldo se aproximó a Montfort—. ¿Entendéis ahora su peligro? ¿Sois consciente de la terrible amenaza que se cierne sobre todos nosotros?

Montfort asintió con la cabeza, incómodo ante el cercano aliento del legado papal.

—Os propongo ser el paladín de la cristiandad, su defensor. Os ofrezco ser el señor de estas tierras y que vuestros hijos también lo sean.

—¿Qué pasa con el resto de los nobles del Languedoc? No aceptarán que se usurpe un título así como así, pues temerán por los suyos.

—Si queréis ser el señor de todo el Languedoc, incluida Tolosa, tendréis que matarlos a todos. Dios no nos perdonaría vacilar en estos duros momentos. Él prefiere que seamos crueles, pero nunca débiles.

—Eso no es ningún problema.

Incluso Arnaldo se sorprendió por la firmeza de Simón de Montfort. Un desmedido afán de poder llenaba sus ojos. En aquel instante el legado papal comprendió que era el hombre perfecto, fácilmente controlable por él. Tan solo tenía que alimentar su ambición y su codicia.

—Quiero el condado de Narbona para mí, pronto seré nombrado arzobispo de esa ciudad. Y lo más importante, deseo que el conde de Tolosa siga la misma suerte que Trencavel —aclaró Arnaldo.

—Luchó en Béziers a nuestro lado y fue perdonado por el papa.

—Es un cobarde, una rata capaz de humillarse con tal de sobrevivir. Tolosa es un nido de herejes y él un estúpido incapaz de actuar contra ellos. Lo quiero muerto y desposeído de sus títulos —ordenó apretando los puños—. No negaréis que lo que os ofrezco es mucho más de lo que hubierais deseado nunca. ¿Aceptáis?

—Acepto. —Y Montfort se arrodilló frente al representante del sumo pontífice.

—Levantaos y venid aquí. —Ambos se acercaron a la ventana—. ¿Veis aquella luz al norte? Es Cabaret, el Castillo Rojo de la Montaña Negra. Ahí se han refugiado los afines a los Trencavel, así que debemos tomarlo y acabar con ellos. Simón de Montfort, debéis entender que esta es una guerra santa. Dios nos permite, nos ordena, que utilicemos toda nuestra violencia para lograr su objetivo. Recordad que el miedo puede ser un arma poderosa. No dudéis en hacer todo lo necesario para cumplir vuestra parte del trato. Arrasad estas tierras si es preciso, matad a las mujeres y a los niños. Me dan igual los métodos, pero quiero, ¡exijo!, resultados. No lo olvidéis nunca.

—No os defraudaré, eminencia.

16

Sébastien

Calles de Carcasona

Una docena de monjes cargaban en un carromato los cuerpos sin vida que yacían frente al burgo de San Miguel. Era un paisaje dantesco. Muchos de ellos estaban mutilados y desfigurados. Había vísceras y miembros amputados y el hedor era nauseabundo. Los buitres ya habían hecho acto de presencia y apremiaba enterrar los miles de cadáveres.

—Estos hombres murieron por Dios, debemos darles cristiana sepultura —comentó un joven monje, con el pelo castaño y los ojos claros.

—Solo son pobres y mendigos —contestó su compañero, más mayor y con el pelo plateado.

—Bruno, ¿qué estás diciendo? —le recriminó el monje de mayor edad de los tres—. Son católicos, buenos cristianos que se unieron a la cruzada.

El joven fraile agachó la cabeza y agarró por los pies un nuevo cuerpo. Le dio la vuelta y se sorprendió al descubrir la lujosa espada que portaba en el cinto.

—Es raro que no se la hayan robado —comentó el monje más anciano—. Antes que nosotros ya han estado aquí las rapiñas en busca del botín de los muertos. A este no le debieron de ver.

Cuando se disponían a cargarlo en la carreta, Bruno fue a quitarle la espada y como un resorte el brazo del muerto reaccionó y le agarró por la muñeca.

—¡Dios santo! ¡Está vivo! —Y soltó el cuerpo de inmediato.

El resto de los compañeros fue en su auxilio. En efecto, en el suelo un muchacho cubierto de barro y sangre luchaba por incorporarse a duras penas. Parecía un fantasma que volvía de entre los muertos. Varios clérigos se santiguaron y se arrodillaron mirando al cielo.

—¿Qué sucede? —balbuceó con dificultad el resucitado.

—¡Es un milagro! —gritó Bruno juntando las manos para rezar—. ¡Un milagro, hermanos!

—¿Qué ha pasado? ¿Conseguimos hacer brecha en sus murallas? —Se mostraba todavía aturdido y desorientado.

—Los nobles lograron prender al vizconde y la ciudad se rindió.

—¿Al vizconde? —insistía mientras intentaba limpiarse la cara—. ¿Y cómo ha sido?

—Dicen que fue detenido mientras parlamentaba con los líderes de la cruzada —confesó el monje más joven.

—Si eso es verdad, no es demasiado honorable...

—Así que tú fuiste uno de los valientes que defendió la torre de asalto. Tienes suerte de seguir vivo. ¿Veis como Dios recompensa a sus buenos súbditos? —afirmó un recién llegado cisterciense delante del resto de los monjes—. Soy Hugo de Valence, ayudante personal del legado papal. Venid conmigo a la ciudad. Tendréis hambre, lleváis varios días sin comer.

—Estoy hambriento —confesó animado con la invitación— y sediento.

Bruno se apresuró a darle un poco de agua. Sébastien la bebió con avaricia, como si fuera el elixir más refrescante del mundo.

—Vamos, volved al trabajo. —Y el monje blanco hizo un

gesto a los demás para que prosiguieran con su ingrata tarea—. Y tú acompáñame, no tengo todo el día.

El monje cisterciense, que iba a caballo, le guio hasta la ciudadela. Los cruzados habían respetado Carcasona, muy al contrario que Béziers.

—Esa espada, ¿de dónde la has robado? —preguntó el cisterciense.

—No la robé. Se la cogí a un cruzado muerto durante el asalto al burgo de San Miguel. Necesitaba algo con que cortar las sogas de los ganchos.

—Entiendo; al que se la cogiste la habría hurtado en Béziers —afirmó el monje—. Aquí no se ha permitido el pillaje. Las riquezas de la ciudad están bajo el amparo de los caballeros cruzados, ya que pertenecen a la obra de Dios.

—¿Y los habitantes?

—La mayoría ha huido —respondió el monje—. En apenas quince días hemos conquistado dos de las tres ciudades más importantes del Languedoc y el legado papal ha nombrado a un nuevo vizconde, Simón de Montfort, para que limpie estas tierras de herejes.

—¿El vizconde de Trescavel ha muerto?

—Ya hemos llegado —informó el monje sin contestar a su pregunta.

Estaban en un antiguo taller donde dos peones hacían guardia delante de un portón. Sébastien se acercó a ellos en busca de la comida prometida. Entonces uno de ellos sacó una vara de madera y le golpeó en la espalda por sorpresa. Sébastien cayó al suelo y el otro guardia le dio una tremenda patada en el rostro que le partió el labio.

—¿Te crees que soy estúpido? —preguntó el cisterciense desde lo alto de su caballo—. Esa espada la robaste en Béziers, todos vosotros sois unos ladrones. ¿Y pensabas hacerme creer que luchaste defendiendo la torre? Seguro que te escondiste entre los muertos, ¡cobarde! Quitadle la espada, pertenece a la Iglesia.

—Yo no he hecho nada… —Sébastien se hizo un ovillo en el suelo para protegerse de los golpes.

—¡Miserable! —El monje esperó a que los guardias le despojaran de su arma—. Si quieres un consejo, vuelve al lugar de donde quiera que procedas. Ya no hay sitio aquí para los vuestros. El resto del vizcondado se rendirá a la cruzada y no permitiremos pillaje alguno. Todo pertenece a la Iglesia, ¡todo!

Los guardias cogieron a Sébastien por los hombros y le empujaron calle abajo. El muchacho rodó hasta chocar contra unos barriles vacíos. Se levantó dolorido y asustado; su labio sangraba sin parar. Se alejó temeroso de los guardias que todavía se reían de él.

Aquella noche durmió en las ruinas de una casa de un burgo. Los mismos muros que había ayudado a derribar ahora le daban cobijo. Por suerte, todavía era verano. Y aunque refrescaba bastante al caer el sol, las noches no eran demasiado frías. Miró al cielo en busca de consuelo. Una intrigante luna menguante, envuelta en un tenue halo de luz, coronaba un brillante cielo salpicado de miles de estrellas. Como era agosto buscó la constelación del León, la que más fácilmente se reconocía en el cielo: un león agazapado mirando hacia el oeste, cuya cabeza y melena resultaban muy visibles gracias a un haz de estrellas que dibujaba una curva al norte.

Por un momento sintió que si alargaba la mano podría tocarlas. Pensó en su madre y en sus hermanos. Quizá ellos también las estuvieran contemplando en ese preciso instante.

«¿Qué será de ellos?», se preguntó. Recordó también a su padre. Cómo había muerto en Béziers defendiendo a aquella muchacha cátara.

«¿Por qué tuvo que hacerlo?», dijo para sí.

Si no hubiera intervenido para salvarla, ahora seguiría con vida. Estarían juntos, seguramente con algo de botín que podrían haber obtenido en Béziers.

«Pero no. Padre y su honor…», se lamentó.

No pudo mantenerse al margen. Su padre siempre le decía

que lo más valioso que puede poseer un hombre es su honor. Ahora él estaba solo y hambriento, durmiendo entre ruinas, y no entendía para qué podía servir conservar su honor.

El acceso a la comida era cada vez más complicado. Había quedado poco para los ribaldos y los voluntarios. No obstante, entre las sobras era factible encontrar todavía restos con los que engañar al estómago. Había escaso porvenir allí y peores posibilidades de obtener algún beneficio en aquella ciudad.

Pasados los cuarenta días obligatorios de unión a la cruzada, muchos caballeros del norte comenzaron a marcharse con sus mesnadas. Al mismo tiempo los ribaldos que todavía permanecían, ante las nulas perspectivas de botín, fueron desapareciendo. A ellos les siguieron hombres y mujeres que solo buscaban las indulgencias prometidas a todo cruzado. Y así, día a día, la ciudad se fue vaciando de extranjeros. Eso no ayudó a Sébastien, ya que los cruzados empezaron a ser minoría en las calles y los habitantes de Carcasona los miraban desconfiados y llenos de rencor. Durante dos semanas, el joven estuvo malviviendo en el burgo, para después pasar a trabajar en uno de los establos de la ciudadela. Allí siguió otras tres semanas más, hasta que le echaron. Entonces se convirtió en un mendigo. Tanto viajar, tanto esfuerzo, la muerte de su padre, la lucha en el asedio..., todo eso para terminar malviviendo en una tierra que no era la suya y rodeado de gentes que le odiaban.

«¿Por qué nos unimos a la cruzada?», se preguntaba una y otra vez.

Aquello no era como le habían prometido. Si había luchado por la Iglesia, ¿por qué nadie se lo agradecía? ¿Por qué Dios le castigaba de esa manera?

¿No debería ayudarle? ¿Recompensarle?

Ahora lo veía todo como un enorme error. Su padre había muerto por conservar su maldito honor y no habido servido de nada.

Decían que en primavera se retomaría la cruzada. Sin embargo, él ya no le encontraba sentido a todo aquello. Antes al menos tenía a su padre; ahora no le quedaba nada. Y lo que era peor, estaba perdiendo su fe.

SEGUNDA PARTE

La Montaña Negra

1210

17

Martín

Foix

El perfecto entró en la casa acompañado de Martín. Saludó a la comunidad y bendijo a varias mujeres y niños. Se lavó las manos y el rostro con el agua de una palangana y salió al jardín de la parte trasera de la vivienda. Martín le siguió. El anciano miró al sol y dejó que la luz iluminará su cara; a continuación, se acercó al joven y le puso su mano derecha sobre el hombro.

—Llevas con nosotros muchos días, quiero que me digas la verdad. ¿Por qué viniste aquí?

Sorprendido por la pregunta, no supo qué contestar. Un escalofrío recorrió sus huesos y sintió una fuerte presión en el pecho.

—Porque quería unirme a vosotros —contestó temeroso de ser descubierto.

—¿Seguro? —preguntó el perfecto arqueando las cejas.

—Claro —respondió con forzada firmeza—. Ese era mi deseo: ser un buen hombre.

—¿Esa es tu respuesta?

—Lo es. —Intentó sonar lo más sincero posible—. Quiero aprender.

—Ya veo. —El anciano se rascó la barba—. Solemos tener

casas de predicación en las calles de los burgos como esta en la que tú te alojas. La gente puede venir a ver y a escuchar cómo predicamos. Yo vivo aquí. Esta era antes mi casa y ahora es la de todos. ¿Te sientes a gusto en ella? —Antoine pensó mejor la pregunta—. ¿Eres feliz aquí?

—Por supuesto. —Qué otra cosa podía decir Martín si quería agradar al perfecto.

—A veces te miro y creo que dudas.

Martín se sorprendió.

—Sí, es como si tuvieras un conflicto dentro de ti; al menos eso es lo que yo percibo. —El anciano se acercó más al joven—. No pasa nada, es normal dudar. Sé que eres un muchacho especial, hay algo en ti distinto. El problema es que no sé si eso es bueno o malo.

—No albergo dudas, perfecto, pero aún tengo tanto que aprender… Vuestras costumbres y vuestra fe son nuevas para mí, y a veces me cuesta entenderlas.

—Bueno, eso se puede solucionar. ¿Qué te inquieta? ¿Qué quieres saber?

—Pues, por ejemplo, ¿vestís siempre de negro? —Martín preguntó lo primero que vino a su mente, sin pensarlo demasiado.

—Solo los perfectos como yo. Para poder llevarlo tenemos que ser completamente puros. Yo no como carne, ni practico el acto sexual.

Martín no pudo disimular su cara de sorpresa.

—No te asustes, ya sabes que tú eres libre de yacer con quien quieras.

—Pero ¿debo casarme antes con ella?

—No, no entendemos el sacramento del matrimonio. La procreación solo conlleva traer más vidas a este mundo corrompido. Como ya te he dicho, puedes copular con la mujer que desees. Aunque si lo haces no conseguirás alcanzar el cielo y te volverás a reencarnar, prolongando de esta forma tu penitencia en este infierno.

Continuaron caminando por el jardín. El tiempo era agradable. El invierno parecía haber dado una tregua y la primavera empezaba a anunciarse.

—¿Cómo está organizada vuestra Iglesia?

—En obispados, por supuesto. Somos cristianos, buenos cristianos. Tenemos obispos con sus ayudantes: un hijo mayor y un hijo menor. Cuando muere el obispo le sucede el hijo mayor, cuya posición es ocupada entonces por el hijo menor, y al puesto de este accede un nuevo hombre. —Antoine se detuvo y dejó que los rayos del sol bañaran de nuevo su rostro—. Leemos el Nuevo Testamento, en la lengua de oc, y nunca el Antiguo.

—¿Y los sacramentos? —inquirió el aragonés.

—El único sacramento fundado del Antiguo Testamento es el de la imposición de manos. Que es a su vez bautismo, penitencia, ordenación y extremaunción.

—No aceptáis prácticamente nada del Antiguo Testamento.

—Así es. Créeme, el Dios que aparece en él no es el Dios de la bondad y la luz. No es Dios.

—Entonces —Martín miró a su alrededor—, ¿qué ha creado Dios en este mundo?

—Nada en absoluto. Esta vida es tan solo un infierno transitorio del que todos saldremos para ir al verdadero reino de Dios. Todas las almas se salvarán, y las que no lo hagan volverán a reencarnarse hasta que lo consigan.

—Entiendo, maestro. ¿Y nuestros hijos?

—Tener hijos supone alargar la existencia de este lugar y traer más almas a este mundo de Lucifer. Ahora debes recordar que practicamos ayuno los lunes, jueves y viernes. Hacemos tres reverencias al paso de un perfecto. Rezamos el padrenuestro y compartimos el pan, aunque solo en memoria de Cristo. No aceptamos la autoridad del papa, puesto que como todo lo humano es pecaminoso.

—¿Y la cruz?

—La cruz es un símbolo maligno de tortura y muerte.

¿Cómo adorar algo que representa tanta maldad? —Antoine hizo ostensibles gestos de negación con la cabeza—. Los hombres pueden salvarse. Para lograrlo solo deben leer ellos mismos la Biblia.

—Pero... No están preparados y muchos no saben leer.

—Cierto, por eso nuestra labor también es enseñarles la lectura. Para que sean capaces de interpretar las Santas Escrituras y otros muchos libros. ¿Te gusta la lectura?

—Por supuesto, creo que es lo que más disfruto del mundo —confesó Martín.

—Leer es maravilloso, el mayor don que se nos ha dado. ¿Cómo no vamos a compartirlo?

—¿Y los pecados?

—Debes entender que el pecado es la sujeción al mundo, su piedra angular. El pecado original no es un pecado de orgullo, sino carnal: la unión sexual de Adán y Eva, del hombre y la mujer. Todos los pecados son mortales. La cópula y el goce carnal suponen aferrarse a esta existencia, es decir, el mal.

—Pero si no copulamos no tendremos hijos y por tanto, ¿qué será de los hombres?

—La extinción de nuestra vida no debe asustarte, puesto que nos libera del mal.

—Dios nos creó a su imagen y semejanza. —Martín deseaba debatir las afirmaciones del perfecto, aun a riesgo de molestarle—. Él hizo el mundo.

—Nos han engañado, era mentira. —Antoine mostraba un completo dominio de los tiempos, como si disfrutara con las contradicciones que proponía el aragonés—. La causa de todo mal está en lo material, que es obra de Satanás. El Dios de la luz no puede haber creado este mundo imperfecto, de dolor y sufrimiento. El mundo del olvido. Nuestras almas llevan demasiado tiempo lejos del cielo y muchas no lo recuerdan. Debemos conseguir que rememoren lo que un día fueron.

—¿Y el mal?

—Esa es la pregunta correcta. ¿Cuál es el origen del mal?

—No puede ser Dios —dijo Martín cada vez más seguro en sus reflexiones.

—Por tanto, tiene que tratarse de otro principio diferente a Dios —continuó Antoine—. Nada puede ser a la vez blanco y no blanco. Si fuera cierto que Dios concedió el libre albedrío a los ángeles para que pudieran pecar, la maldad provendría de Dios, lo cual constituye un sacrilegio. Así pues, debe existir otro principio del que emane el mal.

Entonces un hombre ataviado de negro como Antoine, con el pelo y la barba largos y espesos, irrumpió en el jardín de la casa. Respiraba entrecortadamente y estaba nervioso.

—¿Qué sucede?

—Los cruzados avanzan rápido —respondió el visitante con dificultad.

—Lo sé —dijo Antoine—. Han reanudado los ataques.

—El nuevo vizconde está castigando con una crueldad desmedida a todos los que no se someten —llamó la atención el visitante—; eso le está allanando el camino. Ahora muchos se lo piensan dos veces antes de hacerle frente. Antoine, ¿no vamos a ayudarles?

—¿Qué podemos hacer? Es el libro lo que me preocupa.

—Quizá alguien consiguió sacar el libro de Carcasona y pudo hallar amparo. El lugar más inexpugnable es la Montaña Negra y muchos se están refugiando allí.

—Eso no lo sabemos —objetó el perfecto.

—Pero ¿y si está allí? Hay que sopesar esa posibilidad y no permitir de ninguna manera que caiga en manos equivocadas. ¡No podemos perder el libro! —Aquel hombre estaba desesperado.

—Enviar ahora a alguien hasta la Montaña Negra es demasiado peligroso. Los cruzados detienen a todo el que transita hacia allí. Y lo identificarían.

—Yo iré —interrumpió Martín.

—Eres extranjero. No conoces nuestra tierra, ni...

—Precisamente por eso, Antoine. Si me detienen, nunca

pensarán que soy uno de vosotros. Puedo pasar por voluntario de la cruzada si es necesario.

—Es muy arriesgado.

—Sé defenderme. Soy bueno con la espada y quiero ser digno de todo lo que me habéis enseñado aquí.

18

Amalarico

Castillo de Carcasona

La mayoría de los voluntarios, caballeros y alto clero que se unió en sus inicios a la cruzada habían regresado a sus lugares de procedencia. A pesar de no ser muy numerosos, Montfort y los cruzados que habían permanecido estaban pacificando los nuevos dominios, en los cuales había amplias comarcas y poblaciones que no reconocían al nuevo vizconde. El impacto inicial de la masacre de Béziers era ya un recuerdo. La población, todavía fiel a la casa de Trencavel, se mostraba cada vez más hostil hacia los invasores cruzados y la tensión había explotado definitivamente en diciembre con un levantamiento generalizado. La marcha de una importante parte de los efectivos cruzados, en especial de los grandes caballeros del norte y también de los ambiciosos e incontrolables ribaldos, había dado la oportunidad a muchos leales a la casa de Trencavel para oponerse a los ocupantes. Eso, unido a la negativa del rey Pedro de Aragón de reconocer a Montfort como señor de aquellas tierras, había animado a la rebelión a las mismas gentes que en verano se rendían ante el paso del ejército de la Iglesia. Dentro de las propias filas de los cruzados también se habían producido cambios.

—¿Quién se ha creído que es? Todo me lo debe a mí —gritaba enfurecido Arnaldo Amalarico de pie frente a la vidriera de una de las ventanas de la sala de audiencias del castillo viejo de Carcasona.

—¡Cuánta razón tenéis! —asintió Hugo de forma servicial.

—Yo he convertido a ese segundón en vizconde de Béziers y Carcasona —afirmó el legado papal tenso y gesticulando ostensiblemente—. Sin mí no sería nada. Habría vuelto a mendigar un título a los reyes de Francia o Inglaterra.

—Qué desagradecido, eminencia.

—¡Desobedece mis peticiones! ¿Cómo puede osar contradecirme?

—Seguro que podemos hacerle entrar en razón.

—Voy a demostrarle quién manda aquí —amenazó el legado papal—. Debe ser Dios, y por tanto la Iglesia, quien gobierne. Ningún noble o rey puede elevarse por encima de nosotros, representantes de Nuestro Señor. —Arnaldo cogió aire—. No saldrán más refuerzos hasta que no reponga esos bienes al obispado de Carcasona.

—Eminencia, la situación ahora es delicada. Montfort está haciendo un excelente trabajo. Con escasos recursos y hombres, consigue apagar los numerosos motines y mantiene el orden. Me temo que sin él…

—¿Crees que no lo sé? La rebelión se ha extendido. —Los ojos de Arnaldo empequeñecieron de rabia.

—Así es. Han llegado noticias de las cercanías de Minerve. Los herejes han capturado una compañía de cruzados.

—¡Maldita sea! —El legado papal movía las manos presa del nerviosismo.

—Parece ser que los han torturado y ejecutado. En una granja también han masacrado a otra compañía. Y desde la Montaña Negra se producen incursiones. Hemos perdido cuarenta plazas. Con la marcha de los últimos caballeros el ejército se ha reducido a la mesnada de Simón de Montfort y unos pocos voluntarios. Sin él estaríamos acabados.

—No necesito que me lo recuerdes —respondió enfurecido el legado papal—. He informado de esta crítica situación a Inocencio III, quien me ha prometido que enviará numerosas peticiones de refuerzos para la siguiente campaña. Pero debemos asegurarnos de que Montfort nos obedezca. De lo contrario no pondré nuevos cruzados bajo sus órdenes.

—¿Y qué hacemos, eminencia? —Hugo de Valence estaba mucho más nervioso y desorientado que su superior.

—Lo primordial ahora es que Montfort entienda quién manda en la cruzada. Si se anima a tomar la iniciativa en esto, por muy insignificante que sea el asunto, nos arriesgamos a que en el futuro decida por sí mismo en alguna otra cuestión mucho más trascendental. Y eso no voy a permitirlo.

—Entiendo, no debe sentar precedente.

—Exacto. No obstante, le necesitamos. Es tan eficiente como sospechábamos. Eso sí, hay que ser más duros con estos herejes. —El legado papal apretó los puños—. Miedo, Hugo. El miedo es lo único que puede salvarnos.

—Montfort está aterrorizando a la población, os lo aseguro.

—No lo suficiente. Solo el fuego puede limpiar estas tierras. Debemos usar el miedo con más ahínco hasta que lleguen los refuerzos.

—Eso será en primavera —advirtió Hugo con cautela—. Hasta entonces nuestros efectivos son limitados.

—¡Cállate ya! —Le miró con desgana—. No necesito que nadie me diga lo que ya sé. Como si fuera un imbécil. ¿O es que me tomas por tal?

—Por supuesto que no.

—¿Habéis dudado en vuestra respuesta?

—Os juro que no, eminencia —respondió Hugo tragando saliva y con un sudor frío que recorría todo su cuerpo.

—No pienso permitir que nadie me contradiga. —El legado se tranquilizó—. Aguantaremos el invierno. Montfort resistirá. La ambición agudiza el ingenio. ¿Y el libro? ¿Qué nuevas hay de él?

—Ninguna, no sabemos nada de su paradero. Quizá se quemó en Béziers o se ha perdido en Carcasona —dijo Hugo.

—Mala hierba nunca muere. ¡Encontradlo! Estoy rodeado de necios, ¿por qué?

—Eminencia...

—¡Chis! —espetó Arnaldo y levantó la mano con la palma abierta—. No quiero oír ni una sola excusa más. Hugo, esmérate, ¿me oyes? Esmérate en tu cometido o buscaré a otro que lo haga.

Hugo de Valencia asintió acongojado.

—Dios ha puesto una pesada carga sobre mis hombros —murmuró Arnaldo Amalarico mirando al techo y juntando las manos a la altura del pecho—. Me pone a prueba rodeándome de incompetentes. Señor, te pido que me ayudes; envíame alguien en quien pueda confiar.

—Eminencia, disculpadme. Pero os juro que hemos buscado por toda Carcasona e interrogado a los perfectos que todavía había en la ciudad. Los hemos torturado sin descanso, pero no hemos obtenido nada.

—¿Y en los archivos y bibliotecas?

—Hallamos libros peligrosos, algunos griegos, de Aristóteles y Platón; incluso textos escritos en el idioma de los infieles y los judíos. Por supuesto, todos han sido quemados.

—Esa basura no me interesa. El Libro de los Dos Principios, ¿dónde está? ¿Dónde se esconde ese maldito libro?

—No hay rastro de él, nadie sabe nada.

—El éxito no necesita disculpas y el fracaso no acepta excusas. Si no tienes nuevas del libro, ¿para qué has venido a molestarme? —se lamentó el legado papal.

—Ha llegado un monje del monasterio de Fitero, en el reino de Navarra.

—Sé dónde está el monasterio. ¿Qué quiere?

—Afirma que serviros.

—Vaya, pues espero que lo haga mejor que tú. Quizá mis plegarias hayan sido escuchadas —murmuró Arnaldo—. Hazle pasar.

Hugo hizo un gesto a un guardia que vigilaba el acceso de la sala de audiencias. Este abrió la puerta y tras ella apareció un joven que se aproximó hasta el legado. Tenía los ojos azules y una profunda mirada que llamaba poderosamente la atención.

Al llegar frente al legado papal hizo una genuflexión.

—¿Vuestro nombre? —preguntó Arnaldo sin interés aparente.

—Juan de Atarés. Vengo del monasterio de Fitero.

—¿Y para qué? ¿Qué te ha hecho acercarte a estas tierras de herejes?

—La cruzada, eminencia —contestó decidido.

—Ah, claro, la cruzada. —El legado del sumo pontífice tomó asiento en un sillón con tapicería granate y ribetes dorados y se reclinó sobre el respaldo—. Ese acento tuyo no es navarro. He sido abad del monasterio de Poblet en la Corona de Aragón y reconozco vuestra forma de hablar.

—Antes de llegar a Fitero viajé mucho y hablo varias lenguas, por ello tengo un acento peculiar.

—No sé, hay algo oscuro en ti. —Arnaldo mostró de improviso más interés por el visitante—. ¿Por qué ingresaste en Fitero?

—Un amigo de mi padre era monje del monasterio —explicó con serenidad el joven—. Llevo ya muchos años allí, en Navarra.

—Por lo que eres vasallo del rey navarro.

—Soy vasallo de Dios, solo respondo ante Él —afirmó el recién llegado con ímpetu—. No entiendo de reyes ni de otros poderes laicos.

—¿Pretendes luchar en el ejército de la Iglesia?

—Por supuesto —respondió el joven navarro.

—¿Con tu espada y tu armadura? —preguntó el legado papal de forma despectiva.

—Con la espada de la Biblia y la armadura de mi fe en Dios.

Las palabras del navarro hicieron cambiar la expresión del

rostro de Arnaldo y también la de Hugo, que observaba expectante.

—Hace falta algo más que fe para derrotar a los herejes.

—Sé que Domingo de Guzmán recorre estas tierras predicando la palabra del Señor.

—¡Cállate! —espetó Arnaldo clamando al cielo—. Ese iluso. Cree que va a conseguir algo con palabras. Cuando un miembro está enfermo, hay que amputarlo para que el mal no se extienda al resto del cuerpo. Lo mismo ocurre con la herejía. Si no la extirpamos a tiempo en el Languedoc, alcanzará a toda la cristiandad.

—Por eso he venido, para luchar con cualquier arma contra los herejes —afirmó Juan de Atarés—. Sé que vuestra eminencia es el principal defensor de la única fe en estas tierras y quiero serviros.

—¿Con cualquier arma, habéis dicho?

—Con todas las que estén en mi mano. —Pronunció la frase con tal determinación que sorprendió al legado papal.

—Interesante… Me gusta tu iniciativa. Cualidad difícil de ver por estos lares. —Y giró su mirada hacia Hugo.

—He sido soldado antes que fraile, ya que serví en la Orden de Calatrava. Luché en la batalla de Alarcos —respondió el navarro—. Era solo un zagal, pero estuve allí atendiendo a los caballeros calatravos.

—Terrible batalla —comentó Arnaldo—, con desafortunado desenlace.

—La mayoría de mis compañeros de la orden murieron luchando frente a los almohades.

—Conozco el peligro que se cierne sobre los reinos del otro lado de los Pirineos. Espero que sus reyes detengan a esos infieles. Igual que nosotros luchamos aquí contra los herejes —señaló el legado en tono solemne—. Te quiero en mi corte, me servirás como ayudante. Hugo de Valence, mi secretario personal, te enseñará todo lo que necesites saber.

—Gracias, eminencia.

—Está bien, ahora retiraos los dos. Yo tengo cosas que hacer. No me molestes, Hugo, a no ser que vengas con nuevas sobre el asunto del que estábamos hablando antes. Es primordial que demos con él. —Con aire de desprecio hizo un gesto para que se marcharan.

19

Simón de Montfort

Bram

El rostro de Montfort expresaba serenidad y el peso de la experiencia; su nariz alargada no hacía sino aumentar la impresión de su imponente figura. Acompañado de una importante tropa salió de la capital del vizcondado y sometió Alzona de forma inmediata. La ciudad se rindió suplicándole perdón por su rebeldía. Dividió allí su ejército en dos compañías. La que siguió bajo su mando se dirigió hacia el oeste con cuarenta caballeros y cien mercenarios.

—Todos los pequeños señores que os juraron lealtad en Carcasona a finales de año ahora os han dado la espalda y cuarenta castillos se han rebelado —afirmó su protegido Pierre, que vestía el hábito blanco de la Orden del Císter.

—La culpa es de ese maldito rey.

—La negativa oficial de Pedro de Aragón a reconoceros como señor de las tierras de los Trencavel ha provocado los levantamientos masivos en vuestros feudos, no hay duda. Ni siquiera la ratificación de Inocencio III os ha otorgado autoridad fuera de Carcasona.

—Nos la ganaremos con las armas, Pierre. Ha llegado la hora de castigarlos. Pero ese cobarde... me las pagará algún día.

—¿El rey de Aragón? Señor, poco podéis hacer contra él.

—Yo no olvido una ofensa, ni siquiera si proviene de un monarca. Antes de llegar aquí yo era señor de Montfort. Ahora soy vizconde. ¿Qué seré mañana?

—Dios os tiene preparado un alto destino.

—Solo espero que se cruce pronto con el del rey de Aragón.

Avanzaron por un territorio llano y fértil camino de Bram, a escasas leguas de Alzona.

—¿Es prudente seguir?

—Limítate a escribir. —Montfort cogió los guantes de cuero de su ceñidor y los batió contra la palma de su mano derecha—. Serán pocos para ti, pero cada uno de estos caballeros cuenta como dos docenas de herejes, no lo olvides.

Pierre des Vaux-de-Cernay era un joven monje cisterciense de baja estatura, con el cuerpo estrecho y carente de fortaleza física. Al tomar la decisión de unirse a la cruzada, Simón de Montfort quiso a un cronista a su lado para que dejara constancia de sus progresos frente a los herejes, así que decidió hacer llamar a uno de los hombres en los que más confiaba, el abad Guy de Vaux-de-Cernay. Y este recomendó a su sobrino. Un muchacho sin mucha experiencia y algo tímido, aunque con habilidad para la escritura.

—Dicen que los caminos están repletos de faidits.

—Así que eso dicen —rio el vizconde—. Pues yo no he visto ninguno.

Montfort portaba una vistosa sobrevesta, una prenda de tela que se ponía encima de la cota de malla y cuyo propósito era evitar el recalentamiento de la superficie metálica. También servía para colocar los colores del linaje al que se pertenecía. En su caso, la casa de Montfort tenía como divisa un león rampante plateado sobre fondo rojo.

—Son peligrosos y nos odian. No olvidéis que son pequeños señores a los que hemos echado de sus tierras y desposeído de sus castillos.

—Herejes —soltó con desprecio el vizconde.

—Sí y, a pesar de ello, cuentan todavía con fieles que los siguen.

—Cobardes que prefirieron huir a presentar batalla. —Montfort escupió desde lo alto de su corcel—. La valentía constituye un bien escaso. Un cobarde lo es para toda la vida.

—Cierto que pertenece a esa clase de atributos que se tienen o no. Pero el rencor también puede hacer peligroso a un hombre, incluso al más cobarde.

—¿Eso dicen tus libros?

—Eso dice la Biblia —sentenció Pierre.

—Lo tendré en cuenta.

—Señor, precisamente quiero hablaros de un rumor que ha llegado a mis oídos en Carcasona. Una especie de leyenda sobre un libro.

—Somos cristianos. No creo en rumores ni en magia, ni mucho menos en leyendas. Y el único libro que me interesa lo acabas de mencionar: la Biblia.

Entonces una flecha voló hasta clavarse en el hombro del vizconde, ante la mirada atónita de su protegido. Montfort sujetó al caballo. Luego cogió el proyectil con ambas manos y lo extrajo con un mal gesto de sus labios. La cara de Pierre mostraba a las claras su espanto.

—¡Simon! —El monje estaba alterado y con el rostro blanco, presa del pánico.

—Tranquilo, han disparado desde demasiado lejos para perforar la cota de malla —explicó sereno Montfort mientras se calaba el yelmo y bajaba la celada—. Estos herejes son unos inútiles, no saben combatir.

A esa flecha le siguieron una veintena más, que alcanzaron a una docena de mercenarios. A continuación, un grupo de jinetes surgió delante de la compañía. Eran unos treinta, insuficientes para enfrentarse a los cruzados. No estaban solos, pues entre los matorrales a ambos lados de la vía aparecieron varios cientos de hombres armados con lanzas, guadañas y espadas. Gritaban y corrían como alimañas contra los cruzados.

—¡Esto se anima! Dividíos; peones a la derecha, caballeros a la izquierda —ordenó Montfort—. Seis jinetes que me sigan al frente. Tú, Pierre, mantente a salvo.

Los cruzados obedecieron con orden y rapidez. El caballo de Montfort escarbó un par de veces antes de iniciar el trote. Los mercenarios del flanco derecho no esperaron a los faidits, sino que se lanzaron contra ellos. Estaban en una proporción similar y ellos eran guerreros mucho más experimentados. Por contra, los caballeros del otro flanco se hallaban en clara inferioridad numérica. La clave era la velocidad, así que antes de que fuera demasiado tarde cargaron contra sus asaltantes. No causaron muchas bajas, pero salieron de la trampa, rompiendo la formación de su enemigo y ganando el espacio necesario para poder cargar de nuevo, en esta ocasión con más espacio y tiempo para acelerar al galope. Los faidits no supieron reaccionar y la caballería aniquiló a la mitad de ellos. El resto huyó, como también lo hicieron los del otro flanco. Los mercenarios los persiguieron, deseosos de obtener algún botín.

Montfort se había guardado la parte más difícil para él. Junto a seis de sus hombres cargaba contra una treintena de jinetes rebeldes. Marchaba al trote con la espada en ristre. Aceleró al galope, en formación de cuña con él en vanguardia. Los asaltantes también cargaron con todo, ampliamente superiores en número, confiados y ansiosos de dar muerte al líder de la cruzada. El extranjero que había invadido sus tierras y destruido todo aquello que amaban.

Al llegar a la altura del vizconde, este los estaba esperando. Dio un corte mortal en el pecho al adversario que le atacó por la derecha. Rápido, continuó el giro de su espada para cercenar la cabeza al de la izquierda. Levantó el brazo todo lo que pudo para hacer un gran arco por encima de él y dejar caer el acero con suma violencia hasta detener el ataque de un nuevo enemigo. Acto seguido, sacó una daga de su montura con la mano izquierda y se la insertó en la garganta provocando un chorro de sangre que le salpicó toda la cara. Recuperó la iniciativa y, con su caballo de nuevo en movimiento, clavó su arma en la espalda de otro faidit que luchaba contra uno de sus hombres. Acertó a ver un arquero a caballo que le apuntaba con su arco y veloz como un zorro lanzó una azcona que tenía en la montura, con la que alcanzó en el pecho al arquero y lo derribó al instante. Continuó hacia otro rival, si bien este era diferente a los anteriores. Tenía mejor porte y una buena bestia que expiraba bocanadas de aire caliente por los orificios del hocico. Se trataba de un hombre corpulento que le miraba con desprecio. Parecía estar aguardándole. Ambos lanzaron sus caballos al encuentro con toda su potencia y chocaron sus espadas en el aire una, dos y hasta tres veces. Luego hicieron girar a sus monturas y volvieron a repetir la carga.

—Por fin un rival decente —dijo Montfort sin obtener respuesta.

Siguieron luchando hasta que la decena de jinetes faidits que había sobrevivido a la carga de los cruzados empezó a huir. El resto de los mercenarios y caballeros venía en auxilio del vizconde una vez que habían derrotado a los otros asaltantes.

—No pienso dejarte escapar. Habértelo pensado dos veces antes de desafiarme.

Montfort lanzó un golpe que su rival apenas pudo detener y continuó con otro igual de potente, para finalmente lanzar un tercero. Aunque no le hirió, sí le hizo perder el equilibrio y caer del caballo. Los mercenarios llegaron raudos y lo redujeron.

—Gracias por la lucha, me ha sentado bien. Si esto es todo lo que sabéis hacer en el Languedoc, la conquista va a ser mucho más fácil de lo que pensaba.

—Señor, ¿estáis bien? —Pierre llegó nervioso y preocupado.

—Es obvio que sí —respondió mientras se limpiaba la sangre que manchaba su rostro—. Ha sido una buena pelea. Te has portado como debías —afirmó mientras acariciaba a su caballo.

El animal despedía por la boca borbotones de espuma blanca mezclados con sangre que manaba de sus encías.

—Han huido. Nos doblaban en número y aun así los hemos vencido.

—Ha sido un éxito —confirmó exultante Pierre—. Sin apenas bajas hemos derrotado a todos esos herejes. —El monje cisterciense se mostraba tan excitado como si él mismo hubiera entrado en combate.

—No esperaba otra cosa. —Montfort limpió la espada y la envainó—. ¿Por qué creías que nos habíamos dividido? Estos cobardes nunca hubieran atacado a todo nuestro ejército, así que se lo puse fácil y cayeron en la trampa. Ya te expliqué antes que la cobardía es como el color del pelo, eres rubio o cobarde desde que naces. Y estos son unos malditos cobardes. La única forma de que nos ataquen en campo abierto es que crean que su victoria es segura. La mejor manera de descubrir qué teme tu enemigo es observando qué métodos usa para atemorizarte.

—¿Qué vais a hacer con él? —preguntó Pierre mirando al prisionero al que los soldados habían atado de pies y manos.

—Matarlo, por supuesto. —Montfort sonrió—. Servirá de escarmiento al resto de los rebeldes. ¡Descuartizadlo!

—¡Parad! ¡Es una crueldad! —Pierre se llevó las manos al rostro para no ver la monstruosidad.

Uno de los cruzados alzó la espada y seccionó el brazo del faidit de un tajo. La sangre salpicó la cara de Pierre. Se limpió y cuando levantó la vista se sintió asqueado al presenciar cómo un nuevo tajo cortaba un pie del moribundo. Los tendones quedaron colgando y el grito de dolor fue desgarrador.

—Que chille y brame todo lo que quiera, así lo oirán sus amigos —repuso Montfort impasible—. Lo que quede de él atadlo a su caballo y soltad al animal; alguien encontrará los restos. Si el legado papal quiere miedo, miedo tendrá. Pienso lograr mis objetivos y los medios para conseguirlos no me desagradan.

—Pero es cruel —replicó su protegido, todavía impactado por la sangrienta escena.

—La vida lo es, la guerra lo es. ¿Qué no es cruel en este mundo?

—¡La Iglesia! —gritó fuera de sí Pierre.

—Es el legado papal quien me pide, mejor dicho, me exige crueldad. Yo solo soy el brazo que empuña su espada. La mente que lo dirige está en Carcasona. Créeme cuando te confieso que no disfruto con esto. A mí solo me interesa el poder, ese es el mayor placer que puede tener un hombre. En cambio, yo no estaría tan seguro de Arnaldo. Lo vi en Béziers. Observé su mirada cuando ardían vivos todos esos inocentes en la catedral y te digo con toda certeza que vi cómo se regodeaba en su dolor.

El cisterciense se santiguó y agachó la cabeza para rezar el padrenuestro lo más rápido que pudo.

—Esto es la guerra, Pierre. ¿No te das cuenta de que ese hereje por el que tanto te preocupas es nuestro enemigo? Si le dejamos ir a él o a cualquiera de los otros prisioneros, se alzarán de nuevo contra nosotros y volveremos a enfrentarnos a ellos. No pienso cometer tal estupidez.

»Y ahora vamos a Bram. Esos cobardes que han huido se habrán refugiado allí. Les enseñaremos quién es el señor de estas tierras.

20

Sébastien

Calles de Carcasona

Sébastien deambulaba muerto de hambre por las calles de la ciudad buscando un trozo de comida que echarse a la boca. Llevaba varios días sin probar bocado y su estómago le dolía tanto como su alma. Soñaba con regresar a París, pero le habían llegado noticias de que los faidits apresaban a todo cruzado que encontraban y lo torturaban hasta la muerte.

Volvía de misa, aunque las palabras del sacerdote cada vez le ayudaban menos. Siempre se pedía sacrificios al pueblo. Él los había hecho, los continuaba haciendo y nunca conseguía nada.

«¿Por qué Dios me ha abandonado?», se repetía una y otra vez.

A él, que había acudido a la llamada de la santa cruzada, que era un fiel cristiano.

«¿Por qué no me ayuda en este momento de desesperación?». No podía concebir un infierno peor aún que su actual existencia.

Tenía los pies ensangrentados y le dolían a cada paso que daba. Sus zapatos estaban tan desgastados que ya no podían remendarse. Entonces, cuando giró la esquina, unas manos le taparon la boca y le introdujeron de manera violenta en una casa cercana. Se resistió como pudo, pero apenas le quedaba energía. Soltó varias patadas, aunque no alcanzó nada a lo que golpear. El hombre que le sujetaba era mucho más fuerte que él. Intentó morderle, pero su raptor respondió golpeándolo en el rostro. Ahí se perdieron sus últimas fuerzas y con ellas su capacidad de oponerse al rapto.

Quizá era lo mejor que le podía suceder. En sus circunstancias morir casi se presentaba como una bendición. Al menos esperaba que fuera sin dolor, porque aquel extraño sueño en que lo degollaban era lo que más temía en este mundo.

Despertó aturdido y dolorido tiempo después. Le costó abrir los párpados y cuando lo logró vislumbró una figura delante de él. Al principio no podía ver quién era porque estaba al contraluz de una vela, aunque poco a poco los rasgos se fueron formando frente a sus ojos. Se estremeció al comprobar que era una silueta de mujer lo que se dibujaba ante él.

—¿Estoy muerto? —murmuró con dificultad; al fin y al cabo, el diablo suele adoptar forma femenina.

Se encontraba tumbado en el suelo. Intentó moverse, pero fue en vano. Era como si una fuerza extraña lo retuviera contra su voluntad. Cuando quiso gritar le pusieron una mordaza que olía a grasa. Asimismo, le taparon los ojos con unas telas y las ataron con firmeza.

Permaneció amordazado durante un buen rato. Hasta que alguien le permitió recuperar la visión.

—Tranquilo —susurró una voz femenina—. Quítale eso y suéltalo.

Unas manos rodearon su cuello y liberaron su boca, al mismo tiempo que recobraba la voluntad de sus brazos. Se incorporó con dificultad, débil y cansado.

Sébastien no podía creer lo que estaba viendo. Aquella mujer, que había tomado por un engaño del maligno, era la joven de Béziers.

¡La de los ojos de distinto color!

Cómo olvidar aquella hermosa mirada.

Ya no llevaba el vestido con espléndidos adornos dorados en los costados, sino una blusa corta y calzones de hombre. El pelo, negro y brillante, tampoco lo tenía suelto, sino recogido y oculto.

—¡Eres tú! —Sébastien se alegró de volver a verla, aunque fuera en aquellas circunstancias.

—Buena apreciación. Sin duda no es tu elocuencia lo que te mantiene con vida.

—¿Qué hacemos con él? —preguntó un hombre que apareció tras ella, un individuo fuerte y alto, con los ojos tristes y la comisura de los labios ligeramente inclinada hacia la derecha—. Es un cruzado.

—Es un pobre campesino, lo más probable es que se uniera a los invasores por ignorancia. Dudo que supiera a dónde venía —afirmó la joven dama.

—¿Por qué quieres que le salvemos? Es un maldito norteño, un salvaje católico.

—No soy un salvaje. —Sébastien demostró que le quedaba algo de dignidad.

—Si sabe hablar. —Y el fortachón soltó una carcajada burlona.

—No te rías de él —intervino la dama—. Me salvó la vida.

A Sébastien le sorprendió el cambio de actitud de la mujer. ¿Por qué le defendía? En Béziers lo acusó de ser un asesino y en cambio ahora…

—Marie, no te confundas. Es un cruzado, un extranjero que ha venido para invadirnos y quedarse con nuestras tierras. En Béziers tus padres, tus abuelos y tu hermana no recibieron compasión alguna de alimañas como esta.

—¿Crees que no lo sé? —inquirió ella con una mirada de reproche.

—Ignoro por qué este se apiadó de ti. —El hombre pensó sus palabras—. Lo siento, a pesar de ese gesto no deja de ser un despreciable cruzado. No podemos fiarnos de él.

—Yo no sabía lo que iba a suceder en Béziers —interrumpió Sébastien con la voz entrecortada.

—Seguro que no —musitó el hombre con desprecio.

—Mi padre murió defendiéndote —continuó el joven dirigiéndose a la dama.

—Es verdad —confirmó Marie, que se mostraba dubitativa.

—Puede que solo sea un campesino, un ignorante que vino al sur pensando que luchaba por Dios, pero tengo mi honor —replicó Sébastien—. Si no me creéis matadme aquí mismo, aunque os juro que no sabía lo que iba a suceder en Béziers.

—No jures, muchacho, es un error —medió la dama—. Te agradezco tu ayuda aquel día y lamento que muriera tu padre. Tienes que entender que hemos perdido a muchos amigos y tú eres un invasor extranjero.

Sébastien permaneció callado, pero lo que decían no era cierto. Él no era un invasor, era un cruzado.

—¿Tienes hambre?

—Sí, llevo días sin comer.

La mujer se acercó a una mesa y trajo un cuenco con habas y guisantes, junto con dos rebanadas de pan. Sébastien no pudo resistirse y se lanzó a devorarlo. Tenía tanta hambre que le dolía el estómago al comer; sin embargo, eso no le impidió continuar hasta que no quedó nada.

—Ya se ha engullido nuestra cena. ¿Qué hacemos ahora con él?

—Que duerma en el almacén —respondió la dama mordiéndose el labio inferior—. Ya lo pensaremos luego.

El hombretón lo acompañó hasta una habitación sombría donde había numerosos sacos de trigo y paja. Sébastien estaba cansado y ese lugar le pareció el mejor del mundo en aquel momento. La puerta se cerró tras él y oyó cómo echaban varios candados. En total oscuridad, se tumbó sobre uno de los sacos y durmió con el estómago lleno.

Despertó horas después desorientado. La habitación seguía sumida en la más absoluta penumbra. Caminó a gatas hasta donde recordaba que se ubicaba la puerta y la golpeó. Nadie respondió. Insistió varias veces con idéntico resultado.

Se abandonó a la soledad y durmió de nuevo.

Mucho más tarde, cuando seguía entregado al sueño, unos brazos lo levantaron y lo sacaron del almacén. Bruscamente fue llevado hasta la otra sala.

—Necesitamos tu ayuda. —La dama lo esperaba sentada en una de las sillas junto a la mesa de madera. Calzaba unos zapatos rejillados, con aberturas y un troquelado decorativo, que dejaban ver la calza roja interior y que Sébastien miró con deseo.

—Mi ayuda… ¿Para qué? —preguntó confuso.

—Tenemos que salir de la ciudad. Hay guardias en las puertas y preguntan a todo el mundo —respondió el hombre que le había arrastrado hasta allí.

—Si hablamos en tu lengua, reconocerán nuestro acento. Necesitamos que nos acompañes. Nos haremos pasar por peregrinos que se unieron a la cruzada y que ahora deben continuar su viaje hacia Santiago.

—¿A Santiago de Compostela? —se sorprendió Sébastien.

—Sí; muchos católicos que van hasta allí pasan por Carcasona camino de Santiago y también se detienen en Tolosa para ver las reliquias de san Saturnino. Atraviesan miles de leguas, estados y guerras por contemplar los huesos de un cadáver de hace cientos de años. Nunca he visto blasfemia semejante —contestó de nuevo el acompañante de la mujer.

—Esos peregrinos son buenos cristianos y hacen ese esfuerzo para ver al santo; quieren que él intervenga ante Dios por ellos. En cambio, vosotros sois cátaros, adoradores del demonio. —Sébastien se enervó con todos esos ataques a la Iglesia.

—Aquí el único que sirve al mal eres tú, cruzado —respondió el hombre—. Y cuida tu lengua, si no quieres que te la corte. Los santos son grandes embusteros, hombres como tú y yo, y por tanto materia de este infernal mundo. Adorar sus asquerosos huesos es una de las mayores abominaciones que pueden hacerse.

—¿Cómo te atreves? ¿Qué sabrás tú de Dios? Yo vine aquí en santa cruzada para limpiar vuestra tierra de la herejía.

—¿Y qué tal te ha ido? ¿Has matado muchos herejes? —intervino la dama—. ¿Has asesinado suficientes niños? ¿Has violado a todas las mujeres que has podido? ¿Has quemado vivos a católicos y buenos cristianos como en Béziers?

—Yo no he hecho nada de eso.

—¿No? Pues la cruzada sí, y si tan orgulloso estás de ser un cruzado deberías pensar en ello —espetó la joven como si cada una de sus palabras fuera una bofetada contra Sébastien.

—La cruzada es deseo de Dios.

—Demasiadas barbaridades se han hecho en la historia en nombre de falsos dioses —apostilló el hombre de pie.

—Dios solo hay uno, el verdadero —objetó Sébastien.

—¿Cuál? ¿El Dios del Antiguo Testamento? Un Dios malvado, lleno de acciones malignas y engañosas. Que instiga a Moisés a empujar a su pueblo a ejecutar a todos los hombres de las ciudades conquistadas a los enemigos, a apoderarse de sus mujeres y niños. Un Dios lleno de cólera, injusticias, asesinatos, terror, venganza y odio. Ese no es el Dios de los Evangelios. En el Antiguo Testamento, Moisés, Aarón y muchos otros aseguran haber visto a Dios. El Evangelio de Juan dice que a Dios nadie le ha visto y Pablo afirma que es invisible. —El cátaro tomó aire—. Ten cuidado de a qué Dios sirves, muchacho —añadió desafiante el corpulento hombre.

Sébastien dudó, y en su duda estaba el principio de su perdición.

—No creo que sea buena idea confiar en él. ¿Y si nos descubren? Este es incapaz de ayudarnos, míralo —dijo el fortachón a Marie.

—Eso no sucederá —comentó la joven—. Toma. —Y lanzó a Sébastien un abrigo marrón con forma de hábito—. Tenemos que irnos ya.

—¿Tan rápido? No sé si seré capaz de ayudaros.

La mirada de la mujer respondió a su pregunta.

El hombre se acercó al franco, sacó una daga que llevaba oculta en el abrigo y la puso en la garganta del muchacho. Este no podía ni tragar saliva. Sentía el frío acero clavándose en su piel y volvieron a venir a su mente las imágenes de la pesadilla en la que era degollado.

—Si nos traicionas, te abriré como a un conejo y tiraré tu cuerpo a los cerdos. —El cátaro tenía la mirada llena de cólera.

—Os ayudaré —farfulló Sébastien.

—Más alto.

—Déjalo ya —intervino ella—. Nos ayudarás, ¿verdad?

El joven franco asintió y volvió a mirar los zapatos de la mujer.

—¿Por qué me miras los pies? —preguntó indignada.

Entonces Marie miró los de Sébastien y se alarmó al ver las heridas y su calzado remendado hasta lo imposible. Se volvió y desapareció unos instantes. Pronto regresó con algo entre las manos que lanzó al joven franco. Eran unos zapatos sin abotinar, completamente cerrados.

—¿Por qué has hecho eso? —recriminó el cátaro con los brazos abiertos.

—No seas necio, tenemos una misión que cumplir. Le necesitamos para salir de aquí —murmuró la dama en la lengua de oc.

Sébastien la miró sorprendido y emocionado. Cogió el regalo y lo apretó contra su pecho como si fuera el más valioso de los tesoros.

Una hora después, a media tarde, tres viajeros a caballo se acercaron a la puerta de Tolosa. Llevaban abrigos marrones con la capucha sobre la cabeza. Uno de ellos portaba una bolsa de cuero oculta entre las ropas. Dos guardias cruzados les dieron el alto.

—¿Quiénes sois?

—Peregrinos. Vamos camino de Santiago. Nos unimos a la cruzada en París y llegamos hasta aquí. Ya han pasado los cuarenta días y debemos partir. Queremos llegar lo antes posible a

Tolosa para ver las reliquias de san Saturnino —contestó uno de ellos sin levantar la cabeza.

—Buen animal —comentó uno de los guardias, que portaba una lanza y la divisa de una flor de lis sobre la cota de malla—. No sabía que los peregrinos tenían tan excelentes monturas.

—El camino es largo y peligroso, gastamos todo nuestro dinero en estas bestias.

—¿De dónde sois? —preguntó el soldado mientras pasaba su mano por el lomo del caballo.

—De cerca de París. —Sébastien dejó entrever su rostro.

—Yo también. ¿De dónde exactamente? —inquirió el guardia.

—Tengo una casa no muy lejos del Sena, allí dejé a mi madre y a mi hermano.

—¿Y tu padre?

—Murió en el asalto de Béziers. —El falso peregrino se santiguó.

—Lo lamento, muchacho, pero valió la pena. Aquellos herejes... —y el soldado apretó el puño—, ¡los matamos a todos!

El más bajo de los tres peregrinos murmuró algo.

—¿Qué dice tu amigo?

—No habla mucho, es un poco retrasado. Por eso vamos a Santiago con él —improvisó Sébastien—, para ver si el santo le ayuda.

—Tened cuidado, dicen que hay muchos faidits en los caminos hasta Tolosa. —Y el guardia dio un golpe a la bestia para que avanzara.

—Descuida, lo tendremos.

Los tres peregrinos cruzaron la poterna.

—Gracias —susurró una voz de mujer.

Sébastien sonrió.

21

Amalarico

Palacio arzobispal de Carcasona

Arnaldo Amalarico abandonó la sala de audiencias y se encaminó a su alcoba privada, situada en el ala sur del edificio. Una vez allí, se fue deshaciendo de toda la pomposidad de su indumentaria. Quedó vestido tan solo con una simple camisa y un rosario. Cerró las ventanas y encendió varias velas. Allí, casi desnudo, con sus flácidas carnes al descubierto, parecía un hombre normal. Su cuerpo blanquecino, la escasez de vello y una cicatriz en el muslo lo hacían tan mortal como los campesinos que fallecían de hambre o los cátaros a los que quemaban vivos en las hogueras. Sin embargo, él no era como ellos. Nadie en todo el Languedoc se asemejaba al representante del sumo pontífice.

Pasó la cadena del rosario por su cabeza y lo posó sobre el camastro. Después se sentó al lado, dejando que sus pies colgaran en el aire. Una sombra se movió en una esquina, entre un armario de nogal y un sillón de grandes proporciones, tapizado con una tela azulada.

—¿Eres tú, Eugène? —preguntó Arnaldo con tranquilidad.

—Sí, eminencia. —Y una hebilla decorada con una espiral brilló en la oscuridad.

—Pasa. ¿Qué nuevas traes?

La figura fue acercándose, dejando ver su rostro, duro y fuerte como el de un soldado y cortado por una cicatriz. Su pelo largo y descuidado chocaba con una barba bien afeitada y con su olor, que no era nada desagradable. No sonreía.

—Montfort se dirige a Cabaret —informó con voz firme—; sus hombres están arrasando todo allí por donde pasan. Roban, asesinan y violan. Los habitantes de las poblaciones huyen aterrorizados al verle aproximarse.

—Estupendo, el miedo es un arma poderosa —se felicitó Arnaldo—. ¿Será un problema el castillo de la Montaña Negra?

—Habrá que asediarlo durante meses.

—Eso no es bueno, debemos seguir avanzando. El tiempo juega en nuestra contra.

—Montfort es un hábil guerrero.

—Sí y también un estúpido con demasiados aires de grandeza; por eso lo elegí. —Levantó la vista—. Se cree capaz de derrotar a cualquier ejército, incluso al dirigido por un rey.

—Los herejes son unos pobres cobardes. No están acostumbrados a luchar contra los caballeros del norte ni cuentan con un líder que los acaudille.

—Y que siga así. —Arnaldo hizo una pausa—. Del otro asunto, ¿qué has descubierto?

—Tal y como sospechabais —Eugène se acercó más a una de las velas—, existe una especie de biblia cátara.

—Hay que conseguirla a toda costa. ¿Dónde está?

—Al parecer un libro singular se ocultaba en una de las casas cátaras de Carcasona cuando la tomamos.

—¿Y dónde se halla ahora?

—Creo que alguien logró sacarlo de allí antes de que entráramos. Ha podido llevarlo a la Montaña Negra.

—¡Ese maldito nido de herejes! ¡Encuentra el libro! Me da igual cómo y cuánto cueste, pero tráemelo.

22

Sébastien y Marie

Cerca de los castillos de Lastours

La cueva era un simple abrigo oculto entre la vegetación. Allí se acomodaron y el cátaro volvió a inmovilizarle. La noche se presentaba fría. No encendieron fuego alguno, así que optaron por dormir muy juntos, tanto hombres como bestias, para calentarse unos a otros. Sébastien se encontraba cansado y dolorido, por lo que no le costó conciliar el sueño. Aunque estaba prisionero y maniatado, era la primera vez en mucho tiempo que dormía con el estómago lleno y algo de compañía.

Una patada en la espalda le dio los buenos días. Por suerte la joven de Béziers le acercó una rebanada de pan de centeno. Reanudaron el viaje cuando aún amanecía. Recorrieron poco más de una legua por un camino en buen estado, acondicionado con losas de piedra para el paso de carros y caballerías. Llegaron a un cruce y una dantesca escena se abrió ante ellos.

—Dios santo, ¿qué es eso? —preguntó asombrado Sébastien.

No le respondieron.

—Sigue caminando y no te detengas. Puede haber vigilantes atentos a lo que hacemos.

El franco no pudo evitar mirar de reojo. En una loma frente

al cruce de caminos había tres altas estacas, cada una coronada por una cabeza mutilada. Los cuerpos estaban abandonados a sus pies y servían de alimento a los cuervos que los rodeaban.

—Muchacho —carraspeó el cátaro más corpulento—, si de verdad crees que esta cruzada se ha convocado para limpiar nuestras tierras de la herejía, ¿no te has preguntado una cosa?

—¿El qué? —respondió Sébastien oculto bajo la capucha y aterrorizado por las cabezas empaladas.

—Si habéis venido a liberarnos del mal, ¿por qué ningún habitante del Languedoc se ha unido a vosotros?

La pregunta cogió por sorpresa al joven franco.

—¡Dime!

—Juro que no lo sé.

—¿Por qué nadie de aquí está luchando a vuestro lado? ¿No lo has pensado nunca? Ni un solo hombre del Languedoc se ha sumado a vuestro ejército —subrayó el cátaro—. ¿Sabes por qué? Porque no habéis venido a luchar contra la herejía, sino a conquistar estas tierras, ¡a robárnoslas! Y para ello no dudáis en asesinar y descuartizar a sus habitantes.

—No todos somos así.

—¿De verdad? Pues yo prefiero mataros a todos. Total, ya os reconocerá vuestro Dios cuando dejéis este mundo, como sucedió en Béziers, ¿no? —El fornido hombre del Languedoc le miró con un infinito odio.

—Aquello... Nosotros queremos ayudaros. Mi padre y yo dejamos nuestra ciudad y a nuestra familia en París para hacer el bien —se defendió Sébastien—. Para libraros del mal.

—¡Necio! Sois vosotros quienes habéis traído el mal al Languedoc.

23

Juan

Palacio arzobispal de Carcasona

Desde su llegada a Carcasona, Juan de Atarés se había puesto bajo la tutela de Hugo de Valence. Los primeros días el navarro solo realizó trabajos menores. La segunda semana empezó a colaborar para el obispo de Carcasona. Después volvió a las órdenes de Hugo para ayudarle con la correspondencia del legado papal, quien mantenía un continuo contacto con decenas de obispos, abades y arzobispos y, especialmente, con Roma.

—Puedo encargarme de las palomas.

—¿Estás seguro? Es un tema de vital importancia —advirtió Hugo de Valence.

—Lo sé. Confiad en mí.

—De acuerdo, tú enviarás los mensajes con cada paloma a sus respectivos destinatarios. Cada una de ellas tiene una cinta de color atada en la pata para saber de qué diócesis es.

—¿Todas las aves son del mismo color?

—¿Las palomas? —preguntó sorprendido Hugo—. Sí, todas son iguales: grises. No es ese color el que debe importarte, sino el de las cintas de sus patas.

A partir de aquel día, Juan de Atarés bajaba cada semana al mercado de Carcasona para una compra muy especial. Un comerciante de Montpellier vendía palomas mensajeras y él se encargaba de aprovisionar el palomar del palacio arzobispal. Según la tradición bíblica, la paloma mensajera más antigua fue la que le llevó a Noé el mensaje del retroceso de las aguas después del Diluvio. En el presente dichas aves se criaban en palomares específicos en los lugares de destino y después eran transportadas a los enclaves con los que se quería intercambiar los mensajes. Por lo que al soltarlas, lo que realmente hacían era volver a su hogar de nacimiento.

—Buenos días, monje —saludó el tratante, un hombre vestido con ropas moras anchas y de peludas cejas—. Tengo preparado vuestro lote.

El comerciante desapareció dentro de su hacinado carro y salió con una jaula de madera que contenía una docena de palomas grises con una cuerda de distintos colores en las patas.

—Identificadas por colores según su destino, tal y como acordamos.

—Perfecto. —Juan de Atarés asintió con la cabeza—. Esta vez quiero algo más.

—Pedid, haré lo posible por complaceros.

—Quisiera otra paloma.

—No hay problema. ¿Con qué destino? —preguntó sonriente el tratante—. ¿Roma? ¿París?

—Barcelona. Ya me habéis oído. —Juan de Atarés dejó que brillara la moneda que tenía entre sus dedos.

—Deberíais haberme avisado antes, no es sencillo conseguir un mensajero para el otro lado de los Pirineos.

—Seguro que tendréis algo. —El monje sonrió de manera cómplice, con un brillo especial en sus ojos azulados.

—Dejadme ver. —El comerciante volvió a desaparecer en el interior de su carro—. Está complicado. Debéis entender que los Pirineos son una barrera difícil de salvar y por la costa las palomas se orientan peor.

—Aligerad, os lo ruego —advirtió Juan, que entró dentro del carro.

—¿Qué hacéis aquí? —inquirió sobresaltado el comerciante.

El monje abrió su hábito y el filo de una daga resplandeció en la oscuridad de aquel lugar, rodeado de jaulas y animales.

—Está bien, está bien. —El tratante levantó los brazos mostrando las palmas de las manos, con miedo en los ojos—. Tengo un par que pueden ir hasta Barcelona.

El comerciante movió varios bultos y retiró unas mantas hasta que encontró una pequeña jaula con dos palomas. Sonriente se las acercó al monje.

—¡Son blancas! —Juan no daba crédito a lo que estaba viendo.

—Sí, es una variedad distinta.

—¿Qué hago yo con dos palomas blancas? ¿No tenéis otras?

—¡Qué! Estáis de suerte porque posea estas. Nadie pide palomas que vayan a Barcelona.

—Está bien, dámelas —ordenó enojado el monje—. ¿Adónde llegan exactamente?

—A un palomar junto a la catedral de Santa Ana. En el primer mensaje hay que indicar a quién deseáis que lo entreguen.

—¿Son discretos?

—Por favor, la duda ofende —recriminó el comerciante—. Viven de la discreción. De todas maneras, ¿cifraréis el mensaje?

—Pues claro que sí, ¿me tomáis por un estúpido?

Juan de Atarés abandonó el mercado con dos jaulas que transportaba en un destartalado carromato, una de grandes dimensiones y otra más pequeña que llevaba oculta en su zurrón. Subió hasta el palacio arzobispal y fue directo al palomar. Allí dejó a los nuevos mensajeros. Las dos palomas blancas las escondió en los habitáculos más alejados de la puerta. Cerró con llave y vigiló que nadie le observase.

Además de la mensajería, Juan también ayudaba con otros temas en el palacio arzobispal. Aquel edificio era una fabulosa construcción. En su interior destacaba una fachada de ladrillo rojo de dos plantas, y los remates de puertas, ventanas y zócalo eran de piedra sillar con ventanales hacia el exterior. Los inferiores permanecían cerrados por rejas; los superiores, rematados por frontones triangulares. Su suntuosa escalera giraba noventa grados para llegar al segundo piso. Por ella bajaba el legado papal, ante el que Juan se arrodilló.

—Si es nuestro monje navarro. —E hizo un gesto para que se incorporara—. ¿Qué tal tu estancia en Carcasona? Ya me ha comentado Hugo que te ha dado un cometido relevante. —El legado papal descendió los últimos escalones de la escalinata y suspiró, como si algo le pesara en el alma.

—¿Estáis bien, eminencia?

—Sí, no te preocupes. —Arnaldo tenía un gesto contrariado y resoplaba con más dificultad.

—Esperad, eminencia. —Juan le abrió la camisa para que respirara mejor.

—Gracias, se me pasará.

—¿Cómo os puedo ayudar?

—Llama a Hugo, él sabe qué hacer. —El legado papal volvió a respirar con problemas—. ¡No! Esta vez no puedo esperar. Necesito que vayas a buscar un ungüento para una herida que tengo en el muslo.

—¿Dónde?

—Que no te vea nadie. Tienes que ir a una casa en el burgo de San Miguel, junto a la puerta de acceso a la ciudad. Allí pregunta por una mujer llamada Sara. —Abrió una pequeña bolsa que llevaba oculta y le dio dos monedas—. Paga con esto y dile que te prepare la medicina de la luna. ¡Y sé discreto!

Juan de Atarés salió de inmediato hacia el burgo. Atravesó las calles de la ciudadela y preguntó a sus comerciantes hasta dar con una vieja que conocía a Sara. Ella le llevó hasta un estrecho callejón. Llamó dos veces a una destartalada puerta y al poco, por un ventanuco a la derecha del acceso, se asomó una mujer que se intuía joven, pero a la que parecía que cada año le pesaba el doble que al resto de los mortales. Como si un manto de vejez escondiera su verdadera edad.

—Vengo a por la medicina de la luna.

La mujer ni pestañeó, como si no oyera. Juan de Atarés sacó las dos monedas.

Le dejó pasar. El interior del lugar era indescriptible. Media docena de gatos deambulaban con libertad entre un suelo repleto de tinajas y barriles. De las paredes colgaban hierbas aromáticas que impregnaban la estancia hasta hacer el ambiente irrespirable.

—Acompañadme, tengo lo que deseáis aquí. —La extraña mujer caminó hasta una estantería llena de pócimas, rebuscó en ellas y cogió un frasco.

—¿Qué eres tú? ¿Una bruja? —preguntó con malicia el monje.

—¿Recurriría un clérigo católico a una bruja?

—¿Cómo sabes para quién es el ungüento?

—No lo sabía hasta ahora. —Y sonrió dejando ver sus escasos dientes negros y picados.

Entonces, con los ojos llenos de furia, Juan avanzó entre los felinos hasta la mujer para darle una contundente bofetada.

—No juegues conmigo, ¡bruja! —Le tiró las dos monedas y le quitó el bote de cristal.

—¿Saben ellos quién sois en realidad? —espetó la bruja con una sonrisa desagradable.

—¿Qué estás diciendo, maldita? —inquirió asustado el monje.

—No. —Y rio—. No lo sospechan, ¿verdad? —Y soltó una carcajada que casi le hizo ahogarse.

—Dame una razón para que no te mate —demandó él con maldad en sus palabras.

—Muy sencillo. Porque si lo haces, quien te envía se quedaría sin la medicina que alivia el dolor de su pierna y tendría que permanecer en cama sin poder atender a sus obligaciones —afirmó con astucia la mujer—. Pero hay más, os culparía de vuestra ineficacia y os echaría a patadas, por lo que no podríais seguir espiándole.

Juan tragó saliva y serenó su rostro. Luego cogió el pequeño bote con la medicina.

—¿Qué lleva esta cosa?

—Difícil de decir. Puede ser una mezcla de vino tinto y blanco hervida, a la que se ha añadido miel y nuez moscada, jengibre, pimienta negra y clavo. —La mujer dio varios pasos alrededor del navarro—. O una mixtura de sangre de cabra, cenizas de cuervo y pelo de gato. ¿Cuál preferís?

—Eres una bruja —dijo el monje con desprecio y escupió al suelo.

—¿Y vos? ¿Quién sois vos realmente?

Juan inspiró. Apretó los puños y sintió un deseo incontrolable de matarla. Pero pudo concentrarse, así que se relajó y marchó sin decir nada más.

Llegó ya de noche al palacio y de inmediato fue a entregar el ungüento a la cámara del legado papal. Hugo le estaba esperando en la puerta.

—Dámelo —le ordenó nada más verlo—. De esto me encargo yo.

Obedeció y el sirviente personal del legado papal desapareció en el interior de la habitación. Media hora después salió. Juan seguía allí, esperando.

—Acompáñame. Tenemos que ir a la catedral.

Recorrieron todo el palacio arzobispal en silencio y salieron a las calles de Carcasona. La noche refrescaba. Por suerte el edificio catedralicio estaba próximo. Entraron en uno de los almacenes anexos, donde guardaban material litúrgico.

—¿A qué has venido?

—No os entiendo —dijo el navarro.

—¿Qué te crees? No soy estúpido. Ten cuidado, no juegues conmigo —advirtió Hugo—. ¿Qué buscas? ¿Mi puesto?

Juan no contestó, aunque lanzó una mirada azulada de infinito desprecio.

—Arnaldo no es solo el legado papal y abad del Císter. Pronto será arzobispo y sé perfectamente que la carroña como tú acudirá como ratas para servirle —afirmó Hugo con tono amenazante—. Yo llevo años obedeciéndole. He recorrido miles de leguas a su lado, complaciéndole. Supe desde el principio que llegaría a ser arzobispo, y también estoy seguro de que llegará a cardenal. Y no voy a permitir que ni tú ni nadie me robe mi sitio.

Juan de Atarés soltó una carcajada.

—¿De qué te ríes, idiota? Yo puedo hacerte la vida imposible aquí. Controlo todos sus asuntos, escribo sus cartas, organizo sus visitas, escondo sus encuentros con rameras.

El navarro se acercó al monje y su mano derecha fue enérgicamente contra la entrepierna de Hugo, apretándole con violencia los testículos. El monje cayó de rodillas gritando de dolor mientras Juan seguía estrangulándolos y lo agarraba del cuello con la otra mano. Hugo intentó liberar su garganta de la asfixia del navarro. Este presionó con más virulencia sus testículos y el otro no fue capaz de reaccionar.

—Escúchame bien. Tú solo eres estiércol y si no te castro ahora mismo es porque me das pena. —Juan apretó todavía más, mientras Hugo de Valence empezaba a llorar de dolor—. A partir de ahora harás todo lo que yo te diga.

Hugo se revolvió. Soltó un puñetazo contra el rostro del navarro, golpeándole en el ojo derecho y consiguiendo que lo soltara. Se levantó con dificultad e intentó huir del almacén. Entonces Juan lo agarró por una pierna y lo hizo caer al suelo, dándose un buen golpe en la cabeza contra una silla. Perdió por unos instantes la noción de dónde estaba. Cuando se recuperó alzó la vista y vio al navarro acercándose a él. Juan sacó una daga de su cinturón y se agachó. Sin decir nada, le cogió un pie y le cortó un dedo. Hugo de Valence gritó de dolor como nunca antes lo había hecho, mientras la sangre brotaba sin cesar de la herida.

A continuación, el navarro intentó introducir el apéndice mutilado en la boca del propio Hugo. Este tardó en reaccionar y comprender qué era lo que pretendía hacerle tragar.

—Bien, si tú no lo quieres, otros se lo comerán —dijo Juan de Atarés y sin más tiró el dedo a un rincón del almacén, donde había un rastro de ratas.

Acto seguido, levantó el brazo con el filo de la daga brillando en lo alto.

—¡No! ¡Por favor, no lo hagas! —balbuceó Hugo—. ¡Déjame, por Dios! Yo no te he hecho nada, ¿por qué me haces esto?

Juan no bajó la daga, sino que le golpeó con la rodilla en el rostro y le dio una brutal patada en el estómago. Hugo ya no reaccionó. Permaneció agazapado, intentando tapar la herida de su pie, mientras recibía tres puntapiés más, todos en la espalda. Juan bajó su pantalón y orinó sobre el monje, que no intentó defenderse.

—Espero que hayas entendido lo que te he dicho. Tómate dos días de reposo para que se te cure el pie, la estupidez ya no tiene arreglo —afirmó con desprecio, mientras orinaba sobre su rostro—. Yo ayudaré al legado papal y le explicaré tu indisposición por una caída. Cuando vuelvas, irás poco a poco delegando tareas en mí, sin que Arnaldo se dé cuenta. Si hablas con él o intentas traicionarme, te mataré. En dos días te irás de aquí. Regresa a tu abadía, de donde no debiste salir nunca.

Juan de Atarés había olvidado lo despiadado que podía llegar a ser. Su retiro en el monasterio de Poblet había adormecido sus instintos, pero ya habían despertado. Por eso le habían hecho venir. Necesitaban a un hombre como él y ya era hora de actuar.

24

Sébastien y Marie

Valle de Minervois

Después de alejarse de Carcasona con éxito tuvieron que salvar dos retenes cruzados más. Llegaron a una vega con los cultivos abandonados, como si sus habitantes se hubieran olvidado de ellos. Era un lugar extraño, demasiado solitario. Ni siquiera se oía el cantar de los pájaros.

Aun así, todavía había algo más inquietante en el ambiente, un olor a quemado que parecía provenir de las mismas entrañas de la tierra.

Prosiguieron por un camino empedrado, entre pinos y robles. En una suave colina estaban las ruinas de una ermita y a su lado nacía un humo negro como la noche. Se acercaron impulsados por la curiosidad, hasta que vieron con precisión la escena. Una muchedumbre, campesinos en su mayor parte, rodeaba una pira. Estaban vigilados por al menos dos docenas de cruzados a caballo. Sobre la pira se levantaban cuatro postes verticales y en cada uno de ellos había una pareja maniatada. Las dos primeras eran de hombres, la siguiente de mujeres y en la última, inmovilizados como animales, había dos niños rubios, de no más de ocho o diez años. A los pies de todos ellos se amontonaba abundante leña. Un monje con hábito blanco portaba una antorcha con la que prendió los cuatro fuegos. A su derecha, más frailes blancos sujetaban grandes cruces e iniciaron un canto solemne.

Sébastien tranquilizó a su caballo que parecía ser capaz de comprender lo que estaba a punto de suceder. La dama de Béziers permanecía callada, impasible, con la mirada fija y el corazón en un puño. Era un volcán presto a estallar. Las llamas empezaron a crecer y con ellas el humo. Después vinieron los gritos. Primero de los niños, que llamaban a sus padres. Mientras los mayores entonaban un triste cántico, con una voz suave y pura, que semejaba armonizarse con el fuego.

La mujer bajó del caballo y se arrodilló. El corpulento cátaro la imitó.

Mientras, Sébastien permaneció en la montura sin saber qué hacer.

—¡Es horrible! Pero de nada servirá que recéis —afirmó él, nervioso e incómodo por la situación.

—No rezamos para que se salven, sino para que mueran lo antes posible —contestó la mujer.

Aquella respuesta compungió el alma del muchacho, que sintió cómo un abrumador peso caía sobre su alma.

—Solo esperamos que mueran asfixiados antes que quemados. Sobre todo, los niños.

Sébastien no se había fijado en los más pequeños y le atenazó un profundo dolor en el pecho que no le dejaba respirar. El humo ocultó a los pequeños y sus gritos no podían oírse entre los cánticos. Las llamas crecieron y los condenados dejaron de ser visibles. Por desgracia, cuando el fuego alcanzó a los hombres lo supieron. Uno de ellos liberó un grito de dolor tan desgarrado que hasta los monjes blancos cesaron en sus cánticos. Las gentes que los rodeaban volvieran la cara avergonzados y solo los soldados mantuvieron la vista fija. Los cuerpos empezaron a arder y el olor a carne quemada corrompió el aire haciéndolo irrespirable.

—Esos cruzados y los malditos monjes. —El cátaro lanzó una mirada a Sébastien—. ¿Ves? Habéis traído el mal.

—¡Irán todos al infierno por lo que han hecho! Te lo aseguro —espetó él mientras no era capaz de dominar a su nervioso caballo.

—¿Al infierno? Muchacho, este mundo en el que vivimos es el infierno, ¿acaso puede haber algo peor? —Y el cátaro miró por última vez las columnas de humo negro—. Este es el reino del mal. Todo el miedo, dolor y sufrimiento están aquí.

La pareja de cátaros volvió a montar y junto a Sébastien abandonaron al galope aquel siniestro lugar.

Continuaron hasta atravesar dos ríos y llegar a una zona más llana y fértil, donde ya no había presencia cruzada. Cabalgaron un par de horas más para encontrarse de nuevo con un territorio rocoso y empinado. La mujer se detuvo y volvió la vista.

—Ya puedes irte.

—¿Cómo? —El franco no creyó las palabras—. ¿A qué estáis jugando conmigo?

—Ya me has oído, puedes marcharte —repitió la mujer—. Nos ayudaste a salir de Carcasona y te lo agradecemos. A partir de aquí seguiremos solos.

—Me dejáis ir, ¿así sin más? ¿Por qué?

—Es mejor que no nos acompañes —explicó el cátaro con desgana.

—¿Qué llevas ahí? —preguntó señalando la bolsa de cuero que ocultaba la dama.

—Métete en tus asuntos, muchacho —advirtió su acompañante amenazándole con una afilada daga.

—Tranquilo —intervino la mujer, indicándole que guardara el arma—. Es algo que solo nos incumbe a nosotros, una pesada carga que ha recaído sobre nuestros hombros.

—Como tú bien dices os ayudé a salir. Sin mí aún estaríais en Carcasona. Creo que al menos merezco saber para qué lo he hecho.

—Serás… Te voy a matar aquí mismo, miserable.

—¡Quieto! —gritó la mujer.

—¿Cómo? —El cátaro estaba dispuesto a terminar con la vida de Sébastien—. ¿No le has escuchado? Además, ¡es un cruzado! Si le dejamos ir seguro que nos delatará. Lo mejor es matarlo.

—Tiene razón, nos ha ayudado. Y no olvides que me salvó la vida en Béziers.

—Sí, pero mataron a todos los demás, ¿o no lo recuerdas?

—¿Que si no lo recuerdo? Me despierto todas las noches viendo a mi hermana gritar mientras la violaban y la asesinaban; oyendo los gritos de mis vecinos quemándose vivos en la iglesia y con la imagen de mis padres atravesados por las espadas de los cruzados. ¿Y tienes el valor de preguntarme que si me acuerdo de ello?

—Perdona, no era mi intención —reculó el cátaro.

—Pues si no lo era, mejor no digas nada.

El hombre bajó la daga y miró con desprecio a Sébastien.

—Cruzado, ¿tanto interés tienes en saber qué portamos?

—Yo ya no soy un cruzado —replicó con una mueca de arrogancia.

—¿No? ¿Y eso por qué? —inquirió la mujer desafiante.

—El ejército de la Iglesia no lucha por Dios —respondió con firmeza—. Son solo un puñado de hombres llenos de codicia que combaten por sus intereses.

—Me temo que te equivocas. Los cruzados luchan por tu Dios, por tu Iglesia y por tu fe. El problema es ¿quién es realmente tu Dios y tu Iglesia?

—¿Qué quieres decir? —preguntó Sébastien con el rostro desencajado.

—Este mundo, esta tierra que pisas y este aire que respiras no son obra de Dios.

—No te entiendo, intentas confundirme.

—Existe un doble principio, el del bien y el del mal. De Dios y del demonio. Este mundo es el reino de Satanás y por su voluntad existen las estrellas, el sol, el aire, la tierra y el hombre.

—¿El hombre? ¡Qué barbaridad estás diciendo! Dios nos hizo a su semejanza.

—¿De verdad crees eso? —Y la muchacha soltó una carcajada—. Dios no creó nada material. Su obra es la invisible, el alma de los hombres —afirmó con los ojos llenos de sinceridad—. El alma se halla prisionera en este cuerpo de carne; es obra de Dios y la carne es la del mal. Estamos en esta tierra del demonio para hacer penitencia, para expiar nuestra ruptura con Dios.

—La Biblia no dice eso —respondió Sébastien.

—¿La has leído? —inquirió la mujer.

—No, claro que no.

—Entonces ¿cómo sabes lo que dice? —musitó la cátara con agresividad.

—Porque los sacerdotes la leen en voz alta en la iglesia, ¿cómo si no?

—Ellos la interpretan, ¿y si lo hacen mal? —le advirtió la muchacha—. Debes saber que el Antiguo Testamento no está inspirado en Dios, sino en Satanás.

—¡Para! No es posible que digas tantas blasfemias seguidas.

—El Dios del Antiguo Testamento es vengativo, rencoroso, malvado y cruel. ¿Es que Dios, en su infinita bondad, podría ser así? —continuó impasible la cátara.

—Pero la Iglesia...

—¡La Iglesia no! Tu Iglesia —dijo en tono sarcástico la mujer—. Y es falsa, fue creada por el falso Dios de este mundo con el fin de viciar el mensaje de Cristo.

—Déjalo, Marie. No quiere... —Su compañero cátaro no pudo terminar sus palabras. Una saeta le atravesó la garganta y cayó del caballo.

—¡No! —gritó desesperada la cátara—. ¡Malditos!

Una veintena de hombres salieron de la nada directos a por ellos. Otra flecha fue disparada, aunque esta vez Sébastien reaccionó a tiempo y empujó el caballo de la dama para que no impactara en su cuerpo. El proyectil pasó muy cerca de su cabeza, rozando levemente su cabello.

—¡Faidits! —gritó la joven.

—¿Esos no son de los vuestros?

—¿Qué dices? Estos te atacan, te roban y luego preguntan —respondió nerviosa y asustada.

—¿Qué hacemos?

Marie miró con los ojos llorosos a su compañero caído, que se esforzaba en respirar sin éxito.

—¡Vive! ¡Ayúdale!

—¡Es tarde! No podemos hacer nada por él, solo agoniza.

Otras dos flechas cayeron muy cerca de ellos y una tercera alcanzó de nuevo al cátaro que se desangraba sin cesar. Los asaltantes se aproximaban a gran velocidad, gritando para intimidarlos.

—Está muerto, no podemos arriesgarnos por él. ¡Huyamos! —insistió Sébastien—. ¡Rápido!

El franco espoleó a su caballo para salir al galope. La cátara hizo lo mismo y su bestia respondió con poderosas zancadas. Dos flechas pasaron acariciando su pelo y un dardo rozó al animal que montaba, que respondió alzándose sobre sus patas traseras. Ella se agarró con todas sus fuerzas. El animal volvió a posarse y continuó desbocado la estela de Sébastien.

Los faidits lanzaron varias descargas más, aunque no lograron hacer blanco.

25

Juan

Carcasona

Terminó la Cuaresma y la primavera se había instalado en el Languedoc. Juan de Atarés vigilaba desde lo alto del castillo los movimientos de la ciudad. En poco tiempo se había convertido en un influyente clérigo. Gracias a su puesto de ayudante personal del legado papal no le había sido complicado crear una red de contactos que controlaban la ciudadela y los burgos. Para ello no había dudado en utilizar todo tipo de argucias y herramientas a su alcance, la mayoría de ellas bastante alejadas de la moral cristiana. Quien cabalga rápido levanta polvo a su paso.

—No suelo infravalorar a los hombres —aseveró el legado papal, de pie frente a uno de los ventanales de la torre del homenaje de la fortaleza de Carcasona, con las manos entrelazadas detrás de la espalda—. Aunque contigo hice una excepción. Estás realizando un magnífico trabajo; tienes talento, no hay duda.

—Siempre actuó guiado por la luz del Espíritu Santo y de vos, eminencia.

—No insultes mi inteligencia, nada me desagradaría más. No soy amigo de los cumplidos, ya deberías saberlo.

Arnaldo Amalarico no necesitaba subir el tono de voz para infundir temor. De pie, bien recto y firme, con su voluminoso cuerpo envuelto en un largo hábito blanco, de anchas mangas y con bordados de pedrería, se mostraba tan poderoso como un príncipe o un alto señor laico.

—Lo siento, no era mi intención, eminencia —se disculpó Juan de Atarés.

El legado papal se volvió hacia él clavándole la mirada y Juan de Atarés tragó saliva. Sintió un frío intenso que le ascendía por las piernas e inmovilizaba sus músculos, de tal forma que empezó a tener dificultad para respirar.

—¿Qué le hiciste a Hugo?

—No... —Se interrumpió y pensó mejor su respuesta—. Le hice ver sus errores a la hora de serviros y la necesidad de actuar con mayor determinación. Lamentablemente no se mostró receptivo a mis sugerencias, así que decidió marcharse y llevar una vida más cercana a la oración.

—¿Sí? ¿Y cuáles eran esos errores? —inquirió Arnaldo Amalarico.

—Hugo de Valence es un hombre con demasiados prejuicios a la hora de tomar decisiones. Estamos en guerra contra el maligno y debemos utilizar todas las armas a nuestro alcance.

—Estoy de acuerdo con eso, prefiero ser cruel antes que débil —afirmó el legado con un tono de complicidad—. Sin embargo, hay que tener cuidado contra quién se usan esas armas. Y por supuesto, hay otras características a valorar en un hombre, como por ejemplo la lealtad.

—Por supuesto, eminencia.

—Escribí hace días al abad del monasterio de Fitero, tu cenobio. —El legado esperó a ver la reacción nerviosa de su ayudante—. Me confirmó que uno de sus monjes tenía como nombre Juan de Atarés —hizo una pausa estudiada—, y también me explicó que no era navarro, sino aragonés. Y qué hacía tiempo que se les había dejado.

Se hizo un tenso silencio, una gota de sudor resbaló por la frente de Juan de Atarés.

—Es cierto.

—Me habéis mentido, por tanto.
—Puedo explicarlo. —Juan de Atarés se limpió el sudor.
—Solo tendréis esta oportunidad.
—Llegué a Fitero procedente de Santa María de Veruela, un monasterio cisterciense en el valle del Huecha, a los pies del Moncayo, en el reino de Aragón. Próximo a mi ciudad de origen. De hecho, procedo de una gran familia. Pedro de Atarés, señor de Borja, fue quien donó las tierras a nuestra orden para que se construyera el cenobio de Veruela hace un siglo.

El monje agachó la cabeza. Arnaldo Amalarico le observó con desprecio.

—Me has engañado. ¿Solo esta vez o cuántas más? Eso no lo puedo saber. Cuando el hombre come de la manzana del maligno siempre repite. Quiero que me digas la verdad —exigió con un tono suave, casi paternal—. ¿Quién te ha enviado?

—Nadie, eminencia.

—¡No mientas! —gritó agresivo el legado papal.

—Os juro que no. —Y se arrodilló frente al prelado.

—¿Quién? —El legado levantó la mano—. Espera, no me lo digas, el arzobispo de Narbona, ¿verdad? Ese miserable… ¿O ha sido el conde de Tolosa? ¡Menudo cobarde!

—Yo vine para serviros, ¡os lo juro! —gritó Juan mientras besaba sus pies—. Fui soldado e hice cosas horribles; así que regresé a Dios y me refugié en la oración. Sin embargo, cuando oí de la cruzada supe que debía regresar. Pero no como un hombre de armas, sino como un soldado de la fe, por eso me puse a vuestro servicio. Sé que puedo seros extremadamente útil.

—¿Por qué decís que eres navarro?

—En estas tierras lo consideré más prudente que aragonés, yo sirvo a Dios en el cielo y a vos en la tierra. A nadie más.

Arnaldo Amalarico juntó los dedos de sus manos a la altura de la barbilla. Miró a Juan de Atarés sin decir nada, pensativo, amenazante.

—No me juzguéis por cómo he llegado hasta vos, sino por cómo puedo ayudaros. Estamos en guerra y necesitáis algo más que monjes enclaustrados durante años. Sabéis que puedo seros de utilidad. —El hombre guardó serenidad y calma.

—No habría cosa que me hubiera desagradado más que tener aquí un esbirro del conde de Tolosa. Ese estúpido se cree que puede enviarme...

—Yo no conozco al conde tolosano, jamás he estado en Tolosa. —Juan de Atarés negó con la cabeza.

—Procedes del otro lado de los Pirineos, tuvo que ser desde allí de donde te enviaron. Entonces te manda el rey de Aragón. Al fin y al cabo, eres aragonés, no navarro.

—Vine a serviros a vos, lo juro. Nací en Aragón, pero partí pronto a Navarra, era apenas un niño. No entiendo de patrias ni reyes, solo de Dios Nuestro Señor. Si tenéis dudas de mi lealtad, ponedme a prueba. Estoy deseoso de demostraros hasta dónde soy capaz de llegar por vos.

—Ya lo estoy haciendo.

—¿Cómo? Me estabais probando...

—Dios se apiada de nosotros y nos hace desconocedores de nuestro destino. No hay nada más paternal que tolerar la estupidez. —Arnaldo suspiró—. La verdad es que tu abad habló con generosidad de ti; no obstante, tenía que comprobarlo. Recuerda siempre que por muy inteligente que te creas, yo siempre estaré un paso por delante de tus pensamientos.

—Gracias, eminencia. Espero ser digno de vuestra confianza.

—Silencio. —Y alzó la mano con desprecio—. Si me mientes de nuevo, si osas traicionarme, yo mismo te arrancaré el corazón y se lo tiraré a los perros.

—No será necesario.

—Eso espero —amenazó con sutileza el legado papal.

—Os lo aseguro.

—Debería mandarte matar ahora mismo, pero me agradan tus métodos. Hugo era demasiado... ¿cómo decirlo? Demasiado correcto, y estamos en una cruzada. Dios perdonará los pecados que traigamos con nosotros y también los que cometamos en el futuro. Es una ventaja de ser cruzado y debemos aprovecharla.

—Por supuesto. —Juan de Atarés empezaba a congeniar con el legado papal.

—Tengo una misión para ti. Es evidente que se te da bien tratar con alimañas, como comerciantes y brujas. Aquella noche que trajiste aquel ungüento me salvaste la vida.

—Solo hice lo necesario para salvaros. Confiad en mí, os lo suplico, eminencia.

—Voy a probar tu valía. Necesito que te reúnas con un contacto en una taberna del puerto de Narbona. Lo reconocerás fácilmente porque una cicatriz cruza su rostro. Tienes que darle un mensaje. —Arnaldo colocó las manos detrás de la espalda—. He recibido una oferta del rey de Aragón.

Juan tuvo que controlar su sorpresa ante aquella noticia. Sus pupilas azuladas brillaron por un instante y se vio obligado a tragar saliva. Tan solo esperaba que Arnaldo Amalarico no hubiera notado su impresión.

—Me ofrece el arzobispado de Narbona.

—Pero el arzobispo no ha muerto todavía, ¿no? —preguntó con un interés contenido Juan de Atarés.

—Lo hará pronto. —El legado papal volvió a darse la vuelta y mirar por la ventana.

—Ya veo. ¿Y qué os pide a cambio?

—A pesar de sus reticencias iniciales, todavía recuerdo cómo Pedro de Aragón intentó mediar por el joven Trencavel cuando asediábamos esta ciudad. Parece ser que ahora apoya firmemente la cruzada siempre y cuando llegue hasta Tolosa. Eso es lo que me pide. Acabar con el conde de Tolosa.

El legado papal se volvió hacia Juan de Atarés y comprobó cómo este le observaba sorprendido por su revelación.

—El enemigo de tu enemigo es tu amigo.

—Sabias palabras —elogió el navarro.

—El rey aragonés quiere que la cruzada termine con el conde.

—Eso es justo lo que deseáis vos también.

—Así es. Quizá tema que nos limitemos solo a castigar a sus vasallos, la casa de Trencavel, de Foix y de Comminges, y que no entremos en los dominios de su principal enemigo en el Languedoc: el conde de Tolosa —sugirió Arnaldo Amalarico—. El rey no quiere que la cruzada se detenga por ningún motivo. Ha atravesado los Pirineos y se dirige a una reunión en Pamiers, por eso me ha hecho llegar este mensaje. Ansía saber si cuenta con mi apoyo.

—Hay que recordar que su alteza fue coronado en Roma por el santo padre. Nadie más que él debería ambicionar que los herejes fueran expulsados de sus dominios.

—¿Sus dominios?

—La casa de Trencavel, la de Foix y la de Comminges son vasallos suyos, por lo tanto estas tierras están bajo su responsabilidad —argumentó Juan con firmeza—. Tiene que desear que estén limpias de la herejía.

—No pienso entregarle el Languedoc a nadie y menos a Pedro de Aragón.

—Estáis en lo cierto, eminencia. —Juan reculó de sus palabras—. Es la Iglesia quien debe gobernar estos feudos, los hombres ya han demostrado ampliamente su incompetencia —sentenció para agrado del legado papal.

—Yo no lo habría dicho mejor —afirmó complacido el prelado—. Irás a Narbona, aceptarás la oferta en mi nombre y la cruzada proseguirá. Efectivamente haremos todo lo posible por acelerar el avance hacia tierras tolosanas.

—Debéis tener en cuenta que Tolosa es vasalla del rey de Francia y que es la fuerza más potente del Languedoc.

—Me es indiferente, asediaremos Tolosa si hace falta. Quiero el arzobispado de Narbona cueste lo que cueste. ¿Te haces una idea de las riquezas que posee esa ciudad?

—He oído hablar de ellas, eminencia. Aunque debéis de ser consciente de que no será fácil que la cruzada llegue hasta Tolosa, es un condado poderoso.

—Déjalo en mis manos. Ahora marcha a Narbona. Dile a

mi enlace allí que haga llegar al rey aragonés mi respuesta afirmativa a su ofrecimiento.

—Como ordenéis.

—Un cosa más. Dile también que hay noticias de Foix, que puede que esté allí, en la casa de un perfecto.

—¿El qué, eminencia?

—Solo comunícale lo que te he dicho. Él lo entenderá y actuará en consecuencia. Pero recuérdale que debe traerlo intacto y de inmediato. No quiero que sufra daño alguno, su contenido es trascendental para la Iglesia.

—Le haré llegar vuestras palabras.

Juan de Atarés hizo una genuflexión y besó la mano del legado papal.

—Antes de irte, una pregunta. —Arnaldo se acercó y para su sorpresa le susurró al oído—: ¿Cómo conseguiste que mi ayudante Hugo te dejara el camino libre hasta mí?

—No fue difícil, eminencia. Deberíais tener más cuidado en elegir a los que os obedecen.

El legado papal le miró impresionado.

—La mejor forma de medir el poder de un hombre es haciéndolo primero en aquellos que le rodean —añadió Juan—. Cuanto mejores sean estos, mayor será.

—Lo tendré en cuenta —respondió complacido el legado papal.

Juan de Atarés abandonó la sala y salió a la muralla que rodeaba toda la ciudadela. El día había sido caluroso y la frescura nocturna era reconfortante.

Recorrió el adarve hasta una de las torres que daba a poniente. Allí había un palomar. Abrió la puerta de madera y buscó entre las aves. Todas parecían iguales, de color gris azulado. Sin embargo, al final había una pequeña jaula oculta, donde ya solo quedaba una paloma blanca. En una mesa sobre caballetes había pergamino y pluma. Transcribió el mensaje en una escritura secreta y lo confió a aquel pájaro que salió volando hacia el sur.

26

Sébastien y Marie

Camino de la Montaña Negra

La pareja cabalgó hasta llegar a una meseta que parecía segura, lejos de los asaltantes que habían matado a su compañero.

—Otra muerte más —dijo entre lágrimas la mujer— ¿Cuántos más tendrán que caer? ¿Cuándo terminará esta orgía de sangre y dolor?

—No podíamos hacer nada. —Sébastien intentó consolarla—. Nos sorprendieron y eran más numerosos que nosotros. Lamento mucho lo de tu amigo, su herida era mortal.

—¿Todavía crees que este mundo pudo ser creado por Dios? ¿Tan ciego estás? ¿Qué tipo de Dios permitiría tanto dolor? —La muchacha se mostraba abatida e infinitamente triste.

—Yo no sé lo que haría o no haría Dios.

—Es mejor que te vayas. —La joven le dio la espalda—. Ya estoy cerca de mi destino.

—¿Y dejarte sola?

—¡No necesito tu compañía! —espetó la cátara—. Vosotros los francos pensáis que somos débiles, pero sin nosotras los hombres no seríais nada. Son las mujeres las que os traen a este mundo, no lo olvides.

—Tranquila, solo quiero ayudarte. Yo no pienso que seas débil, todo lo contrario.

—¡Ayudarme! ¿Y quién te ha dicho que precise de tu ayuda? —La dama tenía los ojos rebosantes de ira—. Las mujeres del Languedoc sabemos defendernos nosotras solas, siempre lo hemos hecho.

—¿Insinúas que sabes empuñar un arma?

—Ponme a prueba.

—No, de ninguna manera —replicó, y levantó las manos—. Te creo.

—Más te vale... —Bajó la mirada y secó sus lágrimas con la mano—. ¿Conoces el origen de Carcasona? ¿Sabes por qué se llama así la ciudad?

—Me temo que no —respondió Sébastien extrañado.

—Hace cinco siglos, Carlomagno decidió liberar estas tierras de los infieles y para ello asedió Carcasona. Sus murallas eran tan poderosas como las de ahora, así que intentó rendirla por hambre. El sitio duró cinco años, tiempo durante el cual murió el gobernador. Carcas, su viuda, se erigió en su defensora. Organizó a las mujeres, armó grupos de arqueras, repartió de forma inteligente los víveres e ideó originales tácticas y argucias para la defensa. Llegó a fabricar muñecos que colocó en las torres a modo de centinelas para que confundieran a los sitiadores. Sus doncellas se convirtieron en hábiles arqueras que repelían cualquier escaramuza franca.

—¿Qué tiene que ver todo eso con el nombre de la ciudad? —inquirió Sébastien con despecho.

—Los hombres siempre tan impacientes. La estratagema más brillante de Carcas para engañar a Carlomagno fue hacer comer todo el trigo que quedaba en la ciudad al único cerdo vivo que aún poseían.

—¿Qué estupidez es esa?

—Déjame terminar, por favor —contestó enojada—. Después ordenó arrojarlo desde lo alto de una de las torres para que llegara hasta los sitiadores. Cuando Carlomagno vio el peso del animal y la cantidad de trigo que salía de la panza del cerdo, se desanimó y abandonó el largo asedio. Pero a Carcas no le fue suficiente esta victoria sobre Carlomagno. Así que con la intención de desafiarle, hizo que sonaran los cuernos y olifantes para llamarle en su retirada. Alejados ya de la ciudad, el emperador no las oía, así que su escudero se acercó a él y le dijo en vuestra lengua de oíl: «*Monseigneur, Carcas te sonne*», «Mi señor, Carcas te llama». Y de ahí nació el nombre de Carcasona.

—Desde luego las mujeres de estas tierras sois diferentes. —El franco no pudo evitar mostrarse impresionado por la leyenda.

—Ya te he dicho que no te necesito. Puedo seguir sola mi camino.

—Ahora solo te falta explicarme qué llevas en esa bolsa de cuero.

—Nada oculto en ella. Y aunque lo hiciera, no te lo diría.

Entonces Sébastien arengó a su caballo y sorprendió a Marie desprevenida, que se asustó con la maniobra. Momento que aprovechó el joven franco para robarle el zurrón que con tanto celo protegía.

—¡No hay dinero! —gritó desesperada—. ¡No hay nada de valor! ¡Suéltalo!

El joven abrió la bolsa y sacó su contenido.

—¿Un libro? Escondes un simple libro…

—Ya te dije que no era nada de valor.

—Tanto esfuerzo por un libro, unas hojas de papel, ¡maldita sea! —se lamentó Sébastien que no entendía nada—. ¡No tiene sentido!

—¡Devuélvemelo! —gritó Marie nerviosa.

—Y sin embargo, es obvio que es importante para ti —afirmó sorprendido—. ¿Qué libro es? —Abrió las primeras páginas—. ¿Qué es esto?

Marie no contestó.

Sébastien ojeó sus hojas con cuidado. Largos textos sin miniaturas ni dibujos que lo ilustraran. Él no sabía leer, así que no comprendió nada.

—¿Qué dice aquí? —Y señaló un párrafo a la vez que acercaba el libro a Marie.

—«La gracia está asimilada a la predestinación; el ser, consagrado al mal, no puede hacer más que el mal. El mal, si se encuentra en el pueblo de Dios, no proviene del verdadero Dios. No es Dios quien le ha hecho existir, no es Dios su causa. Jamás el mal habría podido surgir del Dios bueno». —Y volvió a guardar el libro en su zurrón.

—Esto... es vuestra doctrina —masculló el joven entre dudas mientras seguían avanzando lentamente.

—No. —Marie midió sus palabras y su reacción.

—Es mejor que no me mientas.

—Yo nunca te mentiré. Acabo de leer lo que me has pedido —respondió ella con la mirada fija en Sébastien—. Ese libro es mucho más importante de lo que puedas imaginar.

—Entonces ¿qué es?

—El Libro de los Dos Principios. —Marie pronunció su título con admiración.

—Es vuestra fe.

—No es nuestra fe —respondió con un gesto de enfado—; es la verdadera fe, la de todos los buenos hombres. Lo que has tenido entre tus manos es lo más parecido que existe a...

—Una biblia cátara —apostilló Sébastien y acto seguido hizo que su corcel avanzara al trote.

—Los católicos la llamarían así. —Marie lo siguió.

—Eso es terrible, ¡es una blasfemia!

—¡No! Es la verdadera fe, la del Dios de la luz y de la bondad —afirmó Marie con firmeza—. Y está escrita en nuestra lengua, la de oc, no en latín.

—¿Cuántas copias existen?

—Solo esta.

—¿Por qué me cuentas todo esto? —preguntó Sébastien confundido—. Podrías haberme engañado.

—Ya te he dicho antes que yo no te mentiré. —Dudó si continuar—. Además sé que no me traicionarás. Porque en el fondo de tu alma, tú eres un buen hombre.

—Yo... —Sébastien vaciló.

El caballo se detuvo. A lo lejos se divisaba una ciudad suspendida en la niebla, como si fuera un barco que navegara sobre el cielo del Languedoc.

—Ya hemos llegado.

27

Juan

Narbona

Juan de Atarés siguió las instrucciones recibidas del legado papal y viajó hasta Narbona. Se atavió con ropas de comerciante. Una blusa colorida y ancha, una túnica hasta los tobillos y un cinturón de piel, vistoso y con una hebilla metálica. Allí buscó una taberna en el puerto y tomó asiento en una de las últimas mesas. La gente de aquel antro era todo menos recomendable: bandidos, piratas y comerciantes sin escrúpulos, así como desertores de la cruzada, faidits y extranjeros de Oriente. El que lo regentaba tampoco parecía de fiar. Dicen que hay pocos posaderos honrados, y aquel de manos grandes y risa fácil parecía confirmarlo. Pidió una buena jarra de vino para pasar desapercibido. Una mujer delgada y de pechos abundantes que casi rebosaban de su escote le sirvió sin regalarle ni un gesto amable. Bebió unos sorbos para pasar el rato y, a pesar de sus reticencias, encontró el vino agradable. Sabía que su contacto tenía una cicatriz en el rostro, poco más. Confiaba en que aquello sería suficiente, y lo fue. Porque cuando se quiso dar cuenta, un hombre de mirada curtida y un recuerdo de una espada en su mejilla se sentó frente a él.

—¿Has traído las monedas?

—Sí. —Juan de Atarés abrió su túnica y dejó ver una bolsa pequeña que colgaba de su ceñidor.

—¿A qué esperas? Dámela.

—Debo asegurarme de que cumplirás tu parte.

—Nuestro amigo común sabe que nunca le he fallado.

—Ya me lo ha dicho. Al parecer eres muy leal a quien te paga bien. —Juan cerró su túnica—. Sin embargo, yo no me fío de nadie. Menos de alguien que se mueve por unas monedas. Siempre habrá algún postor mejor que puede ofrecerte más.

—Difícil dar más que Arnaldo. —Y cogió la jarra de vino y bebió de ella.

—Estamos en Narbona. He oído que es una ciudad rica y su arzobispo posee una gran fortuna. ¿Cómo puedo estar seguro de que no te ha comprado?

—No me hagas reír. ¿De dónde has salido tú? Eres del otro lado de los Pirineos; aragonés, ¿verdad? Y Arnaldo se fía de ti, pero yo no lo haría. —Sonó como una sutil amenaza.

—Soy navarro. —Juan de Atarés siguió mintiendo sobre su procedencia.

—Pues más vale que no me la juegues.

—Quizá seas tú quien me quiera engañar. —Juan de Atarés no se amedrentaba fácilmente—. Yo soy fiel al legado, pero ¿y tú? Seguro que el dinero te tienta demasiado.

El mercenario esperó unos instantes para responder, como si estuviera masticando las palabras antes de escupirlas.

—El arzobispo de Narbona es un hombre complicado. Es el hijo del último conde de Barcelona antes de la unión con el reino de Aragón. Quizá sea el señor más acaudalado de Occidente y de todos es sabido cómo le gustan las joyas, el oro y la plata. A pesar de ser arzobispo aquí, no ha dudado en continuar siendo también abad de un castillo-monasterio en Huesca, Montearagón creo que se llama. Dicen que es un cenobio muy rico y que el arzobispo viaja de vez en cuando hasta allí a cobrar sus diezmos y alguna otra cosa más.

—¿El qué?

—El arzobispo es un hombre y tiene sus necesidades. Parece que por aquellos dominios todavía practica el derecho de pernada.

Juan de Atarés no se sorprendió.

—Como ya te he dicho, si bien el arzobispo sucumbe al pecado de la avaricia, tiene sus propios métodos y yo no entro en ellos.

—Es un hijo bastardo —respondió Juan de Atarés con desprecio.

—Sí, aunque es mejor que nunca se lo digas a la cara. Es un bastardo reconocido. El rey Ramiro de Aragón salió de su celibato, pues era monje, para engendrar una hija y así salvar al reino de Aragón del caos en el que lo había sumido el testamento de su hermano, Alfonso el Batallador, quien había tenido la brillante idea de dejar el reino a las órdenes militares de Jerusalén. Tuvo una hija, Petronila, a la que entregó en matrimonio al conde de Barcelona. Si tenían un hijo varón, el niño heredaría el reino de Aragón y el condado de Barcelona.

—Y así fue, nació Alfonso, el segundo de su nombre —continuó Juan de Atarés—. Padre del rey actual.

—Sí, pero si no hubiera nacido, ¿quién habría sido conde de Barcelona?

—El arzobispo —respondió el navarro dubitativo.

—Así es.

—Dios juega a los dados con nuestro destino. —Y Juan de Atarés bebió del vaso de vino.

—Extraña frase para un monje —murmuró el hombre de la cicatriz con aire de reproche.

—Vivimos tiempos difíciles.

—Siempre lo son.

—¿Y quién fue la madre del arzobispo?

—Una dama de la Provenza, dicen que increíblemente hermosa. El conde de Barcelona no podía esperar a que Petronila creciera, así que se desfogó con ella —contestó el mercenario antes de volver a beber de la jarra.

—Los reyes son muy propensos a tener bastardos.
—Todos los hombres lo somos. —Se rio—. Dile a Arnaldo que el arzobispo no tiene apoyos ya. Ahora es el momento.
—¿Momento de qué?
—Eso no te incumbe, él ya sabe de qué te hablo. Ahora dame el dinero y vete.

Juan sacó la bolsa de monedas y fue a entregársela a su compañero por debajo de la mesa.

—Arnaldo presionará para que la cruzada llegue a Tolosa —susurró el navarro precavido y atento a que nadie le escuchara.
—Debe hacerlo, de lo contrario el rey se enfurecerá.
—Dudo que haya ningún problema para que Montfort pise tierras tolosanas. —Y retiró la bolsa antes de que el mercenario la pudiera coger.
—¿Qué haces? No juegues conmigo.
—Tengo que asegurarme de que, efectivamente, tu información es buena.
—Está todo arreglado. Lo que tiene que tener claro Arnaldo es que no basta con que Montfort llegue —advirtió el hombre de la cicatriz—. Tolosa debe sentirse rodeada, aislada y desesperada. Así me lo hizo saber el enviado del rey.
—Arnaldo tiene tantos deseos de acabar con el conde como el monarca de Aragón.
—Está bien, entregaré el mensaje —confirmó el mercenario.
—Asegúrate de que los aragoneses y los catalanes cumplen su parte y lo aúpan al trono arzobispal.
—Nada me interesa más, créeme. —Y soltó una carcajada—. Un arzobispo rico paga mejor que un legado papal.
—En eso tienes razón. —Y volvieron a reír mientras bebían de nuevo.
—Hay algo más. —El mercenario adoptó un tono más serio.
—¿El qué? No me gustan las sorpresas —advirtió el monje, alerta por la situación.
—Es otro asunto en el que trabajo para Arnaldo. —El mercenario miró a su alrededor, mostrándose incluso más precavi-

do que antes—. Cuando vuelvas a verle, dile que el obispo no tiene el libro.

—¿Libro? ¿Qué libro? —inquirió el navarro haciéndose el sorprendido.

—Él sabe de lo que hablo, a ti no te hace falta conocer más. —Y ambos dieron otro trago de vino—. Eso sí, dile que el arzobispo también lo está buscando, por lo que tiene competencia.

—¿No vas a decirme nada más?

—Si sigo con vida es por desconfiado, no por hablador —puntualizó el hombre de la cicatriz.

—Muy bien. En ese caso debo marcharme ya.

—Termínate antes el vino conmigo. —Y levantó la jarra a la vez que arqueaba las cejas—. No es tan bueno como el de misa, pero calienta el estómago.

—Tengo que irme.

—Vamos, es solo un vaso. Que no se diga que los navarros no sabéis beber.

Juan de Atarés alzó el vaso y apuró todo el líquido de un trago, ante la cara de satisfacción de su compañero. A continuación, cogió la bolsa que colgaba de su ceñidor y se la entregó. El mercenario la palpó y sonrió.

—Me voy, quiero estar de vuelta en Carcasona lo antes posible. —El navarro se levantó con cierta dificultad por todo el alcohol consumido.

—Quizá nos volvamos a ver.

—Quizá.

Juan de Atarés dejó la mesa y salió de la taberna. Al fin sabía en qué consistía el secretismo de Arnaldo. Un libro.

—¿De qué tratará para que el legado me lo haya ocultado y le dé tanta importancia? —murmuró mientras avanzaba por las calles de Narbona—. Y el arzobispo también lo quiere.

Juan de Atarés intuía que había dado con la clave del peligro de los cátaros: un libro.

El vino había calentado su cuerpo y sentía un gran ardor, en especial en su entrepierna. Hacía tiempo que no yacía con una mujer y el deseo le ardía por dentro. Recordó de nuevo los senos de la tabernera y la excitación no hizo sino crecer. En Narbona nadie lo conocía, vestía como un vulgar comerciante. Ya eran muchos días sin desahogarse, así que merecía una buena hembra, fogosa y chillona si fuera posible. Decidió ir en busca de un burdel. Seguro que cerca del puerto había alguno, por lo que caminó hacia allí.

Era una noche cálida, el verano parecía haberse adelantado. La brisa suave del mar y el ruido de las gaviotas ponían música a las calles de Narbona. Juan de Atarés caminaba contento por la misión cumplida y ansioso por encontrar una mujer con la que aliviarse. Quizá por ambos motivos se mostraba menos atento que de costumbre y no acertó a prevenir lo que iba a suceder a continuación.

Un objeto contundente estuvo a punto de golpearlo en la nuca. Juan lo intuyó por el silbido que produjo al cortar el aire, aunque ya era demasiado tarde. Había bajado la guardia y solo pudo reaccionar para colocar su antebrazo a modo de escudo. El golpe fue potente, haciéndole caer de inmediato al suelo y dejándole el brazo dolorido e incapaz de moverlo. Rodó por el firme empedrado para evitar un nuevo ataque e intentó levantarse, pero el asaltante volvió a la carga y lo atacó nuevamente, esta vez en la boca del estómago.

En la oscuridad de la noche no podía verlo. Vestía todo de negro, con un manto de corte circular, con un agujero centrado y una capucha cosida en pico cónico. Solo sus ojos brillaban como estrellas fugaces. El siguiente impacto fue contra su rodilla derecha. Por suerte no rompió ningún hueso, pero sí le impidió poder levantarse del suelo. Entonces, el asaltante permaneció de pie frente a él, desafiante.

—¿Qué quieres? —preguntó dolorido Juan de Atarés—. ¡No tengo dinero!

—No hay nada que puedas darme que me satisfaga, excepto tu vida —sentenció el asaltante ante la cara de estupor del navarro—. Que te quitaré lentamente, para que sufras.

A continuación, dejó en el suelo el largo palo que había utilizado para reducirlo y sacó un cuchillo de un palmo de filo. Miró a su víctima con la cabeza torcida. Se inclinó y le cogió la mano derecha. Luego la fijó contra el empedrado y sin dudarlo le seccionó el dedo anular. Un grito, duro y veraz como la noche, recorrió las calles de Narbona.

—¡Estás loco! ¿Por qué me haces esto? —espetó dolorido y ensangrentado el navarro.

—¿De verdad no lo sabes? Te creía más avispado. —Y el asaltante cogió la falange y se la tiró a la cara.

—No puede ser. —Los ojos del navarro se abrieron como lunas—. ¡Maldito seas!

—¿Creías que me iba a marchar sin más? Llevo años sirviendo a Arnaldo y conozco sus contactos. Eugène, el de la cicatriz, es su predilecto. Sabía que tarde o temprano vendrías. En Carcasona estaba a tu merced; sin embargo, aquí no tienes quien te ayude.

—Ese maldito desfigurado me ha traicionado.

—¿Y qué esperabas? Él sirve al legado papal, pero nada tiene contigo. Me prometió que una vez que le pagaras y entregaras el mensaje serías mío. Que me lo pondría fácil y te haría beber en la taberna para que fuera sencillo atacarte.

—Te mataré —murmuró Juan de Atarés mordiendo los dientes.

—No lo creo. Seré yo quien te mate en esta bonita noche.

—Para asesinar a un hombre no basta con desearlo, hay que hacerlo.

—¿Insinúas que no me atreveré? —Hugo de Valence sonrió, disfrutando con su resarcimiento—. ¿Qué clase de tontería es esa? Desde que me fui de Carcasona he soñado con este día. Solo la venganza puede dar paz a mi espíritu. Ahora verás de lo que soy capaz.

Juan de Atarés lo estaba esperando y giró la pierna para zancadillear el avance de Hugo, a quien pilló de improviso y perdió el equilibrio. Frenó la caída con las manos, a costa de perder el cuchillo, que rodó a unos palmos de él. Juan tomó impulsó desde el suelo y le golpeó en el pómulo con toda la fuerza que pudo imprimir a su brazo izquierdo. Hugo recibió por sorpresa el puñetazo y quedó aturdido. Su boca se llenó de espuma roja.

Cuando se quiso incorporar, el navarro ya se había adelantado y sujetaba en una mano el cuchillo; la otra seguía ensangrentada por la falange mutilada.

—No gano nada matándote, infeliz. Quiero perdonarte la vida.

—Mientes. —Y Hugo escupió sangre.

—Si me respondes a una simple pregunta, te dejaré marchar. —Juan de Atarés acercó el filo del arma al cuello de su adversario—. Ese libro que preocupa al legado, ¿de qué texto se trata?

Hugo de Valence soltó una carcajada.

—¿Por qué ríes? Dime qué libro es y vivirás.

—Prefiero morir.

—Piénsalo bien. Hoy me siento generoso y podría cumplir ese deseo tuyo. —Hizo resbalar el filo por el pescuezo de Hugo de Valence haciéndole un corte alargado por donde empezó a sangrar—. No tienes por qué morir hoy aquí. Dime qué libro busca el legado papal y te dejaré marchar, te lo juro.

—Nada me avergonzaría más que recibir tu compasión. No hablaré. Tendrás que matarme.

—Que así sea.

Hugo se vio frente al arcángel san Miguel y solo deseó que en la balanza donde se posaría su alma pesaran más sus virtudes que sus pecados y que no se viese condenado al fuego eterno. Al fin y al cabo, él había servido a Dios toda su vida. Había sido un buen cisterciense, fiel a la regla. Hasta que llegó Juan de Atarés a Carcasona no había cometido pecado alguno. Su enemigo sí que se consumiría en el infierno, él no.

Él se salvaría. Por eso Hugo de Valence no sintió dolor cuando le degolló como a un cerdo.

28

Sébastien y Marie

Castillo Rojo

La fortaleza estaba rodeada por precipicios y disponía de un único acceso, demasiado estrecho para un ejército; solo una columna de soldados podía entrar a través de él. Además, contaba con estratégicas defensas que lo protegían y que tranquilizaron a Sébastien y Marie, temerosos de sufrir un ataque de los cruzados mientras estuvieran allí. Aquella parecía realmente una plaza inexpugnable.

Más tarde, el capitán de la guardia los condujo hasta la torre del homenaje, situada en el flanco mejor defendido de todo el conjunto. La construcción se elevaba a gran altura, tenía al menos seis pisos y estaba rematada por un cadalso, una especie de anillo de madera que rodeaba toda la parte superior y sobresalía del muro, suspendido en el aire para poder defender mejor la vertical de la torre en caso de asalto.

—Debe ir sola —advirtió el capitán—. Son órdenes.

Sébastien asintió y Marie caminó hacia el centro de la sala mientras la puerta se cerraba tras ella. Sentada de espaldas en un sillón bordado con hilo de oro había una mujer vestida con una preciosa saya de mangas perdidas, que era como se llamaban aquellas en las que el arranque estaba en los hombros quedando las mangas como simples adornos de tela. A Marie le sorprendió que, aunque se solían llevar anudadas o enrolladas en torno al brazo, aquella dama las llevaba colgando. Era una prenda usada por mujeres jóvenes, incluso por danzarinas, por lo que extrañaba verla en una dama de la alta nobleza.

La señora se volvió en silencio mostrando un rostro hermoso, con unos labios gruesos y carnosos. Unos ojos grandes, en cuyas pupilas brillaban destellos, como si las estrellas de la noche se escondieran en ellos durante el día. Una nariz elegante y perfilada, y unos pómulos suaves y ligeramente sonrojados. El pelo dorado, suelto y brillante, peinado hacia un lado. Era Etiennette de Pennautier, más conocida por la Loba. Se decía que todos los grandes señores del Languedoc quedaban prendados de sus encantos.

—Me han informado de vuestra procedencia. Lamento lo que ha ocurrido en Béziers y Carcasona.

—Aún esperamos ayuda de los otros señores del Languedoc —afirmó Marie.

—Estamos divididos... Somos una tierra sin rey.

—Esa no es razón para que nadie acudiera a Béziers a defender a todos los que allí murieron quemados, ni a Carcasona a rescatar al señor de la casa de Trencavel.

—El enemigo es un ejército cruzado..., eso lo complica todo. —La Loba frunció el ceño—. Oponerse a él es hacerlo a Roma. Hay que prepararse para lo peor. El legado papal y ese normando, Montfort, que ha puesto al mando de los cruzados no se conformarán con Béziers y Carcasona. Ya lo ha nombrado vizconde. ¡Como si tuviera derecho y poder para sustituir a la casa de Trencavel!

—¿Y ahora qué?

—Primero serán todas las tierras de los Trencavel, luego las del conde de Tolosa, después vendrán las de Bearn, Comminges y finalmente la de Foix. —Se incorporó mostrando su considerable altura y la esplendorosa falda de su vestido—. Estos buitres han venido para apoderarse de todo el Languedoc.

—¿Por nuestra fe? ¿A quién hacemos mal?

—Nuestra fe es una excusa. Quieren lo mismo que cualquier hombre: títulos y tierras. Ese Montfort y sus caballeros norteños son hijos segundones sin nada que perder. Esta es la oportunidad de su vida y el legado papal lo sabe. Los utiliza, igual que manipula al papa y a nosotros mismos. Arnaldo Amalarico es el verdadero causante de todo esto. ¿Quién más que él quería una razón para empezar una guerra?

—¿Sabéis lo que hizo en la catedral de Béziers?

—Lo sé. Y sé más cosas. Mandó asesinar al otro legado papal para tener toda la autoridad en estas tierras. Y ha confabulado con el obispo de Tolosa y ansía el arzobispado de Narbona. Amalarico es el origen de todo este mal.

—La Iglesia no entiende nuestra fe, pero aun así no comprendo cómo permite tan extrema violencia —afirmó contemporizadora Marie.

—No solo es eso... También es por nuestra forma de ser, nuestra riqueza, nuestra cultura... Por ejemplo, nosotras, las mujeres.

—¿Cómo que nosotras?

—No soporta que los trovadores nos canten, que los hombres sueñen con poseernos. Creen que somos pecaminosas y lascivas. Que somos la causa del pecado original que condenó a los hombres. Nuestra libertad los aterra. —Etiennette se acercó a Marie y acarició con su mano la mejilla de la joven dama.

Marie se mostró ruborizada e incómoda. Los carnosos y rojos labios de la Loba estaban tan cerca de los suyos que inspiró su fragancia. Olía a deseo.

—Estás tensa. Tienes que aprender a utilizar tu belleza como un arma. —La Loba acarició el cabello de Marie, después sus mejillas y se acercó a su oído, para que sus labios le susurraran—: El deseo es un gran poder, hace perder la cabeza a los hombres. Es el deseo, no el placer, lo que los vuelve débiles.

—Yo no...

—Tonterías, el poder de una mujer no es como el del hombre. El deseo es nuestra arma y la que nos proporciona la libertad. —La Loba se colocó detrás de ella y pasó la mano por su pelo, soltándoselo—. No tengas miedo. El amor no es nada sucio, es un juego, un juego apasionado. Y nos da poder, un poder para controlarlos.

La Loba se separó de ella unos instantes y fue hasta un tocador que había junto a la pared. De él volvió con un cepillo y empezó a pasarlo por el pelo de la joven, desenredándolo. Hacía tiempo que nadie le cepillaba el cabello y le gustó.

—No he venido aquí para esto. —Marie dio un paso al frente y se separó de su anfitriona—. He venido por el libro.

—¿Lo tienes? ¿De verdad? Eso es… ¡increíble!

—Los cruzados se acercan —prosiguió Marie—. Debemos ponerlo a salvo.

—No se ha creado todavía ejército que pueda tomar este castillo. Por lo tanto, no hay lugar más seguro que este en todo el Languedoc para protegerlo.

Sonó una campana. La Loba se giró alarmada y abandonó la sala sin decir palabra. Marie la siguió desconcertada. Descendió hasta el patio de armas, donde todos los soldados se movían de un lado a otro. Cuando Sébastien la vio, corrió hacia ella.

—¿Qué sucede? —preguntó Marie.

Salieron corriendo al adarve de la muralla.

—Se acerca una columna de hombres a pie. No saben quiénes son, puede ser una trampa de los cruzados —relató el arquero.

Durante unos instantes se respiró una tensa calma. El silencio, solo roto por el ruido de los pájaros, no hacía presagiar nada bueno. Entonces alguien gritó desde la muralla.

—¡Abrid! ¡Abrid la puerta!

El capitán del castillo y el señor de Cabaret se aproximaron al acceso de la fortaleza para recibir a los visitantes. El portón se liberó lentamente, como si no quisiera hacerlo. Tras él apareció una columna de hombres, uno detrás de otro, y todos con la mano sobre el hombro del que les precedía. Eran unos cien espectros que volvían de las tinieblas, almas en pena. Casi desnudos, sucios y heridos. Parecían fantasmas. Los soldados del castillo empezaron a murmurar y una voz de pánico se extendió por toda la fortaleza.

—¿Quiénes sois? —preguntó el capitán de la guardia.

—Me llamo Agot. Somos vecinos de Bram.

—¿Qué les ha sucedido a estos hombres? —inquirió el señor de Cabaret—. ¡No tienen rostro!

—Los cruzados nos han arrancado los ojos —explicó Agot—. También nos han cortado la nariz y los labios. Simón de Montfort nos torturó y cegó a todos mis compañeros. A mí me dejó solo tuerto, para que pudiera guiarlos hasta aquí.

—¡Santo Dios!

Un lamento recorrió hasta la última piedra de la fortaleza. Marie soltó una lágrima que resbaló por su mejilla.

—Aquí estáis a salvo. —El señor de Cabaret cogió a aquel hombre por los hombros—. Mis soldados cuidarán de vosotros. Que les den agua y comida, y que sanen sus heridas.

Todos observaron asombrados el terrible espectáculo de aquellos hombres, auténticas calaveras andantes, ciegos y mutilados, humillados y martirizados.

—¿Qué monstruo puede hacer algo tan cruel? —se preguntó Marie.

—Los hombres —respondió la Loba—. El mayor de los monstruos creado por el demonio. Es un mensaje; una advertencia y a la vez un intento de desmoralizarnos.

29

Martín

Foix

Una terrible tormenta arribó de manera imprevista a Foix. Los habitantes de la ciudad condal corrieron a refugiarse en sus viviendas, cerrando las ventanas y las puertas, aterrorizados por la virulencia del cielo. Parecía como si algún ser de las montañas hubiera mandado su cólera contra ellos. Martín ayudó a proteger bien la casa e intentar que la lluvia y el viento no entraran. Hubo que atrancar puertas y ventanas, tapar las goteras y reforzar los tejados. Cuando todo parecía seguro se escucharon unos golpes secos en la puerta principal; eran rítmicos, demasiado pausados para ser obra del viento.

—Hugonet, abre —indicó Antoine.
—Perfecto, la tormenta...
—Hazme caso. Si alguien llama a nuestra puerta debemos abrirle. Haga frío o calor, llueva o granice.

El corpulento cátaro obedeció y al liberar el portón la fuerza de la tormenta lo empujó hacia atrás con virulencia. Hugonet consiguió dominar la situación, no sin problemas. Mientras, un hombre oculto bajo una capa negra entró en la casa. Estaba empapado; el agua chorreaba por sus ropas y sus botas se habían llenado de barro. Dejó ver su rostro. Bajo una media melena castaña mojada por la lluvia se adivinaban unos ojos grandes y marrones, unos pómulos hundidos y una barba poco poblada. No dijo nada y tampoco sonrió. Alzó la vista hacia Antoine, como si hubiera identificado quién mandaba allí y, por tanto, a quién debía dirigirse.

—Gracias por dejarme entrar.

—Eres bienvenido —contestó el perfecto—, todos lo son en esta casa. Acércate al fuego y entra en calor.

—Agradezco vuestra hospitalidad, más aún en un día como este.

—Es nuestro deber, Dios así lo quiere.

—No todo el mundo habría abierto la puerta a un desconocido en medio de una tormenta —reconoció el forastero con amabilidad.

—Intentamos ser buenos hombres.

—Ya entiendo —dijo mientras se quitaba la capa y se echaba el pelo hacia atrás—. Sois cátaros.

—No nos gusta ese calificativo —corrigió Antoine.

—Pero lo sois.

—Sí, lo somos —afirmó el perfecto ante la mirada de sorpresa de Hugonet, Martín y los otros—. La tormenta será larga, pasa aquí la noche.

—Gracias. —El visitante negó con la cabeza, como si desconfiara al estar en el interior de una casa cátara.

—No sé qué has oído de nosotros, pero nadie te hará ningún mal aquí dentro.

El extraño echó un ojo a los presentes y debió de intuir que no parecían peligrosos, a excepción de Hugonet cuya envergadura lo hacía imponente.

—Está bien. Gracias por vuestra hospitalidad —agradeció nuevamente el visitante mientras se aproximaba al fuego—. Mi nombre es Dalmau y soy catalán.

—Estáis lejos de vuestra casa —comentó Hugonet.

—Así es, vengo de Lovaina. Tenemos negocios allí y vuelvo de firmar un trato con unos comerciantes de tejidos de esa ciudad.

—¿Eres comerciante? —preguntó Antoine.

—Así es. He estado atendiendo unos asuntos que solo incumben a mi familia, por lo que permitidme que no hable de ellos.

—Martín es aragonés —afirmó el perfecto—. Tenéis un mismo rey. Ofrécele comida a nuestro invitado, muchacho.

Este le trajo una sopa de rábanos y vino. El recién llegado lo miró desconfiado y dio un trago a la jarra.

—¡Por Dios! ¿Qué brebaje es este?

—El vino está algo aguado —se disculpó Martín.

—¿Algo? Mi orín tiene más alcohol que esta sustancia —murmuró el invitado antes de escupir al suelo—. ¿Y qué demonios es esta comida? ¿No tenéis algo de carne?

—No comemos animales muertos —intervino Antoine.

—¿Y vivos? —bromeó con poco éxito.

—No es eso, es que no comemos carne —respondió dubitativo Martín.

—¡Por Dios santo!

Un murmullo recorrió la casa cátara.

—Disculpadme, no estoy habituado a vuestras tradiciones. Gracias por permitirme pasar aquí la noche. La comida, aunque me parezca extraña, se agradece. Eso sí, no probaré más ese brebaje al que llamáis vino.

—Es cuestión de acostumbrarse —replicó Antoine.

—Ya imagino. Parece que sigue lloviendo…

—Puedes dormir aquí si lo deseas.

—Pues os lo agradezco, la verdad —sonrió Dalmau.

La tormenta no se detuvo en toda la noche. La lluvia parecía no tener fin, como si se tratara de un nuevo diluvio universal. Martín nunca había visto llover con tanta violencia y le costaba conciliar el sueño. Con las primeras luces de la mañana las nubes dejaron de descargar su acuoso contenido y unos débiles rayos de sol iluminaron Foix. Mientras todos seguían durmiendo, Martín no paraba de dar vueltas en su jergón de paja que compartía con otros tres hombres. Se levantó y se vistió con una camisa holgada, despegada del cuerpo, de mangas anchas, con puños que cubrían su muñeca y parte del antebrazo, y que terminaba en una falda de amplio vuelo hasta media pierna.

Alumbrado por la tenue luz de un candil bajó hasta la cocina. Salió al huerto que había tras la casa. La tierra estaba blanda y el olor a humedad era intenso y agradable. El paso de la tormenta había dejado una sensación de paz en la ciudad.

—¡Vaya noche! —Dalmau apareció tras él.

El visitante estaba sonriente. Llevaba una camisa entallada y corta, ceñida mediante cordajes que cerraban una abertura en un costado.

—Sí, no he podido pegar ojo.

—Yo en cambio he dormido de maravilla. Nada me pesa en la conciencia.

—¿Cómo decís? —inquirió Martín sorprendido, como si aquellas palabras le hubieran azotado el rostro.

—Que no tengo ninguna preocupación ni secreto en el alma que me impida dormir bien.

Martín se tambaleó, igual que si hubiera recibido un puñetazo inesperado. Sus rodillas se doblaron, su pulso se aceleró y con ello su respiración. Intentó controlarse y defenderse.

—Yo tampoco —mintió—. El ruido de la tormenta me ha despertado varias veces.

—A mí no. Se duerme de un tirón cuando no tienes nada que ocultar.

—¿Estáis insinuando algo?

—¿Yo? ¿Insinuando? Nada más lejos de la realidad. Solo constato hechos —respondió el visitante mientras inspiraba profundamente el aire puro de la mañana—. Estuve hace años en Jaca acompañando a unos peregrinos. Parece que fuera ayer, cómo pasa el tiempo, ¿verdad? —comentó Dalmau con cierta nostalgia.

—No os he dicho que fuera de Jaca.

—Cierto, no lo habéis dicho —sonrió—. ¿Y qué hacéis aquí?

—Aprendo de Antoine, él es...
—Un perfecto cátaro —se adelantó—, o un buen hombre como prefieren que les llamen. A pesar de que están excomulgados y blasfeman contra Cristo y la Iglesia. ¿Y vos? ¿Sois cátaro?
—No.
—Entiendo. ¿Y qué piensa vuestro rey de que uno de sus súbditos, un jaqués para ser más exactos, esté en la casa de un perfecto cátaro en el condado de Foix?
—No lo sé. Su alteza tiene otras cosas mucho más importantes en que pensar.
—Claro, cómo vais a saber vos lo que piensa el rey de Aragón —afirmó Dalmau mientras estiraba los brazos hacia delante haciendo crujir los dedos de sus manos—. Pero sí conocéis lo que piensan los cátaros. Decidme, ¿son peligrosos?
—¿Peligrosos? ¿No los habéis visto? ¿Para quién van a ser peligrosos?
—Para la Iglesia. Os recuerdo que hay una cruzada convocada por Inocencio III contra ellos. Que Béziers ha sido arrasada, Carcasona conquistada y que ahora el temible ejército cruzado se dirige al Castillo Rojo.
—¿A Cabaret? ¿Estáis seguro?
—Sí, ¿por qué? —preguntó Dalmau.
—Por nada.
—Espero que mintáis mejor a los cátaros que a mí. Porque de lo contrario no sé cómo no os han descubierto todavía.
Martín dio un paso hacia atrás y tensó todos los músculos de su cuerpo. Miró a su alrededor buscando algo que pudiera servirle como arma. Entonces Dalmau levantó su camisa y dejó al descubierto una daga que llevaba oculta.
—Tranquilo, Martín. No hagáis ninguna tontería.
—¿Quién sois? ¡Dejadme!
—Pregunta equivocada. Deberíais decir mejor ¿quién me envía?
—¡Qué!
—Porque trabajamos para el mismo señor. Uno alto y fuerte,

con algo brillante en la cabeza y un blasón formado por cuatro palos de gules sobre un campo de oro —explicó con ironía Dalmau—. Y que tiene mucho interés en recibir noticias vuestras.

—Os envía...

—¡Chis! ¿Estáis loco? No digáis su nombre. —Se quedó mirándole—. No os acordáis de mí, ¿verdad?

—Hum...

—El castillo de Monzón. Nos cruzamos solo un momento, pero yo nunca olvido una cara —dijo Dalmau—. Allí nos llamaron a los dos, pero no os lo dijeron, qué hábiles. Así uno no podía hablar del otro si os descubrían. Incluso es probable que haya más como nosotros en el Languedoc, con los cruzados, en Narbona...

—No sé de qué habláis —espetó e intentó escapar, pero Dalmau le cogió del brazo.

—Quieto, Martín. Ahora entiendo por qué os ha enviado. Es imposible que alguien pudiera tomaros por espía. —Dalmau se rascó la barba con cara de estar poco convencido de aquella situación—. ¿Y bien? ¿Qué habéis averiguado?

—Yo no...

—Podemos estar jugando a esto todo el día si queréis, o también puedo entrar ahí y decirles quién sois en realidad. Vos elegís.

—Poca cosa —respondió resignado Martín—. Esta gente es sencilla y buena. No tiene nada, ni desean tenerlo. Son humildes e inofensivos.

—¿Seguro? No creo que esa información sea bien recibida.

—Su fe es similar a la nuestra. En ocasiones parecen mejores cristianos que nosotros mismos. Sus reglas son simples. Leen el Nuevo Testamento en lengua romance y no tienen ningún lujo.

—¿Y os parece poco? —interrumpió Dalmau.

—Sí —respondió titubeante.

—Qué inocente sois.

—No entiendo a dónde queréis ir a parar.

—¿Cómo es posible que seáis tan estúpido? —se lamentó—.

Imaginaos una Iglesia contraria a las riquezas. Y un pueblo libre de leer las Santas Escrituras en su propia lengua y no en latín. Estáis hablando del fin de la Iglesia de Roma.
—Ellos no atacan a nadie ni obligan a nadie a seguirlos.
—Claro que no, hacen algo mucho peor y más peligroso: siembran la semilla de la rebelión, del cambio. Que regada por la avaricia y la ineptitud de la Iglesia hará que broten nuevos adeptos de los cátaros allá donde se siembre.
—Hay algo más.
—¿El qué? —preguntó preocupado Dalmau.
—Un libro.
—¿Qué tipo de libro?
—Es difícil de explicar.
—Intentadlo, muchacho. ¿De verdad no había nadie mejor que vos para esta misión? ¡Qué desastre!
—Por lo que he podido averiguar, existe una especie de biblia cátara.
—¿Y cuándo pensabais avisar al rey? Pero eso ya da igual. ¿Dónde se encuentra? —Dalmau miró a ambos lados—. ¿Aquí?
Martín negó con la cabeza.
—¿Dónde, pues?
—No lo sé. Lo han perdido con los ataques a Béziers y Carcasona.
—¿Lo saben los cruzados? —preguntó Dalmau alterado.
—Creo que todavía no.
—No tardarán en averiguarlo —murmuró el catalán antes de darse la vuelta, andar un par de pasos y girarse de nuevo hacia Martín—. Es imprescindible hacerse con ese libro. Podría servir al rey para negociar con el papa. ¿Confían en vos?
—Sí, lo hacen.
—Martín, si lo encontráis, tomadlo y huid a los Pirineos. No os detengáis hasta cruzar al otro lado.
—¿Y vos qué vais a hacer?
—Informar —afirmó Dalmau—. Cuidaos, Martín, son tiempos aciagos.

30

Domingo y Amalarico

Carcasona

Domingo de Guzmán regresó a Carcasona y fue directo a ver al legado papal, pero no le encontró en el palacio arzobispal. Al parecer estaba en una de las iglesias del burgo de San Miguel. Se desplazó hasta allí en solitario. En la puerta del templo halló a los guardias del legado, que le dejaron pasar al interior. El edificio había sido reparado tras los daños sufridos durante el ataque en septiembre del pasado año. El tejado había sido remendado, así como los desperfectos causados por las bolas de las catapultas en la torre del campanario y en la portada.

Avanzó por la nave central. El voluminoso cuerpo de Arnaldo Amalarico destacaba en lo alto del altar engalanado con una túnica de seda roja hasta las rodillas, cubierta por una capa pluvial blanca y una cruz pectoral dorada. Era tan distinto a él, esbelto, de una constitución tan alejada de la de Arnaldo que parecían antagónicos. Domingo iba vestido con un hábito austero, tanto que rozaba la mendicidad, agravado por sus pies descalzos y sucios. Sin embargo, las miradas de ambos eran igualmente penetrantes y poderosas.

—Dichosos sean los ojos —saludó el legado papal.

—Todo bien, eminencia. —Se agachó para besar su anillo.

—Me extraña tal cosa. —Le hizo un gesto con la mano para que se levantara—. Sois el encargado de la ingrata misión de predicar en el Languedoc.
—No tiene nada de ingrato —rebatió el monje con acento extranjero.
—Tampoco de útil, a tenor de los resultados.
—Necesitamos más tiempo.
—No lo tenemos y empiezo a cansarme de esperar. —Su voz grave retumbó en la nave.
—La paciencia es un árbol de raíces amargas, pero de frutos dulces.
—Domingo, vos siempre tan elocuente. —El legado papal sonrió.

Comenzaron a pasear por el templo, bajo las sombras de las columnas que sujetaban los arcos fajones de la bóveda de cañón, hasta cerca del altar.

—Nunca un libro ha ganado una guerra. Son las espadas las que tiñen de rojo los campos de batalla. —Arnaldo se movía inquieto frente a la figura impasible del monje—. Sin embargo, he de reconocer que este es diferente.

—Eminencia, es posible que una espada pueda matar a un hombre, o a dos, hasta a diez si queréis. Pero las ideas de un único libro son capaces de alcanzar miles y miles de almas.

—Eso es una barbaridad, no existe un libro tan poderoso.
—Os equivocáis. Ya hay uno así.
—¿De qué estáis hablando, Domingo? Las Santas Escrituras son la palabra de Dios, ¿cómo osáis compararla?
—Porque utilizan la misma palabra de Dios, pero corrompida. Así engañan a los hombres y los desvían del camino correcto.
—¡Eso es terrible!
—Y hay más —advirtió Domingo que seguía de pie, inmóvil, mientras el legado papal se movía a su alrededor frotándose las manos y respirando con dificultad—. Imaginaos qué sucedería si ese libro se copiase, si todas las casas cátaras pudieran

tener esa falsa Biblia. Que cualquiera estuviera en disposición de leer libremente la palabra de Dios.

—Eso es imposible. Vos sabéis el enorme coste de que un escribano copie un libro.

—Tienen dinero. ¿Acaso no habéis visto las riquezas del Languedoc? Sus ciudades, su comercio, sus minas… ¿Y si han empezado ya? ¿Y si el libro está ya siendo copiado en secreto?

—¡No! ¡No! —Arnaldo miró al cristo crucificado que presidía la iglesia y juntó las manos en posición orante—. Limpiaremos esta tierra de herejes, de todos ellos, ¡es la única solución! La espada acabará con ellos. —Se santiguó delante de la cruz.

—La espada es poderosa, sí. Somete a pueblos y vasallos, pero cuando se marcha su efecto desaparece. En cambio, las ideas, la fe, penetran en el corazón de los hombres y los cambian para siempre. No debemos subestimar el poder de las palabras.

—Ya estáis de nuevo con vuestras predicaciones. Nada habéis conseguido así.

—El clero no estaba preparado. Necesito unos religiosos mejor instruidos, según la regla de san Benito, que tengan habilidades para predicar en las ciudades y que…

—Esperad, esperad. —Arnaldo se acercó al monje—. ¿Estáis insinuando que pretendéis crear una orden nueva? Es eso, ¿verdad? Queréis fundar una orden monástica.

Domingo de Guzmán no respondió.

—Limitaos a combatir la herejía y buscad ese maldito libro. No os excedáis en vuestro cometido.

—Si tuviéramos un clero competente, podría interrogar a los habitantes de cada diócesis, descubrir a los que se han desviado de la Iglesia y lograr que fueran juzgados por los obispos. Para buscar el libro, hay que identificar a los perfectos, lo cual es difícil porque cuentan con la protección del pueblo y la nobleza. Debemos pensar en utilizar tribunales eclesiásticos, conseguir que los cátaros sean delatados por sus semejantes.

—Es una idea interesante… Un tribunal inquisitorial en las diferentes diócesis y que dependiera directamente de los obispos. —Arnaldo Amalarico juntó las manos a la altura de sus labios—. Podría funcionar.

31

Marie

Fortaleza de la Montaña Negra

La llegada de los supervivientes de Bram entristeció el ambiente, como si una losa de miedo hubiera caído sobre la Montaña Negra. El pánico a que los cruzados llegaran pronto y repitieran el castigo se adueñó de las almas de los defensores.

El día siguiente amaneció con un sol brillante y lo que parecía un buen presagio se transformó en un grito de alarma que recorrió toda la fortaleza.

—¡Los cruzados! ¡A las armas!

Llamaron a la puerta de la alcoba donde había dormido Marie. Ella abrió la puerta y descubrió la belleza de la Loba, quien vestía una saya anaranjada de mangas amplias acampanadas desde el codo dejando ver la camisa interior. Parecía hecha de seda, con una cintura muy ceñida y un mucho vuelo, que cubría su calzado.

—Sabes empuñar una espada, ¿verdad?

—Sí —respondió Marie con firmeza.

—Todo hombre o mujer capaz debe hacerlo para defender el castillo. Ven conmigo.

La joven acompañó a la dama hasta una de las salas más lujosas del castillo, con las paredes decoradas con tapices de escenas mitológicas de hombres musculosos luchando contra fieras y monstruos.

—¿Qué lugar es este? —preguntó curiosa.

—Es la sala de los tesoros. Aquí guardamos todas las maravillas que llegan a través del comercio por el Mediterráneo.

La Loba abrió un estuche de madera y extrajo de su interior una espada. No se trataba de un arma común, puesto que era menos larga de lo habitual y su hoja, curva.

—Una espada musulmana —dijo Marie contrariada al identificarla.

—No es solo propia de los sarracenos, se usa en todo Oriente; incluso más allá, en la India —rectificó la Loba—. Aunque su origen es persa. Los musulmanes la adoptaron como suya —explicó la hermosa dama mientras la depositaba en las manos de la joven—. No es ostentosa ni tiene valor artístico, sin embargo está forjada en Damasco. Cuando la trajeron desde Tierra Santa nos aseguraron que perteneció a Saladino.

—¿Es eso verdad?

—Dicen que cuando Ricardo Corazón de León se encontró en las cruzadas con Saladino, el rey cristiano quiso ensalzar las virtudes de su espada recta y pesada. Y para demostrar la fuerza de su arma cortó una barra de hierro. En respuesta, Saladino tomó un cojín de seda, lo levantó con su mano y lo dejó caer sobre el filo de su espada. El cojín se partió en dos. Los cruzados no podían creer lo que veían sus ojos y sospecharon que se trataba de un truco. Saladino entonces lanzó un velo al aire y lo desgarró con su arma.

Marie pasó sus dedos por el filo.

—Los cristianos no podían creer que aquella lámina curva, delgada y brillante fuera capaz de tal proeza. No es como nuestras espadas.

—No hay duda. —Marie no salía de su asombro—. Posee un color azulado marcado por un hilo de líneas curvas distribuidas al azar.

—Está fundida con el mejor acero del mundo, el de Damasco. Es ligera, flexible, fuerte si se la dobla; pero también dura como para que su filo absorba los golpes en el combate sin romperse. Sus marcas onduladas en la superficie la hacen increíblemente afilada. —La Loba las recorrió con los dedos, en los cuales destacaban sus brillantes uñas—. Es para ti, cógela.
—No puedo aceptarla. —Marie dio un paso atrás.
—Claro que sí, yo diría que está hecha para ti.
—¿Qué queréis decir?
La Loba se le acercó de nuevo y la joven alargó los brazos y la tomó entre sus manos, embriagada por su magia.
—Ahora a las murallas. Hay que defender Cabaret.

Los hombres de Cabaret habían formado en tres líneas defensivas. La primera, compuesta por arqueros y ballesteros, colocados sobre las murallas y torres de la fortaleza. Se podía ver cómo tensaban las ballestas y cómo subían cestos llenos de flechas. La segunda estaba nutrida de arqueros dotados de alargados arcos curvos, dispuestos a nivel del suelo, cerca de la base de la muralla. La última, formada por piqueros y caballeros a pie, se situaba en la puerta y en zonas intermedias desde donde poder desplazarse a posibles brechas en la muralla.

El señor del castillo dispuso a todos los defensores para resistir el asalto. Desvainó su espada, con una empuñadura de bronce decorada con la figura de un lobo y ranuras visibles a lo largo de todo el filo. Desde el ventanal de la torre del homenaje, Etiennette y Marie observaban el avance cruzado y cómo los defensores del castillo cubrían todo el perímetro de la muralla.

Las primeras unidades del ejército de la Iglesia avanzaron por la ribera y tomaron posiciones en la base de la montaña sobre la que se alzaba la fortaleza. Un grupo de ballesteros trepó por la zona rocosa más al este, demasiado lejanos del castillo para constituir un peligro. Por otro lado, no dejaban de ser una amenaza psicológica, que mostraba a los sitiados que estaban completamente rodeados. Mucho más a tener en cuenta eran los cruzados posicionados en la colina frente a Cabaret, a mayor altura, aunque también la fortaleza se hallaba fuera del alcance de sus proyectiles. No obstante, su mera presencia en esa cima causaba intranquilidad y les servía como observatorio de los movimientos de los sitiados.

Los cruzados tomaron posiciones y permanecieron expectantes en ellas, haciendo la situación de incertidumbre desesperante para los defensores.

Todos estaban atentos, pues los cruzados podrían aparecer en cualquier momento por el desfiladero que conducía al castillo. Lo peor de esperar algo que se sabe que ocurrirá seguro es la ansiedad de ver que no llega. El saber que no puedes distraerte ni un segundo porque si dejas un instante de estar alerta, será en ese preciso momento cuando suceda. En aquella ocasión la espera se hizo verdaderamente eterna. Los cruzados golpeaban con sus picas el suelo y hacían chocar sus espadas contra los escudos. El ruido rebotaba entre las rocas de la Montaña Negra inundando las desasosegadas almas de los defensores. Estos temían que una multitud de salvajes vestidos con una cruz blanca se dirigieran como fieras a por ellos. El ruido no dejaba de aumentar. Una masa de polvo espesa como la sangre se elevaba sobre el acceso al castillo haciendo todavía más apocalíptica la escena.

Sébastien estaba entre los arqueros de primera línea. Miró a su derecha. Un muchacho de apenas quince años sostenía una ballesta tensada y cargada para disparar. Tenía la piel salpicada de juventud y los ojos llenos de ignorancia. Sudaba y temblaba, seguro de que cuando viera al primer cruzado se orinaría encima. Volvió la vista al frente y por fin aparecieron. Eran unos cuarenta peones, corriendo y armados con hachas. No tuvo tiempo ni para dudar, docenas de saetas acabaron con ellos. Después llegaron muchos más; decenas, cientos, apretados por lo inhóspito del acceso. Gritando, corriendo como si eso los fuera a ayudar.

Sus cuerpos fueron amontonándose unos encima de otros. La sangre empezó a regar la tierra. Ninguno se acercaba lo suficiente. Todos eran abatidos. Sébastien disparó hasta siete veces. Los cruzados seguían llegando en oleadas numerosas, poblando el rocoso suelo de la Montaña Negra de cientos de cuerpos inertes que regaban con sangre su tierra. Entonces una compañía apareció protegida tras un gran parapeto de madera de varios metros de largo.

—¡Ahora! —gritó el capitán desde la muralla.

Una oleada de piedras cayó de la cima de la montaña sepultando a los atacantes. Sin embargo, no se detuvieron. Un nuevo grupo emergió detrás de otro parapeto todavía de mayor envergadura y dos centenares de asaltantes surgieron tras él y se lanzaron hacia el castillo de forma alocada.

—¡Arqueros! —gritó el capitán—. ¡Flechas!

Los cruzados avanzaban poseídos por un espíritu infernal; cada vez eran más y se hallaban más cerca.

—¡Tensad!

Aparecieron más enemigos con escalas y un ariete.

—¡Atención!

Ya estaban a escasos metros de las murallas que defendían el Castillo Rojo.

—¡Soltad!

Una lluvia de flechas voló sobre el cielo de la Montaña Negra, cayendo sobre ellos; se encontraban tan próximos que fue sencillo hacer blanco. Ya había casi un millar de cruzados caídos y muchos otros se retorcían de dolor sobre el pedregoso suelo de la Montaña Negra.

—¡Tensad! ¡Soltad!

Una nueva ráfaga, esta vez procedente de los arqueros que estaban tras los muros de Cabaret, cortó el viento y aniquiló a la mayoría de los asaltantes que habían sobrevivido a la primera descarga. Los pocos cruzados que se mantenían en pie fueron acribillados por las ballestas. El muchacho a la derecha de Sébastien alcanzó en el pecho a uno de ellos. Había matado a su primer hombre.

No podía estar más feliz.

Sébastien sintió pena por él.

32

Amalarico y Juan

Carcasona

Los pasos de Juan de Atarés retumbaban en el pasillo del palacio arzobispal; sus pisadas llegaron hasta la puerta de la biblioteca catedralicia, que los guardias abrieron. En su interior, en el mismo centro de la estancia, distinguió al legado papal, que se hallaba apoyado en una mesa de despacho rodeado de cirios. Vestía de forma inusual, con un simple manto blanco de la orden cisterciense.

—Juan, acércate.

El monje se arrodilló para besar su anillo.

—¿Qué tal por Narbona? —inquirió el prelado.

Juan de Atarés le relató las confidencias del mercenario de la cicatriz, guardándose bien de no mencionar nada relativo a Hugo de Valence. Aunque temía que el legado papal hubiera sabido de su encuentro con él.

—Bien, bien. —Arnaldo Amalarico consultaba un códice de apariencia vulgar—. Ahora debemos dejar hacer al tiempo. Narbona es una fruta madura y pronto será verano; solo hay que saber esperar.

—Estáis en lo cierto.

—¿Qué te parece? —Abrió los brazos en cruz abarcando

toda la sala—. He hecho que traigan aquí las arcas que había repartidas por la catedral. En ellas se guardan todos los grandes códices con sus páginas cosidas y encuadernadas, manuscritos ilustrados, libros miniados… Aquí hay escritos en letra merovingia, beneventana, visigótica, carolina y también en griego. —El legado papal cerró el códice que estaba leyendo y cogió otro que había en la mesa—. También han sido confiscados textos de las iglesias y casas de la ciudadela y de los burgos.

—¿Buscáis un libro en concreto, eminencia? —Juan paseó entre las arcas, muchas de ellas abiertas mostrando en su interior volúmenes de todo tipo.

—¿Sabes cuánto puede tardar un monje en copiar la Biblia si trabaja solo?

—Supongo que meses.

—En algunos casos, hasta un año, pues es una tarea lenta, complicada y costosa. Los escribanos del *scriptorium* de esta catedral pueden tardar hasta cuatro o cinco meses en copiar un texto de doscientas páginas. Eso sin olvidar el coste de las más o menos veinticinco pieles de borrego necesarias para hacer los pergaminos.

—Ahora también hay talleres con escribanos profesionales que compiten con los *scriptoria* monásticos —comentó Juan de Atarés—. Incluso grupos de laicos que financian la fabricación de un libro.

—¿Y eres consciente de lo peligroso que es?

—¿Que los laicos tengan acceso a los libros?

—Exactamente. Si lo permitimos será el principio del fin de la Iglesia —aseveró el prelado.

—Pero un libro… ¿qué mal puede hacer?

—El peor, ya que es capaz de corromper el espíritu, incluso el de los buenos cristianos.

—Eminencia, ¿qué texto estáis buscando? —preguntó Juan de Atarés con un gesto de preocupación en su rostro—. ¿Qué libro puede ser tan peligroso?

—Uno cátaro —reveló el legado, y sus palabras resonaron

entre las paredes de la biblioteca—. El Libro de los Dos Principios.

—¡Una biblia cátara! —El monje se llevó la mano al pecho y sintió que tenía dificultades para respirar.

—Así es. Y esto es algo que no debe salir de estos muros. Si se corriera la voz de que el legado papal está buscando una supuesta biblia cátara se extendería el temor en toda la cristiandad.

—¿Existe? ¡No es posible!

—¿Acaso no existe el demonio? ¿No es cierto que el mal habita en este mundo? ¿Por qué no pensar que el maligno, en su infinita maldad, pudiera haber dotado a esos herejes de una falsa biblia, de textos blasfemos y destructivos para la Iglesia?

—¿Y está aquí?

—Estaba —respondió inusualmente abatido Arnaldo Amalarico—. Al menos cuando la ciudad fue asediada. Pero es posible que algún hereje escapara con él.

—¿Dónde?

—Primero pensé en Narbona, pero de haber sido así, el arzobispo ya lo hubiera utilizado a su favor. Por lo que todavía tiene que estar en Carcasona, o los herejes se lo llevaron a una de sus plazas.

—¿A Foix?

—Es posible; también la Montaña Negra constituye otra opción. Resulta de capital importancia dar con su paradero. —El legado papal se incorporó—. Por ello quiero que me ayudes.

—Será un honor, eminencia.

—No puedo seguir revisando todos estos libros, así que te encargarás tú. Este será a partir de ahora tu lugar de trabajo. Quiero asegurarme de que el libro no está aquí.

Durante los días siguientes, Juan de Atarés llegaba a la biblioteca tras la misa de primera hora y pasaba allí toda la mañana. Después de comer realizaba sus otras funciones como ayudante personal del legado papal y al caer la noche regresaba con los libros. A pesar del gran número de ejemplares, avanzaba rápido, pues la mayoría eran códices litúrgicos. Pero, para su sorpresa, también halló textos en griego que desconocía por completo. Tratados de filosofía y moral que encontró interesantes y con muchas afirmaciones contrarias a los dogmas de la Iglesia. Ahora entendía por qué el legado papal había dispuesto esta tarea para un hombre de su entera confianza. No solo el misterioso Libro de los Dos Principios era peligroso para la Iglesia, allí había muchos otros que también podían ser considerados heréticos por Arnaldo Amalarico.

En la segunda semana de trabajo dio con un pequeño códice que resumía el Evangelio de San Juan. Al inicio, no parecía ocultar nada comprometido. Pero algo llamó su atención, ya que había un error. Un fallo en la traducción a la lengua de oc de los primeros versos del prólogo del Evangelio según San Juan en el texto de la Vulgata.

La Vulgata era una traducción de la Biblia al latín, realizada a finales del siglo IV por Jerónimo de Estridón. Fue encargada por el papa Dámaso I dos años antes de su muerte y tomaba su nombre de la frase *vulgata editio*, «edición para el pueblo». Escrita en un latín corriente, su objetivo era ser más fácil de entender y más exacta que sus predecesoras.

Fue San Juan 1:3 lo que llamó su atención. Frente al correcto «Todo se hizo por ella y sin ella no se hizo nada de cuanto existe», en aquella traducción de la Vulgata estaba escrito textualmente: «Todo ha sido hecho por él, y sin él nada no ha sido hecho».

Esto era un error peligroso, pues daba pie a una errónea interpretación que podía derivar en la creencia de que no había una sola creación, sino dos creaciones: la verdadera, «Todo se hizo por ella», y otra distinta, la de las cosas que no tienen una verdadera existencia, la «nada», puesto que «Es sin él que ha sido hecha la nada».

Juan de Atarés sabía que debía hacer más si quería impresionar al legado papal. Y entonces decidió que era hora de abandonar los libros y pasar a la acción.

33

Marie

Castillo Rojo

El asedio se mantenía en Cabaret. Los cruzados lanzaban escaramuzas diarias, más con la intención de poner nerviosos a los sitiados que con verdaderas ansias de asaltar el castillo. No obstante, había que estar alerta. La historia se halla llena de fortalezas conquistadas por errores fatales: portones mal defendidos, guardias dormidos, traidores, incendios o sobornos. La toma de Béziers estaba todavía fresca en la mente de todos.

Aquel día la Loba llevaba una saya larga de color escarlata que cubría hasta los pies, pues solo las mujeres más humildes la llevaban más corta. Era de lino, con brocados decorados con motivos geométricos y con ricos bordados en bandas en el borde de la falda y las mangas. Se ajustaba al talle mediante un cinturón. La dama la vestía con una capa larga a juego y una guirnalda coloreada que le rodeaba la cabeza sujetando el cabello, aderezada con lo que parecían pequeñas piedras preciosas. Era poco usual que la usara, puesto que se trataba de una prenda propia de las doncellas y se identificaba con un símbolo de castidad y virtud.

La gran dama recorría la estancia de la torre del homenaje pensativa. Cuando Marie entró en ella, la señora de Cabaret la miró y sonrió. Para alegría de su anfitriona, la joven llevaba una saya roja de mangas anchas. En la cabeza portaba una impla, una toca muy sencilla de color blanco, a modo de velo rectangular y abierta, que caía sobre los hombros y dejaba descubierto el cuello.

—Me alegra que vistas como lo que eres —comentó la Loba con regocijo.

—Es lo que deseabais, de lo contrario no hubierais dejado estas ropas en mi habitación.

—La belleza no debe ser ocultada, es un grave error.

—No es lo que más me preocupa ahora. Lo he hecho porque sabía que os agradaría y ya que estoy en vuestro castillo os debo respeto —explicó serena Marie.

—Nadie ha conquistado antes el Castillo Rojo y nadie lo hará nunca —musitó la Loba.

Al día siguiente, sucedió lo inevitable. Los cruzados se percataron de la imposibilidad de tomar Cabaret y levantaron el sitio. La alegría inundó todos los rincones del Castillo Rojo. Los soldados lanzaban vítores desde las murallas. La población salió de sus refugios y el señor de Cabaret ordenó encender una hoguera en lo alto de la torre del homenaje, para que los cruzados vieran al partir lo que no habían podido conquistar. Fiel a su legendaria fama, Cabaret seguía siendo inexpugnable.

Sébastien corrió presto al encuentro de Marie. Por mucho que lo intentó, no encontró a la joven en ninguna de las habitaciones. Insistió en el patio de armas y en las caballerizas, en el pozo de agua y hasta en las murallas más al norte. Parecía como si se hubiera ido con los cruzados. Entonces vio dos sombras asomadas a la ventana más alta de la torre del homenaje y maldijo a una de ellas.

—Se retiran —anunció la Loba.

Marie no podía ocultar su alegría.

—Lo he estado pensando y tienes razón. El libro no estaría

seguro entre los muros de este castillo —dijo la Loba con una sonrisa.

Se alejó del ventanal y caminó hasta un pequeño rincón de la sala acondicionado con un banco de madera donde Marie la había visto orar en alguna ocasión. La dama de Foix la siguió a varios pasos de distancia. La señora del castillo se arrodilló con cuidado, empujó el banco y levantó una tela que protegía el suelo. A continuación, abrió un pequeño portón de madera y sacó un cofre dorado. Lo cogió y caminó hacia el otro lado de la sala.

—Te he enseñado cosas que te serán útiles en el futuro y he conseguido que abandones esa locura de querer vestir como un hombre. Eres una mujer del Languedoc, hermosa e inteligente.

La Loba llevó el cofre hasta la mesa junto a la chimenea, en la que el fuego se esforzaba por encontrar un hueco por donde escapar. Era redonda y sobre ella había varios documentos y un jarrón azulado. Depositó el cofre y luego llevó las manos hasta su cuello para coger un colgante de forma circular. Lo desabrochó y lo introdujo en el cierre de la caja de madera. Este se abrió como un resorte. Entonces la Loba extrajo de su interior un objeto pequeño, difícil de distinguir. Se volvió hacia Marie y la miró sin expresar ningún tipo de sentimiento, como si no tuviera alma.

—¿Una cruz? —Marie observó con sorpresa lo que la Loba le entregaba—. Una cruz patada con círculos en las tres esquinas de cada pata. Nosotros no creemos en símbolos, son supersticiones —le recriminó—. Y menos en un símbolo de tortura en el que murió Cristo.

—Te equivocas, Marie. Nosotros renunciamos a la idolatría. Sin embargo, esta cruz tiene una asociación con el mundo solar y con los doce símbolos del horóscopo. No es una cruz católica —afirmó la dama en un tono casi sacerdotal—. La Iglesia, que ahora desprecia los símbolos de las estrellas, hubo un tiempo no tan lejano en el cual los admiraba. Nosotros seguimos fieles a la verdadera fe. Esta cruz no es idolatría, simboliza el cosmos y te será de gran ayuda llegado el momento.

—No os entiendo y no sé qué pretendéis que haga con ella.

—Eres aún joven y, por tanto, impulsiva e inexperta. Solo te das cuenta de lo evidente, no de lo trascendental. No eres capaz de ver lo que sucederá —advirtió la Loba—. Si los cruzados se marchan no es porque piensen que son incapaces de tomar la fortaleza. Más bien es porque tienen un plan mejor que un asalto frontal para lograr su objetivo. Estaría más tranquila si siguieran asediándonos. Se van para volver y eso sí me aterra.

Era la primera vez que Marie le escuchaba decir algo parecido.

—Después de ver lo que les hicieron a los pobres mutilados de Bram he estado pensando. —La Loba se asomó de nuevo al ventanal de la torre—. Ese no es un ejército de Dios, sino del diablo. Lo ha enviado para acabar con todos nosotros, con nuestra fe. Se ha dado cuenta de que podemos vencerlo, que hemos descubierto sus engaños y por ello nos temen. Ya no nos hallamos seguros en ningún sitio. Encontrarán la forma de entrar o peor aún, de que nosotros mismos les abramos las puertas. —Se volvió hacia la dama de Foix—. Yo creo en ti y confío en que nos salves.

—¿Yo? —Marie no daba crédito a lo que estaba oyendo.

—Lo he visto claro. Tú eres nuestra esperanza, tú puedes salvar nuestra fe. Por eso eres la portadora del libro. —Le cogió las manos—. Pero para ello no debes subestimar el poder de tu naturaleza. Recuerda que cada uno es dueño de su propio destino. Hay mujeres para las que nada está escrito, sino que son ellas mismas las que lo escriben. Y tú eres una de ellas.

—¿Qué queréis que haga? —preguntó Marie más sumisa a los deseos de su anfitriona.

—Lo que habías venido a hacer: llevarte el libro a un lugar más seguro —afirmó la Loba con tristeza—. Ahora es el mejor momento. Coge tu caballo y huye con lo que te he entregado. Los cruzados no tardarán en volver.

—Sébastien viene conmigo.

—Es un cruzado.

—Lo era, ya no.

—De acuerdo, pues no perdáis más tiempo —insistió la Loba mientras la acompañaba a la puerta—. Ordenaré que os escolten a los dos hasta el valle de Minervois. Protege el libro y la cruz, protégenos a todos. Usa la espada si es necesario.

—Lo haré.

—Nuestra apariencia es insignificante. La luz del interior es lo que realmente importa, el destello que permanece de nuestro origen puro. —La Loba se aproximó y acarició un mechón de pelo de la joven—. Tu luz es más potente y brillante de lo habitual, más intensa. Y ahora márchate.

—Gracias, mi señora.

—No me las des, no sabes lo que te espera a partir de ahora.

Una hora después, media docena de jinetes esperaban a Marie y Sébastien a las puertas del Castillo Rojo. La joven de Foix había abandonado los lujosos vestidos de su anfitriona y vestía una saya marrón con una cota de malla y sobre ella una sobrecota de color negro con el cuello abierto, aberturas en los dos costados y ajustada a la cintura mediante un cinturón, del cual colgaba una espada con la hoja curva.

Antes de partir, la joven de Carcasona miró a lo alto de la torre del homenaje, donde la Loba la observaba bajo una almalafa, un velo mayor que le cubría tanto la cabeza como los hombros. Levantó la mano e hizo un gesto de despedida.

—Tened cuidado, los cruzados habrán dejado patrullas de vigilancia —advirtió el capitán de la guarida.

—Lo tendremos —respondió Marie—. ¡Vamos! Partamos de inmediato.

La compañía salió de Cabaret rumbo al este.

34

Martín

Foix

Hacía días que el calor se había adueñado de las calles. El verano había traído nuevos quehaceres a sus habitantes.

—Martín, ¿te ocurre algo? Tienes mala cara.

—No —respondió con el ceño fruncido—, tan solo he dormido mal.

—Entiendo —murmuró Antoine mientras sorbía parte de la sopa de puerros—. Quería preguntarte por el viajero que nos visitó hace unas fechas, el catalán, ¿lo recuerdas?

—Claro, Dalmau… Quiero decir que sí, lo recuerdo. —Martín se percató de que no había sido demasiado inteligente acordarse de su nombre con tanta facilidad.

—Me pareció un hombre extraño. ¿Te dijo algo que pareciera singular?

—Hum… Me temo que no.

—Sin embargo, estuviste con él fuera de la casa.

Aquellas palabras cayeron como una pesada losa sobre Martín. No podía mentir al perfecto. Si le descubría, perdería la confianza que tanto le había costado ganarse todos aquellos meses.

—Es cierto. Como no podía conciliar el sueño salí un rato

y me encontré con él. Pero yo estaba tan adormecido que ahora apenas lo recuerdo —contestó Martín con habilidad—. Luego volví a la casa para intentar dormir y me olvidé de él. No sabía que el catalán tenía intención de irse.

—Un personaje peculiar ese Dalmau. Yo sí hablé con él antes de que se marchara —respondió Antoine y acto seguido se llevó una cucharada a la boca.

—¿Sí? Pensaba que nadie lo había visto partir.

—Solo yo. Me despertó y se despidió de mí —relató el perfecto—. Además me informó de que los cruzados están atacando ya Cabaret con un ejército numeroso, con armas de asedio y especialistas en sitios.

—No lo sabía.

—En fin… Supongo que son cosas mías, pero me pareció percibir algo oscuro en él. Como si nos estuviera ocultando algo. Creo que nos mintió.

—¿Mentir?

—¿Tú no notaste nada? ¿Seguro?

—Os prometo que no…, creo que no. —Ya no sabía cómo salir del atolladero.

Antoine bendijo al muchacho, quien permaneció orando durante media hora. Después se retiró a trabajar en el huerto. En su cabeza seguía rondando la idea de marcharse en busca de Marie. Disimuladamente estuvo hablando con Hugonet. Este le indicó cómo era el terreno y los caminos más seguros para llegar a Cabaret.

Por la tarde, todos los buenos cristianos de aquella casa se juntaron para orar, mientras Antoine recitaba el padrenuestro. Aunque pareciera extraño, Martín se sentía uno más de ellos y, en cierto modo, había olvidado su auténtico cometido allí. De verdad creía que aquellos buenos hombres lo eran realmente. No sabía si su fe era la correcta o no, pero estaba convencido de que no había maldad en sus corazones.

Se oyó un ruido proveniente del jardín y alguien golpeó la puerta. Hugonet fue a abrir y dejó entrar a un visitante cubierto por un manto. Pronto se vio brillar el acero que ocultaba y cómo lo clavaba en el estómago del corpulento cátaro que cayó de rodillas, facilitando que con su siguiente movimiento el intruso le abriera las tripas sin miramientos. Una de las mujeres gritó y entonces otros hombres ocultos tras ropas oscuras entraron por el jardín segando su vida y la de otras dos compañeras sin ningún tipo de compasión. El pánico cundió en todos los presentes. Martín no sabía qué hacer. Miró a su alrededor buscando algo con lo que defenderse y solo acertó a coger uno de los cuchillos de cortar pescado. El asaltante de la puerta avanzó hacia él y levantó su daga con la firme intención de clavarla en su costado. Martín se revolvió y agarró un recipiente de barro, con el cual le golpeó en la cabeza rompiéndolo en mil pedazos. Después fue a por él y le hizo un corte en el cuello. El cuchillo no tenía filo, pero sí la suficiente punta para clavarlo y que empezara a salir sangre sin control. Los tres encapuchados que habían entrado en el jardín mataron a dos cátaros más y continuaron persiguiendo al resto, que corrían como pollos sin cabeza.

Un nuevo asaltante entró y avanzó directamente hacia la escalera que daba al piso superior. Llevaba una gran espada. Martín intentó ir tras él. Entonces uno de los asesinos se interpuso en su camino armado con una daga corta. Martín ya no contaba con el cuchillo, el cual se había quedado clavado en el cuello de su única víctima. El asaltante lanzó varios ataques con su daga, pero Martín los esquivó con facilidad. La mujer más anciana de la casa, de piel pálida como la nieve, apareció detrás de él armada con una hoz y le amputó de un tajo tres dedos de la mano derecha. El hombre se retorció de dolor y empezó a hacer fuertes aspavientos, momento que Martín aprovechó para propinarle una patada que lo hizo caer al suelo. Cogió a la mujer de la mano y juntos huyeron a la segunda planta. Una vez arriba, no encontraron al último asaltante. El aragonés se percató de que la puerta de la pequeña biblioteca estaba entreabierta.

—Escondeos —le pidió a la mujer—. Que no os vean.

Él siguió hacia la biblioteca. Abajo continuaban los ruidos y los gritos. Esperaba que pronto acudieran a socorrerlos. Todo aquel estruendo tenía que haberse oído en la calle y las casas vecinas. Avanzó con sigilo; no llevaba arma alguna y estaba aterrorizado. Efectivamente, la puerta estaba abierta y alguien en su interior realizaba extraños ruidos. Miró con cuidado, sin pasar del umbral, pero no vio a nadie.

Unos gritos llegaron desde el piso inferior. Posiblemente ya habían venido sus vecinos a ayudarlos. Respiró más tranquilo y se relajó. Un sonido más fuerte y grave se escuchó en la habitación y se decidió a entrar. Se asomó lentamente y de súbito fue empujado con violencia cayendo al suelo, mientras el último asaltante que había entrado a la casa corría y escapaba saltando por una de las ventanas que daban al huerto trasero. Fue imposible ver bien su rostro, solo una cicatriz que recorría una de sus mejillas.

Martín se incorporó y entró, sin poder evitar que el corazón se le detuviera unos segundos al ver la figura de Antoine tirada en el suelo sobre un charco de sangre.

—¡Maestro! —gritó mientras se arrodillaba ante él y le tapaba la herida—. Ya estáis a salvo.

—Me temo que es demasiado tarde.

—No digáis eso, la herida sanará. —Martín puso sus dos manos sobre el orificio donde no dejaba de brotar sangre—. Decidme qué debo preparar para curarla.

—Martín, es hora de que continúes tu misión.

—¿Qué queréis decir? Os pondréis bien. ¡No os rindáis!

—Desde el primer día que te vi, supe que habías sido enviado aquí por alguien —reveló Antoine que apenas podía respirar—. Desconocía si eran los cruzados o algún obispo católico quien lo hacía. Me dio igual, porque también vi que eras diferente y estaba seguro de que, si te mostraba la luz, esta te iluminaría sacándote de la oscuridad en la que vivías.

—Antoine, no sé de qué estáis hablando.

—No insistas, no es necesario —dijo el perfecto con una sonrisa jovial en su rostro—. Me muero y debo contarte algo antes, es importante. —Tosió y unos grumos rojos salieron de su boca—. Esos hombres han venido a por el Libro de los Dos Principios. Como no lo han encontrado, irán en su búsqueda. Marie, ¡ella es la portadora!

—Eso no es posible.

—Búscala y ayúdala. Temo que puse una losa demasiado pesada sobre su espalda.

—Marie...

—Escucha, muchacho. Nosotros moriremos, pero nuestra fe debe permanecer por el bien de los hombres. Salva el Libro de los Dos Principios y ocúltalo en un lugar seguro —le pidió Antoine, que apenas podía ya hablar—. La oscuridad se va a adueñar del corazón de los hombres y no sabemos durante cuánto tiempo, es posible que dure siglos. Quizá este no sea nuestro momento, pero puede que en un futuro vuelva a brillar la luz.

El perfecto dio su último suspiro y dejó de respirar para siempre. Martín apretó los puños y un mar de lágrimas cayó sobre el cuerpo del difunto. Varios vecinos de Foix entraron en la habitación armados para socorrerlos, pero ya era demasiado tarde. Dos de ellos intentaron reanimar al perfecto. Martín sabía que era inútil, así que se apartó del cuerpo. Tambaleándose llegó hasta una de las paredes. Observó los libros tirados en el suelo, muchos de ellos tenían páginas arrancadas. Miró al lugar donde Antoine escondía el breve tratado cátaro y se lamentó al verlo también mancillado.

Se arrodilló en una esquina y recuperó del suelo la vieja espada templaria. Sujetó la empuñadura en forma de cruz patada y rezó mientras cubrían el cuerpo inerte del perfecto.

35

Marie y Sébastien

Camino de Minerve

La compañía galopaba rumbo al valle de Minervois, ocho jinetes bien pertrechados para un enfrentamiento si llegara a ser necesario. Marie iba en tercer lugar, con la celada de su yelmo calada, la espalda recta y el cabello recogido. Desde lejos nadie diría que era una mujer. Habían salido de la protección de la Montaña Negra y cabalgado por una llanura al norte de Carcasona hasta una zona más árida y rocosa. Bordeándola por una vega alcanzaron un pequeño puente que cruzaba el río.

Lo atravesaron y salieron a un camino pedregoso que llevaba a Minerve. Allí divisaron un carro tirado por dos mulas, que dirigían dos clérigos montados en él, más otro que los acompañaba a pie. La compañía fue hacia ellos, no sin precaución.

—Buenas tardes, caballeros —respondió el más anciano de los sacerdotes, un personaje pequeño y arrugado. Insignificante frente a los guerreros de Cabaret que acompañaban a la pareja.

—¿Adónde os dirigís? —preguntó uno de los hombres de armas.

—A Carcasona.

—Este no es el camino correcto, por aquí os encamináis a Minerve.

—Maldita sea. —El sacerdote golpeó a su compañero—. Te he dicho que no era por aquí, ¡estúpido! —Volvió a golpearle, aunque apenas sin fuerza.

—Tranquilo, yo os indicaré la dirección correcta —aseguró el soldado.

—Es que estoy rodeado de idiotas. —Y le golpeó por tercera vez.

Marie, Sébastien y el resto de los hombres no pudieron contener la risa.

—¿Qué lleváis en el carro? —preguntó otro de los hombres de armas.

—Sacos de trigo para los mendigos de Carcasona. Venimos de Lyon para ayudar a los más necesitados. Sabemos que muchos voluntarios y peregrinos están muriéndose de hambre en el sur.

—Ya entiendo. —El hombre de armas levantó el brazo derecho—. Vosotros, id a comprobar qué carga transportan —ordenó a dos soldados de la compañía—. Quizá nos interese algo de lo que portan.

—Os ruego que nos dejéis el trigo, la gente de Carcasona lo necesita.

Marie adelantó su corcel hasta la altura de Sébastien.

—No parece mala gente, deberíamos dejarles ir —sugirió el joven.

—Son clérigos católicos, ¡francos! —exclamó el soldado apretando los dientes.

—¿Y? No están haciendo mal a nadie —señaló Marie—. Os lo ruego.

Los soldados de Cabaret levantaron la tela que cubría la parte trasera del carro y se encontraron con dos hombres que los atravesaron con sus espadas sin mediar palabra. Otros dos más se incorporaron desde la parte trasera armados con ballestas y descargaron sus armas. Uno de los dardos pasó rozando la cabeza de Marie sin hacer diana. El otro atravesó la cota de malla de uno de los soldados de Cabaret y lo derribó del caballo. El clérigo que iba a pie sacó una daga y la clavó en la pierna de un soldado, que respondió con un grito de dolor y una patada en su rostro, a la vez que caía de su montura quedando indefenso. El sacerdote arengó a las mulas y el carro avanzó contra los otros tres soldados de Cabaret, atropellando a uno de ellos. Los otros dos escaparon a la embestida y atacaron a los clérigos de la parte trasera del carro. Ambos curas no pudieron hacer nada frente a sus espadas y cayeron en un charco de sangre. El otro de los sacerdotes estuvo más hábil y lanzó una azcona clavándola en el cuello de uno de los soldados, pero su compañero reaccionó metiéndole un palmo de acero en la cintura. El clérigo que dirigía el carro se alzó y disparó otro dardo contra él, alcanzándole en el costado.

Para entonces Marie había desenvainado su espada y cruzado con su filo la cara del cura que iba a pie. Cuando la joven miró a su alrededor, los seis hombres de la compañía yacían muertos en el camino y solo Sébastien permanecía vivo a su lado.

—Os pedí con amabilidad que dejarais nuestra carga. —El sacerdote al mando volvió a alzar la voz mientras recargaba su ballesta. A su lado, su compañero apuntaba con la suya a los dos últimos jinetes de Cabaret.

El resto de los clérigos también yacían muertos.

—Habéis matado a seis hombres, ¡sois curas! —gritó Sébastien.

—Somos soldados de Cristo. Vivimos tiempos difíciles. Combatimos por Dios con la palabra, pero también con las armas si es necesario.

—Ese Dios que permite que sus representantes sean unos asesinos no puede ser un buen Dios —replicó la joven.

—Ya veo. —El sacerdote terminó de cargar la ballesta—. Cátaros, supongo.

—Buenos hombres —corrigió Marie.

—Como prefiráis. —Y levantó la ballesta apuntando en dirección a ella.

En el mismo camino, todavía a cierta distancia se elevó una nube de polvo que alertó a todos. Sin duda era un grupo de jinetes que parecía dirigirse hacia su posición.

—¿Serán cruzados o herejes? ¿Qué opináis? —inquirió el clérigo—. Yo creo que es una columna cruzada. ¿Qué pensáis que harán con una dama como vos? La guerra es dura y los hombres necesitan ciertas diversiones.

—Tengo esto. —Marie sacó la cruz que le había entregado la Loba—. Os lo entrego a cambio de nuestra libertad.

—¿Qué más lleváis ahí dentro?

—La cruz, ¿la queréis o no?

El clérigo dudó.

—¡Está bien! Dádmela.

—Pues tomadla —dijo, y la lanzó al aire.

Sébastien espoleó a su caballo.

—¡Corre!

Marie arengó a su caballo y cerró los ojos. Y no volvió a abrirlos hasta que estuvieron a salvo.

36

Martín

Foix

El difunto Antoine fue enterrado junto al resto de los buenos hombres asesinados. Solo Martín y la mujer noble de piel pálida se salvaron de la matanza. Nadie entendía cómo había podido suceder. Cómo aquellos encapuchados entraron en la casa y acabaron con todos. Una profunda tristeza inundó las calles de Foix.

No quiso permanecer más allí y ese mismo día partió solo hacia el norte. Cabalgó sin descanso por la ruta indicada por el difunto Hugonet y pasó la noche cerca de la pequeña localidad de Pezens. Se alojó en la casa de un campesino al que Antoine conocía bien y que se echó a llorar al conocer la trágica noticia de su muerte. A partir de allí el viaje ya no era seguro. Decidió pasar desapercibido, adquirir el aspecto más humilde posible y no portar nada que pudiera comprometerlo, así que ocultó la espada templaria entre su escaso equipaje.

Llegó a Bram y rodeó la muralla hasta llegar a una de las puertas de la ciudad. El portón de madera estaba abierto, pero un soldado con cota de malla y un yelmo azulado cerraba el acceso al interior. Al verle llegar silbó y en el acto cuatro peones más aparecieron detrás de él. Enseguida media docena de ballesteros se asomaron por la muralla.

—¡Alto! ¿Quién eres? —preguntó el vigilante del acceso.
—Martín. Vengo del otro lado de los Pirineos —respondió en voz alta.
—¿Y con qué motivo?
—Estoy de camino a París, tengo negocios allí.
El vigilante que había hablado desapareció unos instantes.
—Está bien, entra, muchacho —ordenó al volver.
Los ballesteros se retiraron y los soldados que protegían la puerta le dejaron pasar. Una vez dentro de la ciudad comprobó que había abundante movimiento. Se veían muchos hombres transportando todo tipo de objetos. También las mujeres estaban atareadas y hasta los niños ayudaban. Se podía decir que estaban preparándose para algo importante. Solamente una persona en todo Bram parecía ajena a aquellos preparativos. Era un hombre delgado que portaba unas buenas botas de cuero, con largas puntas, un birrete elegante y un jubón con bordados y mangas festoneadas. Estaba sentado junto a uno de los establos con un libro entre las manos. Cuando descubrió que lo miraban rio, se levantó de un salto y estiró los brazos. A continuación, se acercó a él.
—¿Quién sois vos? —espetó el vistoso individuo.
—Perdón. —El aragonés contempló al desconocido de arriba abajo.
—¿No tenéis nombre, valiente caballero? —insistió más próximo a Martín.
—Ni soy caballero ni valiente.
—Entonces temerario —respondió alegremente—, quién si no se atrevería a venir a Bram después del ataque de Montfort. Mal momento habéis elegido pues para visitarla, por relevante que sea vuestro cometido —añadió—. No me recordáis, ¿verdad?
—¿Debería? —inquirió Martín sorprendido.
—Por todos los santos, sí, ¡deberíais! —El hombre hizo una acrobacia con su mano derecha—. Nos conocimos en Foix. Vos acompañabais al perfecto de aquella ciudad.

—¡Sois el trovador! —Martín intentó repetir el movimiento de la muñeca.

—Tanta fama me abruma —declaró llevándose la otra mano al pecho.

—¿Cómo os llamáis?

—Miraval —respondió rápidamente—, y vos Martín.

—No recuerdo haberos dicho mi nombre en aquella ocasión —musitó el aragonés con recelo.

—La memoria nos juega malas pasadas. —El trovador hizo una mueca burlona—. ¿Qué hacéis aquí? Estáis lejos de Foix y, además, vos no sois del Languedoc. Vuestro acento tiene un aire sureño. Al igual que yo, debéis de ser del otro lado de los Pirineos.

—Así es, soy de Jaca, aunque llevo muchos años viviendo en la Provenza. —Prefirió seguir con parte de la mentira—. Tantos que me considero ya oriundo de allí.

—¡Qué interesante! Mi nombre completo es Raimon de Miraval y soy el trovador más famoso del Languedoc —manifestó orgulloso—. ¿Y vos? ¿A qué os dedicáis?

—¡Sí, claro! —gritó un soldado que pasaba al lado de la pareja—. El más famoso, qué poca vergüenza.

—La envidia es mala y cruel, creedme —le susurró—. No hagáis caso a esta chusma franca. —Y le cogió del brazo para llevarle a un lugar más discreto—. ¿Me vais a decir qué hacéis aquí o tengo que adivinarlo?

—Solo estoy de paso.

—No me tratéis como a un burdo cruzado. ¿Qué escondéis?

—Nada que os incumba.

—Pues os preparé una canción con vuestras proezas, Martín de la Provenza —repuso entre risas Miraval.

—No hay nada que contar sobre mí, os lo aseguro.

—Mentís. Un trovador sabe leer en los ojos de los hombres y los vuestros me dicen que escondéis un importante secreto.

—¿No deberíais estar cantando a alguna dama? —sugirió

Martín—. Enamorándola con vuestros versos mientras su esposo está ausente, mancillando una unión sagrada.

—Los reyes se casan para agrandar sus reinos o conseguir alianzas; los duques para mantener sus privilegios; los ricos burgueses para alcanzar la nobleza; los comerciantes para ampliar sus negocios; hasta los campesinos lo hacen para juntar tierras. —Miraval se acercó con movimientos rítmicos al oído de Martín—. En cambio, los que quieren casarse por amor no pueden. Nadie los acepta, en especial la Iglesia.

—Pero no hay mayor prueba de amor que el matrimonio.

—Os equivocáis. La más grande muestra de amor es la muerte —susurró el trovador.

Martín quedó impactado con aquellas palabras.

—Ese amor del que vos habláis no es bueno.

—¿Por qué? —inquirió el trovador separándose nuevamente—. ¿Qué tiene de malo?

—Un amor como el que vos profesáis te esclaviza.

—Al contrario, el amor verdadero es lo único que puede hacernos libre —musitó Miraval.

—No es cierto. —Martín no encontraba las palabras adecuadas—. Y aunque lo fuera, ¿por qué es necesario todo ese tipo de pruebas que realizáis? Vuestros juegos y torneos, ¿qué sentido tienen?

—Una vez que encuentras a tu amada, esté casada o no, debes realizar cualquier tipo de acción para alabarla, así logras ganarte su corazón. —El trovador se movió alrededor del aragonés—. Debéis conquistar vuestro primer beso, pero debe ser furtivo.

—¿Furtivo? ¿Por qué?

—Porque así tiene más valor. Por ejemplo, puede dároslo delante de su marido o rodeados de gente.

—Eso es una locura.

—Por supuesto que lo es —atestiguó Miraval—, ahí está precisamente su valor. Por eso es amor. La locura y el amor están unidos, no existe el uno sin el otro. —Y acompañó sus palabras con un suave movimiento de sus manos—. Hay que estar loco de amor, y el amor que profesas debe ser una locura —pronunció como si recitara un poema—. La mayoría solo conseguimos un beso de una mujer casada, pero algunos llegan al grado máximo de amor cortés.

—¿Cuál? —preguntó Martín intrigado.

—Verla desnuda —contestó ante la cara de asombro del aragonés—. Pero no os confundáis, solo eso. Verla, admirarla, siempre sin tocarla y mucho menos poseerla. Podemos incluso dormir con ella, aunque sin contacto sexual.

—Lo que decís es imposible, nunca había oído tal cosa.

—Eso es porque no habíais estado en el Languedoc —afirmó el trovador acercándose de nuevo al oído del aragonés—. Las mujeres nos dan la inspiración para componer, cantar, bailar y también para luchar.

—¡Tú, muchacho! ¿Quién eres? —espetó de malos modos un soldado regordete, que parecía tener algún tipo de autoridad y que lo despertó de las cautivadoras palabras del trovador.

—Soy Martín, solo estoy de paso.

—Ha venido a buscarme, nos marchamos ya hacia Carcasona.

—Pues rápido, no me gustan los bufones.

El soldado se dio la vuelta y caminó con las piernas arqueadas, por su exceso de peso, hacia la plaza del mercado.

—Ese es el capitán de la guardia. Si se entera de que venís de Foix ordenará que os torturen. Debemos dejar la ciudad de inmediato.

—¿Debemos?

—¡Vamos!

El trovador se dio la vuelta, sin mediar una sola palabra más. Juntos y en silencio salieron de Bram. Avanzaron hasta alejarse lo suficiente de la ciudad.

—No pienso acompañaros a ningún lugar, tengo mi propio destino.

—¿Así agradecéis que os haya salvado la vida? —El trovador se sentó en una piedra del camino—. ¿Cómo se os ocurre entrar en Bram? Se os ve a una legua que sois del otro lado de los Pirineos y los cruzados no se andan con tonterías. ¿Acaso no sabéis lo que les hicieron a los cátaros en esta ciudad?

Martín negó con la cabeza.

—Les vaciaron las cuencas de los ojos y les cortaron la nariz.

—¡Santo Dios!

—A todos excepto a uno, al que solo dejaron tuerto para que pudiera guiar a sus compañeros desfigurados hasta la Montaña Negra.

—¿A Cabaret?

—Sí, al Castillo Rojo. —El trovador se quedó mirando al aragonés—. ¿Vais a la Montaña Negra? —Y soltó una carcajada—. Si vais a mentir, debéis practicar más. Vuestros gestos os delatan.

—Me da igual lo que penséis —afirmó con arrojo Martín.

—¿Y qué buscáis allí? La fortaleza está asediada por los cruzados.

—¿Es eso cierto?

—Claro que lo es. —El trovador se levantó y se aproximó al aragonés—. ¿Tenéis amigos en Cabaret? No hagáis una locura, nadie saldrá vivo de aquel lugar.

—Alguien que conozco salió hacia allí hace una semana. ¿Creéis que pudo llegar?

—Es posible, pero ir allí supone una locura.

—Pensaba que es el castillo más seguro del Languedoc.

—Sí, sin duda. Se trata de una de las zonas más legendarias del Languedoc, en ella se encuentra el Salto de Roldán. Sobre una roca de la Montaña Negra se puede ver la huella del casco del caballo del lugarteniente de Carlomagno, que mientras perseguía a un dragón dio un inmenso salto en aquel lugar —relató con una voz musical—. Pero si el Castillo Rojo es asediado, tarde o temprano caerá. Aunque hay maneras de escapar de allí.

—¿Cuáles?

—Según cuenta la leyenda, existe la cueva de la Bruja, también conocida como de Salimonde, una galería subterránea que desemboca en la ciudad de Carcasona. Al parecer dicha gruta era la morada de una bella joven llamada Salimonde, la cual tenía cuerpo de cabra y una larga melena que recubría sus patas. Si bien hay otros que dicen que en realidad lo que hacía era vestirse con una piel de animal. Pero lo importante es que si Salimonde lloraba cerca del río de Grésillou el invierno sería frío; en cambio, si ella tocaba la flauta el buen tiempo llegaba.

—¡Supersticiones!

—Es posible, pero las leyendas siempre suelen tener algo de verdad, a veces mucha.

—Imaginaos que vos estuvierais dentro y quisierais huir porque os persiguen los cruzados. ¿Adónde iríais? ¿A Tolosa?

—La ruta hacia Tolosa está muy vigilada, sería más fácil huir hacia Narbona o Foix.

—¿Y si tuvierais que ocultar algo? ¿Dónde lo esconderíais?

—Bueno, hoy en día no existe lugar seguro en el Languedoc, pero la ciudad de Minerve y el castillo de Termes son las plazas mejor defendidas, tanto como la Montaña Negra.

—¿Seguro?

—Claro, conozco esta tierra palmo a palmo. —El trovador miró el equipaje de su acompañante, se acercó a él y descubrió la espada—. ¡Dios santo! ¡Una espada templaria! Sois una caja de sorpresas, Martín de Provenza.

—¿Cómo lo sabéis?

—Yo sé muchas cosas. ¿Por qué la lleváis? Vos no sois caballero del Temple. ¿A quién estáis buscando?

—No os incumbe. —Y Martín volvió a ocultar el arma.

—Sois del otro lado de los Pirineos, venís de Foix, portáis una espada templaria y queréis ir a la Montaña Negra... No cabe duda de que sois un personaje curioso.

—¿Y vos? ¿Qué hacéis aquí? ¿Es que andáis en busca de alguna dama?

—En esta ocasión no, busco algo más material.

—¿Dinero?

—Eso sin duda —rio el trovador—. Ando tras el paradero de un libro.

—¿Un libro? ¿Cuál puede ser tan importante para que lo busquéis vos?

—Aprendéis rápido. —El trovador repasó el aspecto de Martín y se quedó mirando sus ojos—. Los buenos hombres siempre me han tratado bien, en especial sus mujeres. —Rio de nuevo—. Además, poseen un texto muy valioso: el Libro de los Dos Principios.

—¿Cómo decís? Un libro... —disimuló—, ¿por qué?

—¿Qué sería de la Iglesia sin las Santas Escrituras? ¿O de los infieles sin ese libro que llaman el Corán? ¿O de los judíos sin la Torá? Las tres son conocidas como las «religiones del libro». Todas ellas creen en un Dios único, creador del universo, y todas tienen un libro sagrado. —El trovador se mostró por primera vez totalmente serio—. Para que una religión triunfe y sea poderosa debe contar con un texto que explique su doctrina. Si los infieles quisieran conquistar estas tierras y acabar con el cristianismo, no bastaría con invadirnos; deberían destruir la Biblia. Mientras esta exista, el cristianismo estará vivo.

—¿Y con los cátaros pasa lo mismo?

—Exactamente, pero no solo eso. Si los cátaros han conseguido escribir un libro con su doctrina y este se expande, crearán una verdadera religión que podría hacerse poderosa. —El trovador buscó el sol en el cielo—. Es tarde, yo también debo continuar mi búsqueda. Me alegro de haberos encontrado, presiento que volveremos a vernos. Suerte en vuestro viaje.

—Gracias, igualmente.

Martín observó cómo, de pronto, aquel misterioso personaje tenía prisa en desaparecer. ¿Cuánta gente estaba detrás del libro?

37

Marie y Sébastien

Minerve

Accedieron por la única puerta de la ciudad, junto al castillo y luego avanzaron por la calle principal hasta la plaza del mercado. Marie llamó tres veces a la puerta de la casa. Tras ella apareció una mujer con almaizar, un tocado formado por una larga banda de tela traslúcida cruzada alrededor de la cabeza.

—Somos viajeros en busca de un refugio.

—No habéis elegido buena fecha para venir a nuestra ciudad.

—Lo sabemos, pero huíamos de los cruzados.

—Pasad, por favor. —La mujer les indicó con el brazo que podían entrar—. Somos humildes, pero os daremos comida y cama.

—Muchas gracias. Dejaremos primero los caballos en el establo.

Así lo hicieron y volvieron a la vivienda. Sébastien entró con precaución, pues era una casa cátara. Jamás pensó que estaría dentro de una.

—Nuestro perfecto se encuentra con el señor de Minerve, hay mucho trabajo en la ciudad. Los invasores se acercan y todos estamos asustados.

—Lo sabemos. Venimos de la Montaña Negra.

—¡Qué desgracia! Cómo sentimos la suerte de Béziers, Carcasona y tantas otras. Cuánto dolor y sufrimiento ha traído el ejército del mal.

—Así es. —Marie la cogió de las manos—. Esos pobres hombres que han sido falsamente bautizados por el agua, material, corruptible y que no puede santificar de manera alguna el alma, pero que los curas venden por avaricia. Igual que la tierra para enterrar a los muertos, el aceite a los enfermos cuando los ungen y la confesión de pecados.

—Una confesión hecha a los sacerdotes de la Iglesia romana es inútil. Los curas pueden ser pecadores y, siendo impuros en sí mismos, ¿cómo van a hacer limpios a otros? —musitó uno de los hombres de la mesa.

—Nosotros somos cristianos buenos —continuó Marie—. No juramos, no mentimos, ni matamos a hombres ni a animales ni a nada que tenga aliento de vida. Y seguimos la fe de Nuestro Señor Jesucristo y su evangelio tal como enseñaron los apóstoles.

Sébastien no daba crédito a lo que sus oídos escuchaban. Habían tirado por tierra todo en lo que él creía desde niño.

Marie le miró y no dijo nada. Pero él sintió que le estaba provocando o poniendo a prueba. Sea lo que fuere, no abrió más la boca. ¿Para qué?

Comieron junto con una docena de habitantes de la casa y oraron con ellos. Sébastien guardó silencio en todo momento. Nunca se imaginó compartiendo la mesa y sus rezos con los herejes. Si su padre le viera ahora se avergonzaría de él. Pero su progenitor no había sufrido el abandono y las humillaciones de las que él había sido objeto por los cruzados. Además, tenía hambre y las plegarias que rezaron no le parecieron alejadas de las suyas.

En una habitación junto a la entrada les dejaron un pequeño jergón. Allí había otros dos más; en uno de ellos dormían cuatro niños y en el otro, dos ancianas. La estancia parecía caliente y era reconfortante acostarse de nuevo en una cama. Sin embargo, por la expresión de su rostro, algo le preocupaba.

—¿Vamos a dormir juntos?

—Sí, todos lo hacen —respondió Marie mientras se tapaba con una manta y abrazaba su zurrón.

—Pero somos un hombre y una mujer.

—Buena apreciación —comentó Marie entre risas.

—Y no estamos casados.

—Sébastien, yo jamás contraeré matrimonio.

Aquellas palabras retumbaron en los oídos del franco como pesadas piedras.

—Estoy cansada —añadió Marie—. Descansa tú también, lo necesitas.

Eso era más fácil de decir que de hacer. Él nunca había compartido lecho con una mujer, y se pasó la noche en vela, sin dejar de pensar en ella.

«¿Qué quiso decir Marie con todas aquellas palabras que intercambió con la otra cátara?», se preguntó en su larga vigilia.

A la mañana siguiente recorrieron la ciudad. Marie vestía con unas ropas más alegres de lo habitual, que le prestaron en la casa, y con el zurrón colgado del cuello, del que no se separaba nunca. Intentó hablar con el señor de Minerve en La Candela, que era el nombre que recibía el castillo vizcondal, apartado de la ciudad por dos fosos secos y que protegía su entrada. También probó con alguno de sus hombres de confianza, pero todos estaban ocupados preparando la defensa.

Entraron en la iglesia de Saint-Étienne, próxima al castillo, en la cual se distinguía un ábside de una construcción más arcaica y contaba con otro templo excavado en la roca. Uno de los hombres que la cuidaba les enseñó una inscripción en la piedra del año 456. Sébastien quedó impresionado. Nunca había estado en un lugar tan antiguo.

En la calle, a pesar de los preparativos para fortificar la ciudad, la vida parecía placentera. El mercado funcionaba y había numerosos puestos de comida. Junto a una fuente de agua había un hombre de ropas vistosas y gorro puntiagudo que cantaba rodeado de gente.

Siguieron hasta llegar a un portón en el flanco sur. Parecía ser un segundo acceso a la ciudad, fácil de defender y que descendía a uno de los barrancos que la rodeaban.

—¿Qué hacemos aquí?

—Pensar.

—¿Pensar?

—Sí, es agradable si lo intentas —rio la joven—. ¿Tú has pensado alguna vez en tu vida?

—Estoy aquí, ayudándote. Al menos podías ser más amable.

—Era una broma, qué poco sentido del humor tienes. —Marie sonrió—. Puedes irte cuando quieras. Te agradezco que me ayudaras, pero aquí estoy a salvo.

—¿Seguro? Yo no lo tengo tan claro.

—Todavía no compartes nuestra fe, ¿verdad?

—Claro que no, ¡sois herejes! Yo quiero salvar mi alma.

—¿Tu alma? Tu alma se salvará, tarde o temprano —afirmó Marie.

—No. Si abandono mi fe, irá al infierno y tendrá una condena eterna.

—Te equivocas. Tu alma procede del cielo, de Dios. Existía desde antes de que nuestros cuerpos fueran creados por el diablo y fuera encarcelada en ellos en este infierno.

—Si eso fuera cierto, yo podría haber sido un jabalí —advirtió Sébastien con cara de repulsión— o un caballo.

—Más bien un cerdito —rio—. No te enfades, es una broma. Es posible que tu alma, en otra vida, haya sido encerrada en el cuerpo de un jabalí, pero también ha podido estar dentro de un rey.

—¿Un rey? Eso es una tontería.

—No lo es, y estoy segura de que algún día lo comprenderás.

—Una pregunta sí que tengo que hacerte.

El suave viento lanzó el pelo de Marie contra su rostro. Ella lo apartó con delicadeza y su larga melena cayó por la espalda. Sébastien estaba aturdido por la belleza de la pálida piel de Marie y por el brillo de sus ojos bicolor.

—Ayer afirmaste que nunca te casarás. ¿Por qué?

—La encarnación en otro cuerpo es una forma de perpetuar el sufrimiento en este mundo material. ¿Para qué engendrar nuevos cuerpos para ello?

—¡Dios santo! Pero ¿qué estás diciendo?

—No pongas esa cara de falsa indignación. Vuestros sacerdotes y obispos yacen con mujeres y tienen hijos con ellas, hasta el mismo papa al que tanto adoráis tiene concubinas. ¿Es que me vas a decir que los hombres casados no engañan a sus esposas aquí, en el Languedoc, como en Inglaterra, Roma o Aquitania?

—Es posible, pero... —al franco le tembló la voz— yo nunca había oído a una mujer hablar así. Hablas como un...

—¿Hombre? Esto es el Languedoc. Aquí se nos respeta. Recuerda que mi alma está encerrada ahora en este cuerpo, pero antes o después puede estarlo también en el de un hombre.

—Prefiero que sea en el de una mujer.

—¿Y eso por qué? —preguntó Marie.

—Porque... —le tembló la voz de nuevo. Miró los ojos bicolores de la joven y se perdió en ellos.

Entonces ella lo besó.

38

Simón de Montfort

Cercanías de Minerve

A lomos de un espléndido jinete, Simón de Montfort encabezaba la extensa columna de cruzados que había abandonado la Montaña Negra. Había dejado varios retenes encargados de vigilar los caminos y de poner nerviosos a los defensores de Cabaret.

El cielo amenazaba lluvia. A lo lejos, en el este, se había formado un manto de nubes que no hacían presagiar nada bueno. El ejército caminaba despacio, no había risas ni alboroto. Lejos quedaba el ambiente confiado y alegre tras la toma de Carcasona. La Montaña Negra les había mostrado la verdadera realidad del Languedoc. Si querían tomar aquella hermosa tierra deberían luchar castillo a castillo.

—Parece que, en esta región de bufones y herejes, las fortalezas fueron construidas por el mismísimo demonio. Si no, no se entienden sus ubicaciones y su complejidad —lamentó con gesto agrio Montfort.

—El Languedoc siempre ha sido un territorio de señores de la guerra —adujo su protegido—. Durante décadas han luchado entre ellos por cada comarca, por eso están tan encastillados.

—¡Por Dios, cuánto aborrezco a estas gentes!

—Los hombres siguen hablando de nuestra retirada del asedio al Castillo Rojo —respondió el caballero cruzado—. Están bajos de moral.

—Volveremos a por el Castillo Rojo, te lo aseguro. Ha sido una retirada estratégica, nada más —afirmó Montfort apretando los dientes.

—Lo siento, pero yo mismo sigo sin entender por qué levantamos su asedio.

—Amalarico.

—¿Arnaldo Amalarico? ¿El legado papal nos ha pedido que nos retiremos de allí?

—No exactamente —replicó de manera escueta el normando.

—Entonces ¿qué queréis decir, señor?

—No ha sido él —respondió Montfort sin mirarlo a los ojos—, sino el arzobispo de Narbona.

—Ayudadme a entenderlo. ¿Por qué habéis accedido a los deseos del arzobispo?

—Muy sencillo, porque detesta al legado papal, se odian. Arnaldo Amalarico ha llegado a decir de él que no tiene más Dios que el dinero y que en lugar de corazón tiene portamonedas. Y lo peor de todo: aseguran que practica la usura.

—Ahora sí que no comprendo nada. ¿Qué pretendéis? Vos mismo lo estáis acusando y a la vez lo vais a ayudar.

—Tener un aliado —contestó Montfort mientras acariciaba a su caballo—. El legado papal es demasiado ambicioso, así que necesitamos aliados por si las cosas se complican.

—Si ha sido él quien os ha nombrado vizconde.

—Por su conveniencia, nada más —subrayó el normando—. Si cree que me va a poder manipular, es que no sabe quién soy yo. La ayuda del arzobispo puede sernos muy útil. Conoce mejor que nadie lo que sucede en estas tierras. Tiene espías en todas las cortes. Me ha pedido asediar Minerve, que es enemiga de Narbona. Ya que tengo un ejército pienso usarlo como más me convenga a mí, no al legado papal. Yo también sé jugar con sus reglas.

—Estáis jugando con fuego. —Su protegido Pierre movió la cabeza de un lado a otro, poco convencido.

—Esto es una guerra, cualquier arma puede ser necesaria. La diplomacia es trascendental con los señores del Languedoc. Arnaldo lo sabe y yo también.

—Si el legado papal descubre que estáis en contacto con el arzobispo de Narbona os lo hará pagar. No olvidéis que él os ha dado estas tierras y vuestro título —recordó su protegido poco entusiasmado con las palabras del vizconde.

—Es un riesgo que debemos asumir. Nunca se sabe qué puede suceder mañana. Y es conveniente tener amigos en todas partes. Además, yo no ansío simples posesiones.

—¿No? ¿Y qué es lo que tanto deseáis, vizconde?

—Poder y lo más importante, un título de peso. Esta es una tierra sin rey…

—¿Qué estáis queriendo decir?

Montfort no contestó.

Frente a ellos, un rayo de sol había penetrado entre las nubes e iluminaba una imponente torre que destacaba en una construcción que parecía sacada de la canción de un trovador. Se elevaba sobre la nada, envuelta en una fina capa de bruma. Sus defensas eran altas como montañas y no se veía forma humana de poder acceder a ella. Delante de sus muros se abría una enorme llanura, tumba segura de cualquier ejército que intentara atacarla.

—¿Qué demonios es eso?

—Dicen que Minerve es la ciudad más inexpugnable que ha conocido el hombre —respondió Pierre mientras intentaba controlar el nerviosismo de su caballo.

Montfort miró inmutable las murallas que se dibujaban sobre la roca, las torres de defensa y los estandartes que brillaban entre las almenas. No dijo nada. Intentó guardar la calma cuando oyó al conjunto de sus peones y caballeros mostrar temor y sorpresa ante aquella obra de titanes. Sujetó el estribo de su caballo y se dio la vuelta.

Otros dos caballeros, Alain de Roucy y Florent de Ville, llegaron a la altura de Montfort.

—Hemos inspeccionado la zona —informó el segundo de ellos.

Florent de Ville era un franco de escaso cuello y mentón prominente, con los brazos anchos y robustos. Daba la impresión de que sus piernas eran demasiado cortas en comparación con la parte superior de su cuerpo.

—Podemos sitiarla por completo. Otra cosa será asaltar esas murallas, ¡son temibles!

—Ya lo veo, ¡maldita sea! Se diría que cuando hace siglos estos herejes construyeron sus ciudades, ya estaban pensando en esta dichosa guerra —lamentó Montfort.

—Si me lo permitís, mi señor —comentó Alain de Roucy—, deberíais dedicar unas palabras a las tropas, están desanimadas. Vos sabéis lo peligroso que puede ser eso.

—¿Lo veis? —añadió su protegido.

—De acuerdo. —Montfort avanzó con su caballo—. Marchad y preparad todo lo necesario para el asedio. Confío en vosotros para encontrar los puntos débiles de esas defensas.

Florent de Ville y Alain de Roucy eran dos de los caballeros de más confianza del vizconde.

—¡Escuchadme! No hay montaña ni castillo que pueda detener la palabra de Dios —alertó provocando el silencio de sus huestes—. Hoy nos hallamos aquí con la firme convicción de defender la fe frente a sus adversarios. Esos que blasfeman, que pecan, que reniegan de Dios, los enemigos de la Iglesia que se resguardan entre aquellas murallas, convencidos de que la palabra de Dios no alcanzará estas tierras. ¡Pero se equivocan! Hoy acamparemos frente a sus muros y mañana les enviaremos el mensaje de Cristo de la única manera que sean capaces de entenderlo. —E hizo un gesto a uno de sus hombres.

Florent y el resto de los cruzados permanecían en silencio

cuando los portadores de tres catapultas avanzaron entre la columna de peones, que asombrados admiraban las grandes armas de asedio.

—Cruzados de Cristo, soldados de Dios. Combatid sin temor. Lucharemos hasta la muerte y esa será nuestra gloria, la ofrenda de nuestra vida. La victoria será nuestra. No estamos solos, las fuerzas nos vendrán del más allá, de ese Dios que atiende las causas nobles. De ese Dios que dirige nuestro ejército. Con su ayuda, ¡venceremos!

Los cruzados, en un frenesí de fe y deseos de sangre, arengaron sin cesar a su líder.

—¡Mañana esos cátaros, adoradores del diablo, recibirán su merecido!

La enorme masa de soldados lanzó gritos efusivos de triunfalismo, mientras Montfort buscaba con la mirada la sonrisa cómplice de Florent, quien no apartaba ojo de las catapultas. Parecía que poco a poco los cruzados iban recuperando su optimismo.

Después de revisar el emplazamiento de la fortaleza y también del campamento, el vizconde de Béziers y Carcasona se retiró a su tienda. Se deshizo de los pertrechos de guerra y dejó su espada sobre una sencilla mesa de madera. En ella había un pergamino extendido. Cogió la pluma, la mojó en tinta y empezó a dibujar una montaña. Tras unos minutos, anotó unas explicaciones al margen, junto con unas cotas en el dibujo. Hizo unas apreciaciones finales y lo dejó reposar para que la tinta se secara bien. A continuación, se quitó las botas y se acomodó en un colchón de lana que había traído de Carcasona.

Montfort, montado a caballo, esperaba con el brazo levantado a dar la orden. Al hacerlo, las tres catapultas, posicionadas en los puntos más altos, lanzaron grandes rocas que surcaron el cielo para golpear en la base de la muralla sur. El ruido fue ensordecedor. En ese mismo instante, el león rojo rampante, estandarte de Montfort, fue plantado por un pequeño grupo de hombres en una montaña cercana. El asedio había empezado.

Los proyectiles cruzaban el abismo que protegía la ciudad e impactaban en sus robustas murallas. En el inicio de la amplia llanura que había frente la ciudad, las defensas de Minerve resistían impasibles el fuego de los proyectiles. La presencia de las tropas cruzadas dispuestas para el asalto no parecía impresionarlos. A pesar de que las máquinas de asedio no habían dejado de escupir su veneno en toda la jornada, los resultados no habían sido los esperados.

—Vizconde, no hemos encontrado ningún paso que lleve a la ciudad —le informó su protegido—. El único acceso se encuentra defendido por aquel pequeño castillo que veis al fondo. No hay otra manera de acceder hasta el interior.

—Entonces ya sabemos lo que tenemos que hacer. Este lugar es tan inhóspito como la Montaña Negra, el verano no debe atraparnos en esta ratonera. Si queremos tomar Minerve, deberá ser antes de que llegue el calor.

—Teníais razón, estas tierras parecen concebidas para la guerra —advirtió su protegido desanimado—. Nunca había visto defensas como estas. Es como si las hubiera levantado el mismísimo demonio.

—¿Y quién te dice que no sea así? —musitó Montfort—. Rodearemos la ciudad por todos sus flancos, necesitamos que el sitio sea total. No podemos permitir que reciban ningún tipo de ayuda del exterior.

39

Dalmau

Palacio condal, Barcelona

Cruzó la vieja muralla romana de Barcelona y continuó hacia el palacio condal. La ciudad no estaba demasiado concurrida y los rostros de los pocos habitantes con los que se encontró denotaban miedo y desasosiego. Un extraño olor a podredumbre rondaba las calles y esa desagradable sensación no cambió cuando entró en el palacio. No había tenido tiempo de cambiar sus ropas y vestía de caballero cruzado, con un gambesón rojo debajo de una cota de malla y una sobrevesta que llegaba hasta la cabeza y terminaba en una capucha.

Se cruzó con dos mujeres que iban muy tapadas por una amplia pieza de tela rectangular a modo de toca. La llevaban doblada por la mitad y ajustada por encima de la frente. Los picos sueltos iban anudados en la nuca, con el sobrante envolviéndoles la cabeza y el cuello desde atrás y cubriendo las orejas. El resultado final parecía una especie de manga o tubo de tela que solo dejaba visible el rostro.

Dalmau estaba cansado del viaje desde el Languedoc. Había cabalgado sin descanso de Foix hasta el castillo de Peyrepertuse. Su señor era fiel a la Corona aragonesa, así que durmió en la fortaleza para seguir al día siguiente hasta Perpiñán. Hizo noche cerca de Figueras y continuó pronto por la mañana para llegar lo antes posible a Barcelona. Después de tantos esfuerzos, ahora le tocaba esperar en el palacio condal.

—Dalmau —llamó un guardia real que vestía una capa dorada—, seguidme, el rey os espera.

Avanzaron por el conjunto palaciego atravesando dos grandes salones decorados con exuberantes tapices de vivos colores. No giraron hacia la sala de protocolo, sino que continuaron hasta la zona privada del edificio. Se detuvieron delante de una puerta de roble que dos soldados custodiaban con sus espadas en alto. El guardia de la túnica dorada la abrió e hizo un gesto a Dalmau para que entrara. La puerta se cerró tras él. Era una habitación sin ventanales, iluminada con antorchas, fría y húmeda. En una de las esquinas Dalmau atisbó una figura que se fue dibujando poco a poco más precisa ante sus ojos.

—Alteza —saludó arrodillándose de inmediato.

—Levantaos. Llevo días esperando ansioso nuevas vuestras. —El rey se acercó a él.

—He cabalgado sin descanso desde Foix.

—Vuestro aspecto lo delata. —El monarca se detuvo a cierta distancia de su vasallo.

—Lo lamento, alteza. Los caminos son peligrosos y es conveniente ir preparado, todavía visto indumentaria de combate.

El rey hizo gestos con las manos de no querer recibir explicaciones.

—¿Y bien? —apremió el monarca.

—Como vos le pedisteis, se ha infiltrado con éxito y se ha ganado de manera amplia su confianza. He de admitir que parece uno más de ellos. Ese muchacho tiene mucho talento.

—Cuando lo vi en el castillo de Monzón sabía que era perfecto para esta misión, justo lo que necesitábamos —se regodeó el rey—. ¿Y qué ha averiguado?

—Algo trascendental —contestó acercándose más al rey—. Los cátaros están desarrollando por escrito, o mejor dicho, lo han hecho ya, un dogma cristiano diferente al romano.

—Esos pobres desgraciados no se rinden. ¿El texto es herético?

—No estoy seguro, pero aunque no lo sea, la Iglesia lo tomará como tal.

—Explicaos. ¿Qué os contó exactamente Martín?

—Es una biblia cátara conocida con el nombre del Libro de los Dos Principios. No acepta el Antiguo Testamento ni muchos sacramentos, y asegura que existe un Dios malo que es quien ha creado el mundo material en el cual vivimos.

—Todo esto ya lo conozco, Dalmau, es la doctrina cátara. ¿Por qué decís que es tan importante?

—Porque el libro la pone por escrito, argumenta todo ello y en lengua de oc. ¿Tenéis una idea de lo peligroso que puede ser para la Iglesia?

—Claro que sí. —El rey meditó sus palabras—. Su doctrina impresa es una amenaza para Roma. Puede que sea eso lo que tanto temen. Sobre los cátaros, ¿qué os dijo? ¿Algún otro detalle que tenga que saber?

—Además de esto, pues que su comportamiento es impecable, no comen carne y su voto de pobreza es tan extremo que impresiona. Tienen en alta estima a las mujeres, por lo cual las ganan para su causa con suma facilidad, especialmente a las jóvenes y a las viudas.

—A Dios pido justicia, porque os aseguro que en el hombre no la encuentro, Dalmau —reflexionó en voz alta el rey—. Me preocupa que se nos vaya de las manos este asunto.

—Vuestro plan es perfecto, alteza.

—Nada lo es. Quizá hemos ido demasiado lejos y hayamos infravalorado a los cátaros.

—A todos nos interesa esta cruzada —intervino de forma apresurada Dalmau—. El acuerdo con el legado papal es beneficioso. Aunque él no lo sepa, al fomentar nosotros la herejía, le facilitamos que presionara al papa para convocarla. El conde de Tolosa intentó escapar airoso uniéndose a ella, pero el legado se la ha jugado bien excomulgándolo de nuevo. Ningún alto noble ha reclamado los territorios y títulos de los Trencavel, como imaginábamos. Si Arnaldo incita a Montfort para atacar Tolosa, tal y como pretendemos, todo el Languedoc sentirá miedo y recurrirá a vos como protector. Así os coronaréis como rey de la Gran Corona de Aragón, desde Bearn hasta la Provenza, incluida Tolosa. Un reino poderoso con los Pirineos como columna vertebral, el principio de un imperio.

—Aprecio mucho vuestro ímpetu, Dalmau, y bien sabéis que lo comparto —advirtió Pedro II—. Pero soy el rey y debo actuar como tal, con cautela y sosiego, sin precipitarme.

—Con vuestro permiso, alteza, no es ese el monarca que yo conozco. Bien sabéis vos que el rey de Aragón no es un soberano como el resto. Vos lucháis en primera línea de batalla y dirigís con arrojo a los hombres. No disfrutáis encerrado en palacios como este, sino que deseáis empuñar la espada, porque sois un rey guerrero y el pueblo os ama por ello.

—¡Claro que lo soy! Os juro que llegado el momento yo mismo entraré en el Languedoc encabezando mis ejércitos.

—Lo sé, alteza, y quizá es lo que debéis hacer, si me permitís la osadía. Los cruzados están dirigidos por Montfort, un segundón. La mayoría de ellos abandona el Languedoc a los cuarenta días de servicio. Tanto en verano como en invierno están a vuestra merced. —Dalmau apretó su puño—. Lo más difícil está hecho y Arnaldo no sospecha nada.

—¿Creéis que no lo he pensado ya? —inquirió Pedro de Aragón—. Pero olvidáis que el legado papal es ambicioso, no podemos confiarnos. Es un clérigo. Si obtiene el arzobispado de Narbona, ¿se dará por satisfecho? Vos sois uno de mis mejores informantes, así que decidme: ¿qué anhela ese hombre?

—Todo el poder posible —respondió Dalmau.

—La ambición es peligrosa, suele estar más descontenta de lo que no tiene que satisfecha de lo que ya posee. Y para muchos hombres la ambición es el último refugio del fracaso.

—No os falta razón, alteza.

—¿Y los cátaros? ¿Acaso no saben luchar? Los francos los han humillado en el campo de batalla una y otra vez. ¿Realmente es imposible que les hagan frente con sus propios medios?

—No están organizados, ese es el problema. Ya conocéis la inoperancia del conde de Tolosa. Son capaces de refugiarse en sus poderosos castillos y defenderlos con eficacia, pero poco más.

—Sí, el conde de Tolosa es un grave problema.

—En cambio, el conde de Foix sí podría acaudillarles con la suficiente habilidad, pero el resto de los señores no aceptaría su liderazgo. Solo vos podéis unir y guiar a todo el Languedoc a la batalla.

—Eso espero, Dalmau. Pero temo que ese libro pueda ser peligroso y alterar el orden de las cosas —musitó con tono preocupado Pedro II—. Lo quiero en mi poder.

—Según Martín, el perfecto de Foix tenía una versión reducida. Pero el original puede estar en Cabaret.

—Haceos con él. Partid de nuevo hacia allí con dos hombres de confianza y conseguidlo. Nos puede ser útil en el futuro —ordenó el rey.

—Es posible, los razonamientos de su fe son convincentes. Su ostentación de la pobreza les hace ser apreciados entre el pueblo y eso es terriblemente peligroso para la Iglesia.

—El voto de pobreza… qué difícil es de cumplir para el clero, ¿verdad? —meditó en voz alta el rey—. Si los cátaros se extienden a otras regiones de la cristiandad, podría popularizarse su doctrina entre los sacerdotes católicos. ¿Os imagináis a los obispos renunciando a sus posesiones? ¿O Roma renunciando a sus tesoros?

—Ciertamente no, alteza. No os inquietéis por eso —le aconsejó Dalmau en un tono despreocupado—. Nunca llegarán tan lejos. En el fondo son cristianos; serán rebatidos por los teólogos católicos y sus argumentos desmontados con ayuda de la Biblia.

—No si cuentan con su propia Biblia —interrumpió Pedro de Aragón—, y más si está escrita en la lengua que puede leer el pueblo. Tiene que ser ese el peligro que tanto teme Inocencio III. —Hizo un gesto con la mano derecha y una sombra apareció desde la oscuridad de una de las esquinas de la sala—. ¿Qué opináis?

—Nos conviene que la herejía continúe —respondió el nuevo invitado.

—Lo sé —afirmó el rey.

—La nobleza del Languedoc la apoya —contestó acercándose más al monarca—. Por ahora todo sigue según lo planeado.

—Esos nobles me solicitan ayuda de manera constante. Son mis vasallos y debo protegerlos de los francos. No podré permanecer mucho más tiempo sin actuar.

—Todavía no ha llegado el momento —advirtió desde la penumbra—. Por ahora, oficialmente debéis repudiar la herejía. Aunque luego la apoyéis con todas vuestras fuerzas.

—Lo haré, pero no veo la hora de cruzar los Pirineos a la cabeza de mis caballeros.

—Roma enviará más cruzados —intervino Dalmau.

—Así es —afirmó la sombra—, y los nobles del Languedoc se encontrarán cada vez más indefensos. Rogarán a su rey que los defienda. Si sois paciente, incluso el conde de Tolosa se arrodillará ante su alteza.

—No es vasallo mío.

—Es el señor más poderoso del Languedoc. Si jugamos bien nuestras cartas todos os rendirán obediencia y podréis ser señor de todos los condados, de Tolosa a Narbona, y unirlos con Montpellier y la Provenza. —La sombra se movió un par de pasos—. Y así crear una Gran Corona de Aragón, un reino formidable entre Hispania y el resto de la cristiandad.

—Un reino a los dos lados de los Pirineos —subrayó Dalmau.

—Con un poder tal que podrías mirar cara a cara al rey de Inglaterra o al de Francia. Seréis uno de los monarcas más poderosos.

—¿Y los cátaros? —interrumpió Dalmau—. ¿Qué pasará

con ellos? Si os nombran su rey, deberéis luchar por ellos e Inocencio III os excomulgará.

—No si es un rey cruzado, un paladín del catolicismo —advirtió la sombra.

—¿Un rey cruzado? —Pedro de Aragón subió el tono de voz—. ¿Qué pretendéis? ¿Que vaya a Tierra Santa?

—Los almohades están avanzando. El rey de Castilla va a enfrentarse a ellos y el papa lo apoyará proclamando una nueva cruzada. El reino de Navarra también se unirá y miles de caballeros de toda la cristiandad vendrán desde París, Londres o Roma —explicó la sombra—. Y cuando llegue la batalla frente al califa almohade, la Corona de Aragón con su rey en cabeza debe estar en primera fila.

—¡Y lo estará! —asumió Pedro de Aragón.

—Fuisteis coronado en Roma por el mismo sumo pontífice —continuó la sombra—. Si además os convertís en un rey cruzado, cuando llegue la hora de intervenir en el Languedoc, Inocencio III se lo pensará dos veces antes de plantearse siquiera excomulgaros. Debe respetar la ley feudal. El conde de Foix y el de Comminges son vuestros vasallos, la casa de Trencavel también. Si hay que poner orden en esos territorios y hacer cumplir la ley de Dios, deberéis ser vos su brazo ejecutor y no los cruzados.

—¿Y Tolosa? —inquirió Dalmau.

—Por eso debemos proseguir hasta que el conde tolosano esté tan desesperado que no le quede otra opción que pedirnos ayuda. Por eso necesitamos echar más leña al fuego del catarismo. Una vez que vos, alteza, seáis señor de todo el Languedoc, con la nobleza a vuestros pies, nos resultará fácil controlarlos —añadió la sombra—. Y siempre nos serán útiles frente a Roma. Nosotros nos erigiremos como los defensores de la fe católica, y por tanto el papa nos necesitará para protegerse de la herejía.

—De ahí la importancia de ese libro. Con él en mis manos, Roma tendrá que atenerse a nuestros deseos y peticiones —ratificó Pedro de Aragón con los ojos llenos de deseo.

—¿Queréis chantajear al papa con el Libro de los Dos Principios?

—Sí, debemos conseguir esa biblia cátara cueste lo que cueste. Que no caiga en manos de los cruzados y menos en las de Arnaldo.

El rey permaneció en silencio y el personaje salió de la penumbra. Se trataba de Miguel de Luesia. Dalmau lo conocía bien; era el mayordomo real, quizá el hombre más astuto del reino.

—¿Creéis que los cátaros resistirán? —terminó preguntándole el monarca.

—Si lo que nos ha contado Dalmau es cierto, sí.

—Pero son unos demonios. Han conseguido engañar a sus señores, no sé si es buena idea utilizarlos.

—No es necesario buscar la maldad para explicar algo que puede hacerse con la estupidez. El joven Trencavel era un necio y el conde de Tolosa es un cobarde. Por ello debemos aprovechar la situación —sugirió Miguel de Luesia—, de lo contrario otros lo harán. ¿O es que creéis que ese Montfort y el legado papal están luchando por la fe católica? Saben igual que nosotros que la nobleza del Languedoc es débil y utilizan a los cruzados para apropiarse de sus títulos y territorios.

—Una Gran Corona de Aragón que englobara los territorios de ambos lados de los Pirineos sería mi sueño.

—Un sueño que se cumplirá —añadió el mayordomo real—. Solo debemos jugar bien nuestras cartas. Ahora es de vital importancia que el rey de Castilla haga una llamada contra los musulmanes y que convenza a Inocencio III para que le otorgue el título de cruzada. Después debemos acudir a la guerra santa y vencer a los almohades, que esa victoria os convierta en un rey cruzado. Mientras, tendremos que confiar en que los cátaros resistan en sus castillos.

Entonces una paloma blanca voló por encima de sus cabezas y se posó en una de las ventanas del palacio.

—Parece ser que tenemos noticias —comentó el rey—. Podéis retiraros ambos.

TERCERA PARTE

El libro

1211

40

Montfort

Minerve

Esa mañana los proyectiles cruzados volvieron a caer sobre Minerve. Montfort y sus hombres de confianza, Florent y Alain, estaban frente a la amplia llanura que se abría ante la ciudad y que impedía que las máquinas de asedio pudieran posicionarse adecuadamente. Además, las altas murallas resistían los impactos con suma facilidad.

—¡Es inútil! No podemos tomar la ciudad —se lamentó Alain.

—Si nos retiramos nuevamente, muchos voluntarios desertarán y la moral de la cruzada caerá por los suelos. ¡Hay que apresarla al precio que sea necesario! —añadió Florent—. No tenemos opción, ¡debe ser nuestra!

—Soy consciente de la situación. Cabaret era inconquistable, pero Minerve es diferente —afirmó Montfort.

—Yo la veo también imposible, no ha sido buena idea venir aquí —le reprochó Alain.

—Si queremos hacernos respetar en Carcasona y Béziers y asentar nuestro poder en todas las plazas y castillos que dominamos, tenemos que tomar cada uno de los territorios que todavía permanecen fieles a los Trencavel. Hay que someter a todos los que aún son adeptos a esa casa. No permitiré ningún tipo de sublevación, ¡yo soy el vizconde!

—Creía que esto era una cruzada y que nuestros enemigos eran los cátaros —recordó Florent.

—Y lo son, pero justamente Minerve y Cabaret son los mayores nidos de herejes que rodean Carcasona —respondió enojado Montfort—. No tenemos alternativa.

—Ya sabéis que os seguiremos a donde ordenéis, mi señor —afirmó con gesto inexpresivo Florent.

—Por supuesto que lo haremos. No hemos llegado hasta aquí para que nos detengan unos muros de piedra. En Tierra Santa vimos fortalezas más poderosas y no desistimos —recalcó Alain de manera mucho más enérgica apretando su puño.

Los caballeros asintieron con la cabeza.

—Perdonad —contestó una sombra proveniente de la entrada que alertó a los nobles.

—¿Quién osa interrumpirnos? —preguntó Montfort.

—Creo que vos me hicisteis llamar —respondió una débil voz.

—¿Cómo decís? ¿Quién sois? —dijo contrariado el normando mientras se acercaba al diminuto personaje, que vestía hábitos de religioso.

—¿Acaso tenéis tanto miedo a morir que habéis pedido a un sacerdote que os confiese? —bromeó Alain.

—¡Callaos! —ordenó el jefe militar de la cruzada—. ¿Sois Guillaume?

—Así es —respondió pausadamente.

—¿El arquitecto de catapultas? —preguntó Florent sorprendido.

—Algunos me llaman así.

Todos enmudecieron. Se trataba de un sacerdote enjuto, joven a juzgar por su rostro. Vestía un simple hábito con una cruz de madera colgada al pecho y calzaba unas albarcas desgastadas. Una leve barba cubría sus mejillas y sonreía tímidamente mientras permanecía con las manos entrecruzadas.

—Recibí vuestra petición —explicó el clérigo—. Estudié los planos y vuestras anotaciones, bien realizadas por cierto, y creo que puedo ayudaros a tomar Minerve.

—¿Dios nos ha enviado un cura para asaltar la ciudad? —ironizó Alain.

—Al fin y al cabo, sois un ejército cruzado, un ejército de Dios. Él también debería contribuir —bromeó Florent.

—¡Silencio! —Montfort alzó la voz—. ¿Estáis seguro? ¿Es factible el asalto?

—Para ello necesitaré que me prestéis unos cien hombres, o incluso alguno más. Preciso de madera en abundancia y herramientas de trabajo, y que paguéis todos mis gastos.

—Lo que demandéis —aseguró Montfort—. Mañana lo...

—Ahora —interrumpió el sacerdote.

Montfort se quedó mirando al menudo clérigo. Era un hombre de corta estatura y escuálido. Vestía de forma miserable incluso para ser un religioso. Por tanto, resultaba difícil para él recibir órdenes de alguien tan insignificante. Sus caballeros lo sabían, y esperaban ansiosos la respuesta del vizconde.

—¿No habéis escuchado al cura? —gritó para asombro de todos—. ¡Vamos! Tenemos una ciudad que conquistar, así que dadle todo lo que pida.

—Mi señor, es de noche. —Florent dio un paso adelante—. ¿No sería más prudente esperar al alba?

—Que yo sepa Dios no duerme, por tanto, su ejército tampoco debe hacerlo —sentenció el clérigo.

—Ahí tenéis vuestra respuesta, Florent. —Montfort soltó una sonora carcajada—. Cura, ahora mismo daré orden de que os envíen a cuantos hombres, herramientas y bestias preciséis.

—Por cierto, tuve un enfrentamiento con un pequeño grupo de cátaros al sur de aquí —comentó Guillaume antes de irse.

—Eso es imposible —intervino Alain—. Tenemos controlados todos los caminos.

—Entonces quizá debáis repasar lo que significa la palabra «control» —ironizó el sacerdote—. Los encabezaba una joven dama. Ella y un hombre lograron escapar, abatimos al resto.

—¿Una mujer? —preguntó Alain.

—Sí, parecía noble, aunque iba vestida como un caballero y luchó como tal. Mató a un par de mis acompañantes, mercenarios que me protegían en el viaje.

—Enviaré una partida a buscarlos y daremos la alarma de que los detengan en cualquier pueblo o ciudad —intervino Montfort con firmeza.

—Respondía al nombre de Marie.

—«Marie», decís... ¿De quién puede tratarse? Tiene que ser forzosamente una dama de alguno de los linajes que controlaban antes este condado. —Montfort mostró una cara mezcla de sorpresa e incomprensión—. Daremos con ella y será castigada, podéis contar con ello. Una mujer... Lo que hay que ver por estas tierras.

—¿Qué mal puede hacernos una simple hembra? —Florent soltó una carcajada.

—Mató a mi escolta —advirtió el cura—. Era diestra en el manejo de las armas.

—No puede ser cierto —comentó Alain entre risas que no fueron bien recibidas por Montfort.

—Os lo aseguro, acabaron con todos mis hombres.

—¿Cómo era? —Florent sonreía incrédulo—. ¿Tenía algo que nos sirva para reconocerla?

—Sí. Es fácil de identificar porque peleaba con una espada de infieles.

—¡Infieles! ¿Qué queréis decir? —inquirió Florent más interesado.

—Usaba una espada de sarracenos de bella factura.

—Una cimitarra —insinuó Montfort—, ¡qué extraño! Esto debemos investigarlo. Florent, que salga una patrulla en su búsqueda. No pienso tolerar ni un solo signo de rebeldía y menos de una mujer.

Aquella mañana una suave brisa cubría toda la llanura frente a Minerve. El humo de las hogueras del campamento cruzado hacía todavía más espesa la bruma y costaba distinguir la silueta de la ciudad si no fuera por las antorchas que coronaban lo alto de las torres. Apenas unos pocos centinelas permanecían despiertos, cansados de una larga noche de vigilancia. Por eso nadie se percató de lo que estaba a punto de suceder.

Uno de los centinelas de Minerve se apoyaba sobre un merlón de la muralla, casi no podía mantener los ojos abiertos. Se asomó por una de las almenas para distraerse cuando un fuerte ruido despertó la ciudad. Un temblor nació de los cimientos de la muralla y fue ganando en intensidad, hasta que el soldado despertó totalmente y se dio cuenta de que no estaba soñando, que la muralla se movía hacia atrás, y perdió el equilibrio cayendo al vacío. El siguiente impacto vino acompañado de gritos de dolor. Una de las torres del flanco este fue alcanzada por un enorme proyectil y parte de su tejado cayó sobre unas viviendas provocando el pánico. Las campanas de la ciudad empezaron a repicar y la gente salió a las calles asustada. El terror se adueñó de todo Minerve.

En el campamento cruzado la alteración no era mucho menor. Aunque ya estaban despiertos y formando, ninguno de ellos entendía qué sucedía. Cada cinco minutos, una bola negra surcaba el cielo a gran velocidad en dirección a las murallas de Minerve. Dos de los jefes cruzados, Alain y Florent, corrieron hasta la posición avanzada donde se ubicaba el arma de asedio. Cuál fue su sorpresa al ver al pequeño sacerdote de París dirigiéndola.

—Guillaume, el famoso constructor de catapultas —añadió Pierre, el protegido de Montfort, que sorprendió a los dos caballeros—. Un sacerdote parisino considerado el mejor ingeniero del mundo.

—¿Cómo la han construido tan rápido? —preguntó asombrado Alain.

—Casi cien hombres han estado talando el bosque cercano. Además, trajo consigo un grupo de veinte carpinteros de los pueblos aledaños, que han laborado sin descanso según sus planos —explicó el monje cisterciense, mientras un puñado de trabajadores provistos de pértigas corría hacia la posición del arma de asedio.

En ese preciso instante, el alargado brazo del engendro se retorció hasta lo imposible. A continuación, el pequeño sacerdote dio una orden y varios hombres accionaron una palanca que liberó la titánica fuerza que poseía el colosal trabuco. El contrapeso se elevó con tal potencia que hizo zarandearse con violencia toda la estructura. El brazo subió hasta lo más alto y la extensión donde se encontraba el proyectil fue lanzada hacia delante, hasta que la cuerda se tensó por completo y una nueva roca negra fue impulsada con destino a Minerve. Los presentes siguieron la parábola que describía el inmenso proyectil mientras surcaba el cielo del Languedoc, hasta que finalmente impactó en la muralla de la ciudad provocando una enorme masa de polvo.

—¡Dios mío! —Alain no daba crédito a la potencia del artefacto.

—Simón, ¿por qué no nos avisasteis? —Florent no ocultaba su emoción.

—Debíamos mantenerlo en secreto. Guillaume era reticente a desplazarse al sur. El rey de Francia lo quiere siempre cerca de él, por si necesita de sus servicios. Además, es una pieza muy codiciada por los ingleses. Si saben que está aquí podrían intentar capturarlo.

—Lanza rocas casi esféricas y negras. ¿Por qué son así? —inquirió Alain.

—Un grupo de canteros tallan los proyectiles para que sean esféricos —precisó el cronista de Montfort, a la vez que hacía anotaciones en unos manuscritos que portaba consigo—. Después los pintan de color oscuro.

—Nunca había oído nada parecido, ¿qué sentido tiene? —Alain no podía apartar los ojos de la máquina de asedio.

—Es sencillo. Se pintan de negro para que cuando la luz del sol se refleje en ellas las haga invisibles a la vista de los sitiados —respondió el sacerdote parisino que se había acercado sin hacer ruido hasta el cónclave de los jefes cruzados.

—Es realmente impresionante —confesó Montfort.

—La he llamado la «mala vecina» —afirmó orgulloso el religioso ante la mirada asombrada de los caballeros cruzados—. Sin duda los cátaros estarán de acuerdo con el nombre, sobre todo cuando vayan pasando los días y su vecina no deje de enviarles recuerdos.

La «mala vecina» estuvo disparando toda la mañana sin descanso, no se detuvo hasta el mediodía. El sacerdote realizó unos cambios en los ajustes de la máquina, dejó trabajando a los carpinteros y se reunió con Montfort en su tienda.

—Pasad —dijo el jefe cruzado, que se encontraba totalmente solo—. ¿Cómo va el asedio?

—Las murallas son demasiado gruesas. Habría que impactar varias veces en el mismo punto para agrietarlas, e incluso así no conseguiríamos que se desmoronen.

—Entiendo —murmuró el normando—. ¿Y si disparamos a la base?

—Hum, no serviría de mucho; no creo que alcanzáramos a dañarla lo suficiente. —El sacerdote se acercó más a Montfort—. Puedo seguir disparando, minando su moral y causándoles destrozos, pero tardaríamos en lograr hacer una brecha por donde acceder.

—¿Qué proponéis? —preguntó Montfort enojado—. La ciudad se ubica sobre una mole de granito. No podemos minar las murallas con túneles, ni asaltarla con escalas. Si tampoco somos capaces de derruirlas con vuestros inventos, ¿qué opción nos queda?

—Mi trabuco posee una extremada precisión, puedo alcanzar el punto que deseéis de sus defensas —aseguró el cura.

—¿De qué me vale eso? —criticó malhumorado el vizconde.

—Creo que no lo habéis entendido bien, mi señor. La precisión es tal que, si me indicáis un punto concreto de la ciudad, es posible atacarlo hasta hacerlo desaparecer. No tiene que ser necesariamente la muralla.

—Sed más concreto, ¿qué sugerís?

—¿De dónde procede el agua que tienen en la ciudad?

—Suponemos que de un pozo en el fondo del precipicio —respondió Montfort—. Ya hemos estudiado esa opción. La captación es profunda. Acceden a ella sin salir de la ciudad, a través de una escalera protegida por una muralla y que desciende hasta el fondo del abismo.

—¿Podríais indicarme dónde está esa escalera?

—Seguidme —respondió el vizconde con su característica voz enérgica, propia del que sabe que es obedecido.

El sacerdote siguió al jefe cruzado hasta un saliente cerca de donde estaba el gran trabuco de contrapeso. Se protegió la vista de los rayos de sol para que no le cegaran.

—Allí, justo debajo de aquella parte de la muralla.

—Sí, la veo. —El sacerdote también había alzado su brazo para evitar ser deslumbrado.

—Hay toda una escalera amurallada que desciende hasta el precipicio, donde hay abundante agua —explicó Montfort poco animado—. Por ello nos es imposible esperar que sus defensores se rindan, pues tienen un acceso ilimitado al agua.

—Eso ya lo veremos.

El sacerdote salió corriendo torpemente; las viejas albarcas que llevaba no le ayudaban en aquel terreno rocoso. Montfort le siguió y se detuvo al verlo dirigirse con gritos y aspavientos a los hombres a cargo de su máquina de guerra. En apenas dos horas había desplazado varios pasos el ingenio mecánico que apuntaba de nuevo a la ciudad.

Las rocas casi esféricas y pintadas de negro estaban listas para ser lanzadas y el sacerdote parisino no tardó en dar la orden. Un nuevo proyectil cruzó la llanura frente a Minerve para impactar en sus murallas. Sus gentes, atemorizadas, dieron la voz de alarma. Todos corrían de un lado a otro. Los soldados subían prestos a la muralla, temiendo que esta no pudiera resistir tantos ataques, cuando un segundo proyectil alcanzó las defensas. El pánico cundió en el señor de Minerve, que desde una alcazaba en la parte más protegida de la ciudad veía impactar las rocas negras de Guillaume en sus defensas. El temor del noble se tradujo en alegría al comprobar que las dos bolas de piedra disparadas habían golpeado por debajo de la base de la muralla, sin causar daño a la ciudad.

El señor de Minerve sonrió complacido. Había temblado al ver el tamaño de los proyectiles. Sabía que si impactaban en alguna de las torres la destruirían y que causarían graves daños a las murallas. Por suerte, parecía que la potencia de la temible arma iba en proporción a su escasa precisión, y eso le tranquilizó. En el campamento cruzado, Pierre, el protegido y cronista de Montfort, miraba asombrado cómo el largo brazo del trabuco lanzaba otro proyectil, mientras el contrapeso subía y bajaba con virulencia. Un nuevo pedrusco cruzó el cielo del Languedoc y volvió a sacudir la base del precipicio, bajo las murallas de la ciudad.

—¡Cura! —gritó un peón con aspecto de lombardo—. ¿Vais a acertar en la muralla alguna vez?

Todos sus compañeros rieron, aunque el sacerdote ni se inmutó. Los jefes de la cruzada se miraron preocupados y Pierre buscó desesperadamente a Montfort, que divisaba los lanzamientos desde el emplazamiento con la mejor visibilidad de todo el campamento. Fue hacia él con gesto contrariado.

—Mi señor, el sacerdote no consigue impactar en las murallas. Debe de haber algo mal en la máquina —advirtió el monje cisterciense preocupado.

—No hay nada estropeado en su trabuco —respondió Montfort sin mirarle.

—Entonces no lo entiendo, está errando en todos sus disparos.

En ese momento otro proyectil golpeó en la base del precipicio ante el estupor de los cruzados y las risas de los defensores de Minerve.

—¡Mi señor —gritó Pierre para llamar su atención—, esa máquina es un desastre! No es nada precisa, debéis detenerla. La muralla sigue intacta, los proyectiles chocan siempre mucho más abajo de la base de las defensas.

—No me interesa la muralla, Pierre. Ese sacerdote es un genio. Observa bien los impactos y piensa qué es lo que está haciendo realmente.

—¿Qué? —El cronista se pasó la mano por la nuca y torció el gesto—. No entiendo... —Antes de terminar la frase, el cisterciense se detuvo y miró de nuevo a la ciudad.

Pensó en las palabras de Montfort. Observó detenidamente las murallas y el precipicio; reflexionó sobre cuál sería el punto más importante para atacar la ciudad, aparte de ellas. El acceso estaba semiescondido, protegido por un castillo bien fortificado, y no resultaba factible asaltarlo. Podían embestir las torres, aunque solo conseguirían descabezarlas y eso con muchos lanzamientos y precisión.

—¿Qué es lo más importante de un asedio, Pierre? —inquirió Montfort sin dejar de mirar a la ciudad.

Su protegido siguió reflexionando. Lo esencial para resistir un prolongado asedio, además de las defensas, son los víveres, las reservas y las provisiones.

—¡El agua! ¡Los pozos de agua! —gritó de manera efusiva el monje—. La «mala vecina» está machacando la escalera amurallada que va desde la ciudad al fondo de la garganta, donde están protegidos los pozos de agua.

—Así es —confirmó Montfort—. En uno o dos días no tendrán acceso al agua. No asaltaremos la ciudad, ella se rendirá a nosotros. Te dije que Dios lucharía a nuestro lado.

41

Martín

Cerca de la Montaña Negra

Martín deambuló varios días. Intentó llegar al castillo de Cabaret, pero los caminos hacia la Montaña Negra estaban controlados por retenes cruzados. Llegó a la conclusión de que la única manera de dar con Marie era buscando la biblia cátara, el Libro de los Dos Principios. Si hallaba aquel texto, la encontraría a ella.

Se adentró en un bosque sombrío y húmedo. Después de un par de horas, ni siquiera los animales se mostraban a su paso, como si tuvieran miedo de algo o de alguien. En varias ocasiones se había sentido observado y hubiera jurado que las copas de los árboles lo vigilaban.

Continuó en solitario hasta llegar a un cruce de caminos, donde se encontró con lo que parecía una columna de cruzados que se avistaba a lo lejos.

«¿Y ahora qué?», se preguntó.

No podía huir, eso le delataría. Debía intentar pasar lo más inadvertido posible. Prosiguió despacio, con total normalidad. La mejor manera de pasar desapercibido era no intentarlo, mimetizarse con el ambiente. Si aquellos eran cruzados, ahora él también lo era.

—Tú, ¿adónde vas? —preguntó un hombre fuerte y de altura considerable, con la piel pálida y el pelo rojo, que vestía una saya blanca con una cota de malla y un yelmo que lucía una cruz roja pintada en el frontal—. Casi no se te ve, estás amarillento. Pareces enfermo.

—Sí, lo he estado y no he comido mucho últimamente; pero ya estoy mejor.

—Ya veo, ¿y de dónde vienes? —insistió el mayúsculo personaje.

—De la Provenza —volvió a mentir.

—¿Tienes señor? —preguntó el pelirrojo con un acento extraño, casi indescifrable.

—He venido para unirme a la cruzada —inventó ante el temor de ser descubierto.

—Muy bien —afirmó el cruzado riéndose—. Yo soy Hugh de Lacy, caballero normando. Vengo de Irlanda para unirme a las huestes de Montfort y limpiar esta tierra de herejes. Será un placer que nos acompañes. Vamos hacia Minerve, están asediando la plaza.

—¿Y la Montaña Negra?

—He oído que es una plaza difícil de conquistar y se ha pospuesto.

—Vaya...

—No te preocupes, muchacho, pronto será nuestra. Sus riquezas y también sus mujeres. —Soltó una terrible carcajada—. Lo que sí debe preocuparte son esos a los que llaman faidits.

—¿Quiénes?

—Renegados, cobardes, caballeros sin tierra, bandidos y criminales —formuló antes de escupir al suelo—. Son nobles de estas tierras derrotados, desposeídos de sus títulos y bienes. Ahora deambulan por los bosques y las zonas rocosas con sus antiguos vasallos. Y a la mínima ocasión nos atacan. —E hizo un gesto chocando su abultado puño contra la palma de la mano—. Son peligrosos, porque están llenos de odio y rencor. Aunque son pocos, si caemos en una de sus emboscadas, te advierto que no hacen prisioneros. Debemos estar ojo avizor. Vamos, queda un largo camino hasta Termes.

La columna estaba formada por unos cien hombres, la mayoría viejos o demasiado jóvenes. Solo Hugh y media docena más de ellos eran caballeros. Por lo que respecta a los demás, había una docena de sargentos y unos veinte peones armados con arcos y ballestas. No era una gran compañía; sin embargo, toda ayuda resultaba poca en una guerra como aquella.

—¿Cómo te llamas, muchacho?

—Martín.

—¿Y has venido solo?

—Sí. Quería unirme a la cruzada y ¡acabar con esos malditos herejes! —enfatizó para intentar no levantar sospechas.

—Muy bien, me gustan esos ánimos.

Caminaron todo el día hasta que llegaron a una pequeña población cercana a Montgey. Era un lugar arrasado por la guerra. La mayoría de las casas habían sido quemadas y las pocas que quedaban en pie tenían un aspecto lamentable. No había gente por las calles y solo la iglesia permanecía intacta. Los voluntarios de la cruzada buscaron donde pasar la noche entre los escombros de las viviendas, mientras los caballeros y sus sargentos se refugiaron en la mejor construcción del lugar. Esta era una antigua casa noble, que debieron de habitar los sirvientes del señor de esas tierras. Un noble acusado de cátaro y despojado de todos sus bienes.

—Ven a la casa, Martín. —A Hugh parecía haberle caído bien—. Estarás más caliente y seguro, pues mucha de la gente que llevamos es auténtica chusma. Mendigos y ladrones que buscan hacer fortuna y salvarse de sus pecados con las indulgencias de la cruzada.

Martín accedió sin dudarlo. Dentro, el normando reavivó el fuego de la chimenea revolviendo las ascuas. Un par de sargentos cocinaban un caldo con tocino. Aquella noche durmió caliente sobre una vieja cama. A la mañana siguiente la columna cruzada tardó en organizarse. Tal y como le había explicado

Hugh, muchos de sus integrantes eran hombres de la peor calaña. Resultaba difícil pensar que fueran a luchar por Dios. Finalmente se pusieron en marcha.

—Cuando aseguremos toda esta zona, iremos donde está lo verdaderamente bueno.

—¿Dónde es eso? —El aragonés no escondió su interés.

—A To-lo-sa. —El normando pronunció cada una de las sílabas de aquella ciudad como si fueran especiales.

—¿Es el conde un hereje? —preguntó Martín, ante la confianza que había ganado, de manera rápida e inesperada, con el normando.

—Eso a mí me da igual. He venido a luchar y lo haré contra quien me ordene Simón de Montfort —contestó sonriente Hugh—. Para un normando como yo, lo único importante es la tierra. Nos lo han arrebatado todo en el norte, así que espero poder obtener un título aquí en el sur. Me da igual contra quién tenga que combatir.

—Pero vos sois un cruzado.

—¿Y? —dijo entre risas—. ¿Has visto la chusma que nos sigue? ¿Tú crees que se puede llamar cruzados a esos miserables? Somos nosotros, los caballeros del norte, los que conquistaremos estas tierras, no los pobres hombres que manda Roma. Serán nuestras espadas las que limpien las ciudades de herejes, no las misas de los curas. Esta tierra será nuestra cueste lo que cueste.

—Una cosa es acabar con los herejes, por lo que daría mi vida, pero no todos los nobles del Languedoc los apoyan —atestiguó Martín.

—Da igual —respondió más serio Hugh—. Son débiles, han permitido que sucediera todo esto. Han descuidado sus obligaciones. No pelean, prefieren luchar en torneos. No castigan a sus siervos, les entregan ciudades y favorecen que se enriquezcan con el comercio. No toman a las mujeres, las cortejan e incluso les escriben cartas. ¡Hasta ahí podríamos llegar! Solo faltaría que un noble tuviera que saber leer, escribir y mandar misivas a una mujer. ¡Como si sus responsabilidades los mantuvieran ociosos!

—Son cartas de amor.

—¡Amor! ¡Vaya tontería! Eso es un invento de las mujeres para engañarnos y obligarnos a hacer lo que ellas quieren. ¡Amor, dices! —Soltó una sonora carcajada—. Dime, ¿qué se supone que es el amor?

—Bueno, es... —Martín rebuscó entre todas las palabras que conocía—. Es complicado de explicar.

—¡Ajá! —exclamó el normando con aspavientos—. ¡Ahí lo tienes! Ni siquiera eres capaz de explicarlo. Una cosa es que te atraiga una mujer y quieras copular con ella cuantas veces desees, o que te cases con una para aumentar tu patrimonio y tener hijos fuertes que perpetúen tu linaje. Eso es lo importante, pero ¡el amor! Eso son tonterías. Los malditos trovadores y bufones se han encargado de expandir esas memeces por estas tierras, y los necios nobles que las dominan se las han creído.

—Claro. —Martín no supo que más decir.

—¿O es que acaso tú has estado alguna vez enamorado?

—¿Yo? Supongo que no.

—¿Cómo que supones? Algo que no se puede explicar, forzosamente no puede existir.

—Pero hay más cosas que son difíciles de explicar y eso no quiere decir que no... —Martín sintió cómo el normando clavaba su mirada en él—. Quiero decir que no solo es eso. Resulta evidente que es cosa de mujeres, ¡el amor no sirve para nada!

—¡Exacto! Nuestro deber es proteger a los vasallos y el de ellos trabajar la tierra y servirnos. Es bien sencillo, ¿no crees? Los curas oran, los campesinos laboran y los nobles los defienden.

Cuando el normando terminó de decir su última palabra, una flecha atravesó el cuello de uno de los peones que caminaba delante de él, desplomándose en el suelo. Trató en vano de tapar la herida con sus manos, pero la sangre brotaba a borbotones y pronto tiñó de rojo el camino. A esa flecha la siguieron muchas más, y uno tras otro fueron cayendo los componentes de la columna. Los hombres de armas, en especial los caballeros, lograron protegerse con sus escudos y sus cotas de malla. En cambio, los voluntarios apenas pudieron defenderse.

Un muchacho, apenas un crío, cayó abatido a los pies de Martín. Una azcona le había alcanzado en un ojo y se retorcía de dolor mientras intentaba sacarse él mismo el proyectil. Asustado, el aragonés buscó con qué guarecerse y encontró un escudo triangular de un peón que yacía muerto. Le cogió también el yelmo y desenfundó su brillante espada templaria. Esperó agazapado hasta que docenas de hombres salieron de la espesura del bosque gritando enloquecidos. Parecían demonios salvajes dispuestos a acabar con toda la columna.

Vio cómo dos de ellos iban directos hacia Hugh. Este los esperó y con dos movimientos de su espada le rajó a uno el abdomen y a otro la cara. Después llegó otro armado con una pica. Hugh la esquivó y la atrapó entre su antebrazo y su costado. A continuación, lanzó un golpe de espada que segó para siempre la cabeza del tronco de su enemigo. Dos flechas se estrellaron contra su armadura sin que se inmutara, y acto seguido se precipitó a por los arqueros; a uno le dio dos tajos con su filo en el brazo y la cara. El otro se escapó corriendo, pero Hugh lanzó su espada a modo de azcona y la clavó en su espalda. Momento que aprovechó un forzudo asaltante, tan grande como él, para atacarle con una maza de desmesurado tamaño. El normando esquivó hasta tres intentos de alcanzarle, y cuando su contrincante hizo una breve pausa antes del siguiente ataque, sacó una daga del cinturón y la clavó una y otra vez en el pecho del gigantón, que cayó de rodillas. Hugh le arrebató la maza y se lanzó contra dos asaltantes más.

Mientras, un hombre manchado de sangre y tuerto de un ojo se acercó a Martín armado con una guadaña. Se reía como si se tratase de la mismísima muerte que venía a buscarle. Le lanzó dos golpes de guadaña, que Martín detuvo con ayuda del escudo. El tuerto lo volvió a intentar tres veces más con idéntico resultado, hasta que en la siguiente ocasión Martín se giró y contraatacó con un corte mortal. Su enemigo intentó huir al tiempo que un chorro de sangre salía de su cuello y le manchaba la cara. Parte le entró en la boca y la escupió con asco.

Otro enemigo le atacó con un hacha de doble filo, pero Martín detuvo la acometida con la espada templaria. Luego, con un giro de muñeca propio de un verdadero caballero, introdujo la hoja de la noble arma en el pecho de su oponente. Excitado por el enfrentamiento se dio la vuelta respirando forzadamente en busca de más sangre que derramar, si bien solo encontró la figura de Hugh, embadurnada de sangre, con una maza en su mano derecha y una daga en la izquierda.

—Se retiran —aseguró el normando que había perdido su yelmo en la pelea—. Esos faidits son unos malditos cobardes. Nunca combaten a campo abierto, siempre lo hacen en emboscadas y escaramuzas. Has luchado bien, te felicito. ¡Buena espada!

—Gracias. —Martín echó un vistazo a su alrededor—. ¿Cuántos han muerto?

—No lo sé. Eso sí, ellos se han llevado lo suyo —respondió mientras recuperaba su yelmo, que permanecía al lado del cadáver de uno de los peones cruzados—. Debemos irnos, pueden volver con refuerzos.

Hicieron recuento. Ninguno de los caballeros había muerto, y solo dos sargentos y media docena de peones habían fallecido. En cambio, la mayor parte de los voluntarios que los acompañaban yacían sin vida sobre aquel paraje perdido del Languedoc.

Se detuvieron en Limoux, una población que por su tamaño parecía de notable importancia. A la entrada del pueblo había un mercado con verduras. Cerca de una fuente, un reducido grupo de gente rodeaba a un trovador que vestía una saya muy ceñida, sobre ella ropas anchas y coloridas, un gorro puntiagudo y por calzado unas zabatas. Al ver llegar los restos de la columna cruzada, los espectadores se retiraron. El trovador parecía estar relatando lo acontecido en el cónclave de Saint-Gilles. Martín le reconoció enseguida: era Raimon de Miraval. Este le saludó nada más verlo con su habitual reverencia acompañada de su característico giro de muñeca.

—Martín, coincidimos de nuevo.
—¿Conoces a este personaje? —inquirió Hugh con desprecio.
—¡Personaje! Me lo tomaré como un halago.
—No lo es.
—Simpático vuestro nuevo amigo. Soy trovador, el mejor del Languedoc.
—O sea, un bufón —respondió entre carcajadas el cruzado.
—Y vos, por vuestra peculiar forma de reír, debéis de ser normando.
—Así es. —Hugh miró con desprecio al trovador—. Martín, ¿dónde has conocido a un bufón como este?
—Comprendo que sea complicado de entender para alguien como... —el trovador parecía dudar qué palabra utilizar— vos, pero no soy ningún bufón. Soy un artista y debéis tratarme como tal.
—Quieres decir un vago. Solo hay que ver tu aspecto. —Y lo miró malhumorado—. A tirar de los carros te pondría yo para que te enteraras de lo que es trabajar.
—Muchacho, ¿cómo es que acompañáis a este desterrado?
—Miraval no se separaba de su laúd e hizo amago de tocarlo en un par de ocasiones.
—¿Qué has dicho, bufón?
—¡Basta! —Martín se interpuso entre ambos antes de que Hugh le golpeara—. Dejadnos, Miraval. Nos han atacado unos faidits y no estamos para canciones.
—Lo lamento. Estos territorios están cada día peor y las nuevas noticias no anuncian nada bueno. —El trovador guiñó un ojo al aragonés; había entendido perfectamente que Martín no quería revelar dónde se habían visto antes.
—¿Qué nuevas noticias? —inquirió el normando.

—Ahora sí que me necesitáis, ¿verdad?
—¡Te voy a matar! —saltó de nuevo Hugh, que avanzó hacia Miraval—. ¡Maldito bufón!
—Tranquilo, hombretón. —El trovador miró desafiante al cruzado mientras daba varios pasos hacia atrás—. Al parecer el conde ha sido acusado de perjurio por los clérigos católicos, encabezados por Arnaldo Amalarico.
—¿Por qué han hecho tal cosa? —intervino Martín más conciliador que sus dos compañeros.
—Para evitar que el conde de Tolosa tuviera derecho a hablar. En realidad, el legado papal le había preparado una buena trampa al más importante noble del Languedoc. Tal es así que finalmente votaron seguir con la excomunión que pesaba sobre él desde el año pasado, sin que el conde pudiera abrir la boca. ¡No le dejaron decir ni una sola palabra!
—El conde es un rufián, un endeble —manifestó de manera airada Hugh.
—En eso estoy de acuerdo.
—Pues qué bien. —El normando escupió contra el suelo empedrado.
—Ya ha pasado San Juan —señaló Miraval de forma misteriosa—, el momento en el que la cruzada recibe más refuerzos y el mejor periodo del año para luchar. Todo hace presagiar que, con la confirmación de la excomunión del conde tolosano, la cruzada va a tomar nuevas fuerzas. ¿Adónde os dirigís?
—A Minerve. Debemos llegar cuanto antes o nos perderemos la fiesta —aseveró Hugh.
—Yo debo marcharme también. Me ha alegrado veros de nuevo, Martín. ¡El espectáculo debe continuar! Volveremos a encontrarnos.
Martín respiró aliviado cuando vio que el trovador se alejaba. Si Hugh hubiera descubierto dónde se habían conocido, hubiera puesto su vida en peligro.

42

Sébastien y Marie

Minerve

Sébastien y Marie comían algo de pan refugiados en una de las casas más altas. Los proyectiles llevaban cuatro semanas abatiendo la ciudad, primero sobre los edificios y después en los accesos a las fuentes de agua. La situación era desesperada. Si aquel artefacto seguía disparando contra la escalera amurallada que descendía hasta los pozos, sería el fin. Y todos en Minerve lo sabían.

—Fue una locura venir aquí —se lamentó Sébastien sentado sobre un montón de paja.

—Nadie te obligó —respondió Marie.

—Deberías darme las gracias por haberte acompañado.

—¿Sí? Muchas gracias por invadirnos, por quemar vivos a mis conocidos, asesinar a mi familia y asediar nuestras ciudades. Gracias por saquear los campos, despreciar nuestras costumbres y atacar nuestras creencias. Muchas gracias, cruzado.

Sébastien tuvo que apretar el puño con fuerza y respirar hondo para no saltar sobre ella. Aquella muchacha le hacía hervir la sangre. Su afilada lengua le alteraba como nadie ni nada lo había hecho antes, y sus palabras se clavaban en su pecho como flechas.

—No tienes ni idea de lo que estás diciendo.

—¡Tú! ¡Muchacho! —gritó un sargento que interrumpió con brusquedad la conversación—. Necesitamos valientes para una misión clave para salvar la ciudad.

—¿Yo? —musitó sorprendido.

—Sí, es de vital importancia. ¡Vamos!

—¿En qué consiste? —preguntó Sébastien mientras se incorporaba.

—Es un secreto, pero el futuro de Minerve depende de ello —aseguró el militar.

—No insistáis —intervino Marie—. Él no es...

—Contad conmigo —se anticipó el joven—. ¿Dónde hay que ir?

—Así me gusta. Acompáñame, debemos prepararnos.

—¿Qué pretendes? —preguntó la mujer desconcertada mientras le agarraba del brazo—. No tienes nada que demostrar.

—Por lo que me has dicho antes, creo que sí.

El muchacho se marchó con el sargento dejando a su compañera con la palabra en la boca. Sola y confusa, con un extraño brillo en los ojos.

Acompañó a Brunet, que así se llamaba el sargento encargado de buscar doce hombres para una misión suicida. Llegaron a un barracón cerca del castillo que defendía el único acceso a la ciudad.

—Quitaos la ropa, os prepararemos para vuestra misión —ordenó Brunet.

Sébastien obedeció, al igual que el resto. Dos peones le dieron una cofia con la que cubrirse la cabeza y un gambesón para taparse el cuerpo. Después uno de ellos llegó con una loriga que, una vez puesta, le protegía los brazos, la cintura, el pecho y los muslos. Estaba compuesta por varias piezas de malla metálica formando anillos de hierro entrelazados. Para resguardarse la cabeza y el rostro se cubrió con un almófar, un casco cilíndrico que contaba con una carrillera móvil que permitía liberar la parte delantera. Se cubrió con manoplas y brafoneras las manos y las piernas, respectivamente. Sin duda, con aquellas protecciones su cuerpo quedaba a salvo de impactos de flechas y cualquier arma cortante. Uno de los dos peones, el más alto, también le ayudó a ponerse una sobrevesta completamente negra, sin mangas, acolchada y sin ninguna señal ni símbolo heráldico que lo distinguiera. El propio Brunet se acercó a él con un gran escudo, también de color oscuro, hecho de madera y forrado de piel. El peón más alto le ayudó a sujetárselo al antebrazo y a la mano mediante unas abrazaderas. El otro le trajo una espada de doble filo. Sébastien nunca se había imaginado ataviado de semejante guisa, más propia de un caballero que de un simple campesino como él.

La guerra todo lo puede y estaba claro que los preparaban para una arriesgada tarea.

Al verse con la espada en la mano, recordó la que había encontrado en el asalto a Carcasona y que luego aquel monje cisterciense le robó de mala manera. Miró a sus compañeros y todos ellos vestían como él. Entonces cinco hombres más llegaron equipados de modo diferente. Vestían ropas oscuras, aunque sin armaduras ni espadas. Además, portaban bolsas de cuero y antorchas.

—Escuchadme bien —ordenó Brunet—. La misión es simple, pero vital. Debéis salir de Minerve por el portón del sur. Bajar al acantilado, seguir hacia el este y subir por un camino secreto que los cruzados desconocen.

Todos asintieron a las instrucciones.

—Arnau —señaló a uno de los caballeros de negro— lo conoce perfectamente. Seguidle hasta llegar a la ubicación donde se emplaza esa arma que dispara los proyectiles contra la escalera amurallada que lleva a los pozos de agua.

—¿Y allí? —preguntó uno de los voluntarios.

—Los doce soldados deberéis doblegar a la guardia y resistir los refuerzos que seguro llegarán rápidamente —respondió Brunet—, mientras los cinco zapadores incendian el gran trabuco. La suerte de Minerve está en vuestras manos, no lo olvidéis.

Parecía un buen plan. Por fin cerraría la boca a Marie. Sébastien estaba harto de sus reproches y dobles sentidos de sus palabras.

Al caer la noche, la compañía, todos vestidos de negros, se deslizaron por el portón señalado y descendieron el acantilado que defendía la ciudad. Avanzaron con cautela. Los zapadores se quedaron ocultos tras unas rocas con todo su material incendiario preparado. Los doce voluntarios para el asalto continuaron con el mayor sigilo. Treparon por las paredes rocosas y llegaron a una pequeña zona arbolada justo al lado del puesto que vigilaba el arma de asedio. Se trataba de un enorme brazo de madera, con unos pesados contrapesos en un extremo y en el otro, grandes rocas preparadas para ser lanzadas a la mañana siguiente. Sébastien repasó la vigilancia. Al parecer seis hombres controlaban el perímetro y otros dos el trabuco. No había rastro de nadie más. Los que rondaban la máquina, cada cierto intervalo, daban una vuelta completa al trabuco de contrapeso para comprobar que no se produjera nada extraño. El resto solo hacía guardia; debían de llevar tiempo allí, pues se les veía cansados y poco atentos. Entonces apareció un cruzado más, era un caballero. Dio varias órdenes a los dos primeros hombres y puso en guardia a los seis soldados restantes. Aquello complicaba su acción, pero estaban demasiado cerca, ya no podían retroceder. Brunet era el encargado de dar la orden de atacar. Eran superiores en número e iban bien armados, no podían fallar. La clave consistía en atacar lo más rápidamente posible e impedir que dieran la voz de alarma. Para ello, media docena de los asaltantes iban armados con ballestas, de esta manera eliminarían a la primera línea de vigilancia. A los otros dos cruzados habría que pasarlos por la espada.

Todo se dispuso. Brunet silbó y seis dardos emplomados atravesaron las cotas de malla con la cruz en el pecho. Los guardias cayeron de inmediato y una banda de soldados negros surgió de la oscuridad para rematarlos en el suelo. Sébastien y otro caballero corrieron como llevados por el mismo demonio para sorprender a los dos centinelas del trabuco. Él fue el más rápido y clavó su espada a la altura del estómago de su enemigo, saliendo la hoja por su espalda. El cruzado se agarró a su sobrevesta e intentó decirle algo, pero lo único que salió de su boca fue un borbotón de sangre. Se desplomó a sus pies, ya sin vida. Sébastien se giró y se percató de que su compañero todavía forcejeaba con el otro vigilante, así que recuperó su espada y atravesó con ella el cuello del defensor.

—Muy bien, muchachos —dijo Brunet nada más llegar—. Ahora id todos a ocultaros tras esos matorrales. Cuando vean las primeras llamas vendrán corriendo para apagarlas. No dejéis que pase nadie. ¿Entendido?

Sébastien asintió al igual que el resto de los soldados negros, y corrieron a confundirse con la oscuridad. Entonces llegaron los zapadores. Dos de ellos rociaron parte de la máquina de asedio con grasa y aceite, mientras otro colocaba madera y leña junto a la base. A continuación, los otros dos irrumpieron con antorchas encendidas. Y con ellas prendieron todo el material. Pronto el ambiente olió a humo y las primeras llamas iluminaron la noche. Al fuego le acompañaron los gritos de los primeros cruzados que se percataron del sabotaje. Los zapadores se afanaron en avivar el fuego con más madera seca. Aparecieron dos peones cruzados corriendo. Sébastien y los suyos los recibieron con las espadas afiladas y dieron buena cuenta de ellos. La alarma había sido dada con rapidez, y por el lado opuesto a donde esperaban surgieron una veintena de cruzados. Los asaltantes dispararon sus ballestas, causando varias bajas, pero no las suficientes, y los defensores consiguieron alcanzar a los zapadores. Estos tuvieron que sacar sus espadas para defenderse, no pudiendo seguir avivando el fuego.

—¡Vamos! ¡A ellos! —gritó Brunet, pero un caballero cruzado irrumpió en la escena y clavó una larga lanza en su pecho, callándole para siempre.

Sébastien y el resto dudaron qué hacer, si bien por poco tiempo. Al darse la vuelta vieron cómo decenas de hombres corrían a por ellos. Empezó a respirar con dificultad y miró a su alrededor. Dos de sus compañeros luchaban como podían contra un jinete. Otros defendían a los zapadores. Sólo quedaban tres más y él para detener aquella masa humana que corría hacia su posición. A los dos primeros los recibió bien, pues a uno le cortó la garganta con la espada y al otro le golpeó con el escudo, derribándole, y le remató en el suelo. Se puso en guardia de nuevo, pero los siguientes cruzados que llegaron lo esquivaron y se dirigieron veloces hacia el trabuco, con la única intención de detener el incendio. Algunos llevaban cubos de agua, muchos mantas y otros se apresuraban a apagar el fuego echándole tierra. Sébastien se lanzó a detenerlos con la espada en alto.

—¡Fuera! ¡Cobardes! —E hizo varios giros que ahuyentaron momentáneamente a algunos de ellos que no iban ni armados.

Se dio la vuelta. El fuego estaba casi apagado, ya que por el otro lado habían llegado más hombres provistos de abundante agua. Buscó a los suyos, parecía que ya no había nadie en pie. Vio acercarse una docena de cruzados a caballo y supo que moriría si seguía allí. Lanzó su escudo contra quienes le rodeaban y salió corriendo hacia el acantilado. Notó cómo varias flechas le golpeaban en la espalda sin atravesar la cota de malla. No podía respirar bien, así que se quitó el almófar y la cofia del casco. Continuó corriendo hasta el camino oculto que los había llevado hasta aquel lugar. Confiaba en que los cruzados no lo encontraran. Y así fue inicialmente, pues nadie le siguió. Sin embargo, pronto vio las antorchas iluminando la parte alta del acantilado. Él había conseguido descenderlo casi en su totalidad, ya no podrían atraparlo. Con lo que no contaba fue con la lluvia de flechas que cayó a sus pies. Una de ellas le alcanzó en la mano izquierda, atravesando la manopla que la protegía. La punta no había entrado demasiado. Con mucho dolor, logró sacársela y seguir adelante. Parecía que estaba fuera del alcance de los arqueros cruzados.

Sin fuerzas llegó a Minerve. Allí varios hombres le esperaban en el portón. Le introdujeron intramuros y uno de los guardias le quitó la cota de malla para que pudiera respirar mejor. Le vendaron la mano y le dieron de beber agua. Esperaron unos minutos, pero desgraciadamente fue el único de los voluntarios en volver.

—Hemos visto el fuego en la máquina de asedio —afirmó uno de los presentes.

—¿Habrá sido suficiente? —preguntó otro, uno de los más ancianos de la ciudad.

—Seguro que sí —se anticipó uno de los capitanes de la guardia de la villa—. Vamos, dejadle. Debe descansar. Muchacho, eres un héroe para Minerve.

Marie, al verlo, corrió para abrazarlo. Entre las pocas fuerzas que le quedaban y la sorpresa por el recibimiento, apenas pudo mantener el equilibrio y a punto estuvo de caer al suelo.

—No tenías que haberlo hecho.

—Pensabas que no iba a volver —dijo él sonriendo.

—No lo vuelvas a hacer —murmuró la joven con lágrimas en los ojos.

—Tranquila, no creo que esos...

—¡No! No vuelvas a dejarme sola —y le besó.

Era la segunda vez y fue incluso mejor que la primera. Después se quedaron mirándose y rieron.

—Perdona, estarás exhausto. Ven a reposar.

—Espero que haya servido de algo, el resto ha muerto —respondió Sébastien con una mezcla de tristeza por la muerte de sus compañeros, de alegría por estar vivo y también por recibir, finalmente, el reconocimiento de Marie. Todo ello unido a un terrible cansancio.

Marie le acompañó hasta el jergón y comenzó a quitarle la ropa.

—¿Qué estás haciendo?

—No te hagas ilusiones, solo quiero lavarte. Apestas.

—¡Qué!

Así lo hizo. Marie cuidó de él y luego se acostó a su lado.

A la mañana siguiente los cruzados no atacaron. Sin embargo, después del mediodía la «mala vecina» volvió a disparar. Una nueva roca negra surcó el cielo del Languedoc. Los daños en la máquina no habían sido tan graves y pudo ser reparada en poco tiempo. Cuando Sébastien escuchó el primer impacto se despertó y se levantó de la cama alterado. Se encaminó a la calle, pero Marie se interpuso en su salida.

—¿Adónde crees que vas? Han reparado el trabuco. Minerve está perdida. —A continuación, dejó libre la puerta y se dirigió hacia la mesa junto al hogar—. ¿Qué vamos a hacer?

—La ciudad caerá —musitó Sébastien petrificado por la noticia.

Sus esfuerzos habían sido en balde. Poca esperanza había ya para Minerve.

—Debemos rendirnos y negociar —dijo Sébastien.

—¿Ya te has olvidado de lo que hicieron tus amigos al entrar en Béziers? No, nos matarán a todos.

—Aquello fue una barbarie, pero las cosas han cambiado.

—Nos matarán, como lo hicieron en Béziers. —Marie apartó a Sébastien de su camino y se arrodilló frente a la mesa—. Estamos atrapados aquí. Si los cruzados entran, ¿qué haremos? No podemos quedarnos aquí si la ciudad cae. Huyamos.

—¿Huir? ¿Cómo? No hay manera de escapar de Minerve, está totalmente asediada.

—Claro que la hay. Te recuerdo que tú mismo saliste ayer.

—Eso es diferente. Era una misión militar.

—Te aseguro que esto es más importante. Mi vida no vale nada, pero... —y miró su bolsa de cuero— lo que llevo conmigo sí.

Sébastien permaneció callado. Siguió la mirada de Marie hacia aquella pequeña alforja que con tanto celo llevaba siempre consigo la joven. Recordó cómo habían escapado de Carcasona.

—El libro... ¿Es eso lo que te preocupa?

—Sí, es lo único.
—Entonces, si es lo que deseas, te ayudaré.

Marie guardó silencio unos instantes y después suspiró. Se acercó a él, tanto que Sébastien echó un pie atrás y ella le besó con una pasión desaforada.

Aquella misma noche, dos figuras abandonaron Minerve por el mismo portón que la noche anterior había salido la fallida compañía de sabotaje. Salvaron el precipicio que protegía la ciudad y rodearon el campamento cruzado. Avanzaron por los bosques hasta llegar a uno de los caminos principales y se perdieron en dirección sur.

Tras siete semanas de asedio, la ciudad cayó dos días después de aquella huida. A los habitantes se les dio la opción de elegir entre la abjuración de su fe y la hoguera. La gran cantidad de perfectos que había en Minerve se autoinmolaron. Más de un centenar se lanzaron, por su propio pie, a las llamas del infierno.

43

Amalarico

Roma

Entró en la ciudad santa por la vía Apia y pasó junto al arco de Septimio Severo; una de sus torres era ahora el campanario de la iglesia de los santos Sergio y Baco. Continuó dejando atrás el Coliseo y llegó hasta la columna de Trajano. Desde allí contempló la fortaleza de ladrillo oscuro que su hermano Ricardo había ordenado construir, la torre de los Conti, prueba del poder que había alcanzado su familia y que le había llevado hasta el trono de san Pedro.

Gobernaba la siempre peligrosa y bulliciosa Roma con una autoridad incuestionable. Ningún papa de la historia había sido tan poderoso como él. Los príncipes y reyes se habían postrado de rodillas ante su trono. Había limpiado el clero de escoria y los grandes clanes de la ciudad, los Frangipani o los Colonna, estaban bajo su control. Se había convertido en el juez de la cristiandad y un ejército de burócratas legislaba sobre el derecho canónico, de tal manera que Roma marcaba las directrices en todos los asuntos de los reinos cristianos.

Por primera vez en siglos, Roma también controlaba el palacio episcopal de Bizancio, consecuencia de la Cuarta Cruzada. Inocencio III sonreía de codicia solo de pensar en el inmenso poder que poseía. Nada iba a interponerse en los designios de Dios, aunque todavía quedaban zorros en la viña del Señor. Creía en la buena fe del conde de Tolosa, si bien no tanto en su capacidad. Lo apreciaba como súbdito suyo que era; sin embargo, sabía que debía guiarle si quería que actuara frente a los herejes. El conde tolosano era ya un hombre mayor, como él, representante de los Saint-Gilles, una antigua familia que había luchado en la Primera Cruzada, por lo que no había duda de su fe. Poseía lazos de sangre con las casas reales de Inglaterra, Francia, Aragón y otros pequeños estados cristianos. Cuando pensaba en él, sabía que no era el hombre más adecuado para acabar con la herejía, pero también reconocía su lealtad y la de su familia. No obstante, si el conde de Tolosa no era la solución, entonces era parte del problema. Según sus legados, había constancia de que protegía herejes, o al menos no los castigaba, y eso para el príncipe de Roma era la misma cosa.

—Levantaremos la excomunión al conde, aunque no recuperará el estado de gracia del que antes disfrutaba y veremos si son ciertas las acusaciones sobre el asesinato del otro legado papal.

—Como ordenéis, santidad —respondió su secretario personal, un joven del Piamonte, mientras ambos seguían caminando por Roma.

—¿Cómo va la labor del obispo de Tolosa?

—Ha saneado las cuentas de la diócesis.

—¿Y la fe? ¿También ha saneado a los hombres?

—Ha emprendido una campaña de sermones. Conocéis su habilidad para las homilías. No en vano antes de sacerdote era lo que allí se conoce como trovador. Tiene sobradas dotes para la oratoria. Sin embargo, su tarea es difícil. Tolosa está infestada de judíos que prestan dinero a gran parte de la población. La usura se ve como algo habitual, santidad. Y no solo ellos, los herejes también lo hacen y la gente es inmune a sus palabras. El dinero no les parece algo pecaminoso.

—¿Y qué va a hacer el obispo?

—Está creando una milicia religiosa, la Hermandad Blanca. Con fieles católicos, visten una cruz blanca sobre un hábito negro y marchan de noche en procesión con antorchas por los barrios de herejes. Pero esos adoradores del gato han creado su propia hermandad, la Hermandad Negra. Y esta los vigila y ataca.
—El obispo ha conseguido su cometido, es decir, enfrentarlos. Si la ciudad se ve alterada, del caos resurgirá la fe cristiana. El conde de Tolosa es un viejo cobarde, intentará todo para conservar sus dominios. Hará lo necesario para cumplir sus promesas, aunque dudo de que sea capaz, no es ni hábil ni valiente —sentenció el sumo pontífice.
—Su bisabuelo entró en Jerusalén liderando la primera de las santas cruzadas.
—Hace ya mucho de aquello y por desgracia el honor se hereda, pero la valentía no.
Frente a la ladera de la colina Celiana, entre los fértiles campos de cultivo pontificios, alcanzó la basílica de San Juan de Letrán, la más antigua de Roma, construida por Constantino, el emperador que había elevado al cristianismo a religión oficial del antiguo Imperio romano. Una vez dentro, Inocencio III, imitando a Jesucristo, subió los veintiocho escalones de la Scala Santa que la madre de Constantino, Helena, había traído a la basílica desde la residencia de Poncio Pilato en Jerusalén. A veces sentía el enorme peso de la cristiandad sobre sus hombros y recorría las cámaras de las reliquias, donde descansaban las cabezas de san Pedro y san Pablo, el arca de la Alianza, las tablas de Moisés, el manto de la Virgen y la mesa de la Última Cena. En su capilla privada estaba el prepucio y el cordón umbilical de Jesús. Si los buenos hombres del Languedoc hubieran visto toda esa exhibición y adoración de lo material, solo habrían sentido vergüenza y un profundo desprecio. Sin embargo, para la Iglesia aquello era lo más cercano al cielo que se podía estar en este mundo terrenal.
—Santidad, Arnaldo Amalarico ha llegado.

—Hacedle pasar de inmediato.

Entró en la sala, se acercó al papa y se prosternó ante él con humildad.

—Santo padre, la situación es muy peligrosa —afirmó el legado papal sin más preámbulos—. La herida de la herejía se ha infectado. Ya no es posible curarla, así que debemos ser valientes y amputarla, aunque nos duela.

—Tranquilo, vayamos con calma.

—La herejía continúa, es más, se expande. Los nobles la cobijan. El conde de Tolosa no actúa y...

—Despacio, por favor, Arnaldo con más sosiego —exigió el sumo pontífice.

—Disculpadme, santidad. Tenemos innumerables problemas, sin ir más lejos las mujeres.

—¿Qué ocurre con ellas? —preguntó el papa en tono paternal.

—Son un grave peligro en el Languedoc, y las que poseen una edad madura son las peores.

—No os entiendo —interrumpió Inocencio III—. ¿Qué se supone que hacen?

—Adoctrinan en sus casas. Forman a las jóvenes en sus hogares para que después se casen y tengan hijos herejes. Se dejan seducir por trovadores y caballeros, y delante de sus maridos. Fornican durante horas y se reproducen como ratas.

—¿Son ciertas vuestras palabras? —inquirió reticente el sumo pontífice.

—Por supuesto, santidad. Están corrompidas por esa idea maligna de la transmigración de las almas. Afirman que hoy son mujeres, pero en otra vida pudieron ser hombres.

—¡No quiero oír esas blasfemias! —El papa alzó el tono de voz—. ¡Y menos aquí!

—Lo lamento, sumo pontífice. —Realizó una genuflexión ante él—. Esas mujeres son poderosas, pues en el Languedoc son dueñas de tierras y títulos. No es como en el norte, donde la herencia es indivisible. Allí en caso de muerte del señor, todos sus hijos se reparten sus posesiones. Creemos que la herejía ha llegado a tres cuartas partes de la población de los condados de Tolosa, Foix y Comminges. Se reúnen en hogares dirigidos por mujeres adoradoras del gato, donde acuden cátaros para embaucar a los habitantes de esas tierras con mentiras y engaños. La situación es desesperada, santidad —afirmó entre lágrimas—. Por las noches hacen fiestas con trovadores y juglares, invocan al maligno y realizan orgías y rituales en los que veneran al demonio.

—¿Y el clero? ¿Qué hacen los sacerdotes y los obispos? ¿Y los nobles? ¿Acaso consienten tal herejía?

—Se pelean entre ellos como verduleras sobre la posesión de las tierras y los impuestos. Han abandonado las almas de los hombres a su suerte. Muchos clérigos han huido de sus iglesias o no conocen correctamente la liturgia, por lo que no pueden enfrentarse a los perfectos cátaros, que los humillan en público leyendo las Santas Escrituras.

—¡Qué vergüenza! —El sumo pontífice negaba con la cabeza, desanimado.

—Antes de nuestra llegada, los obispos reñían con los abades de los monasterios por los diezmos e impuestos. Por ejemplo, en la elección de un nuevo abad para el monasterio de Alet, los Trencavel llegaron a desenterrar el cadáver del antiguo, lo colocaron erguido en su silla y se atrevieron a convocar a los monjes, que aterrados tuvieron que acudir para ver el espantoso cuerpo corrompido.

—Llenáis de pena mi corazón con vuestras palabras. ¿Cómo es posible tanta crueldad? —preguntó el papa mientras se llevaba las manos a la cabeza—. ¿Qué hemos hecho mal?

—Hombres ciegos, perros sordos que ya no ladran, nobles que hacen cualquier cosa por dinero, celosos de avaricia, amantes de los obsequios, buscadores de recompensas. Sin duda el principal culpable de tantas ofensas en esas tierras es el arzobispo de Narbona, cuyo dios es el dinero, cuyo corazón está en su tesoro. Solo se preocupa por el oro.

—¿Berenguer? De sobra sabéis que detesto a ese hombre, pero está protegido en su ducado. No obstante, discrepo en que él tenga algo que ver con la herejía. Bien es sabido que protege a los judíos y se apodera del dinero de la Iglesia; sin embargo, no creo que sea un hereje.

—No es tan sencillo, santidad. El arzobispo tiene una inmensa biblioteca, con cantidad de libros prohibidos.

—¿Estáis seguro? —inquirió preocupado el papa.

—Me temo que sí; los judíos se los proporcionan. Llegan de Oriente y son traducidos del griego a la lengua de oc en el propio palacio arzobispal.

—Eso es terrible —reaccionó Inocencio III—, pero ¿qué tiene que ver con los cátaros?

—Puede que en su biblioteca se encuentre la que llaman la biblia cátara.

—¿Qué estáis diciendo? —preguntó con los ojos abiertos como platos—. ¿Existe tal aberración?

—Sí. En nuestros interrogatorios a los cátaros hemos descubierto que han creado un texto herético que denominan el Libro de los Dos Principios.

—¡Eso es terrible! —El papa perdió por primera vez los nervios.

—Lo es —asintió Arnaldo Amalarico—; he creído necesario alertaros sobre ello.

—Bien, quiero ese libro a toda costa. ¿Me entendéis? Es prioritario que lo encontréis y lo destruyáis. ¡Cuánto mal puede hacer un libro así! Podría tratarse del principio del fin.

—Nos haremos con él, no temáis —intentó tranquilizarle su secretario personal.

Sin embargo, el sumo pontífice parecía desalentado, como si una gran losa hubiera caído de pronto sobre sus espaldas.

—¿Qué ocurre en esas tierras para que se agolpen tantos problemas? No logro entenderlo.

—Sus gentes tienen demasiada libertad, ya sabéis lo peligroso que es eso.

—Desde luego, no hay nada peor que el que los hombres puedan elegir. Hay que limpiar ese territorio. Controlar y guiar a sus habitantes. Debemos ser sus pastores. No podemos dejar en manos de la nobleza un deber que nos corresponde a nosotros.

—Estoy de acuerdo, santidad.

—El auge de las ciudades y el comercio es otra de las causas del mal. Ahí radica el verdadero problema, el comercio, que enriquece a miserables plebeyos y las ciudades donde los hombres se sienten libres. Hay que acabar con todo ello —afirmó enojado Inocencio III—. ¿Y el conde de Tolosa? Su madre Constanza era hermana del rey de Francia. ¿También él es un hereje?

—También, sumo pontífice. Recordad que Constanza huyó de Tolosa y se refugió en la corte de los Capeto y su matrimonio fue anulado. El conde ha tenido ya cuatro mujeres, todas fallecidas. La última murió con el cambio de siglo, era hermana de los reyes de Inglaterra Ricardo Corazón de León y Juan sin Tierra. Su corte está llena de cátaros y judíos, así que no podemos confiar en él.

—Esa familia de los Saint-Gilles ha sido siempre católica. El bisabuelo del actual conde, después de luchar en la Primera Cruzada en Jerusalén, permaneció en Oriente formando un reino cristiano al sur. Son una familia muy influyente. Tienen territorios en Provenza como vasallos del Sacro Imperio Romano. Además poseen las tierras de Tolosa, vasallas del rey de Francia, y propiedades en Gascuña, de las que responden ante el rey de Inglaterra. Aragón ha ampliado su poder en la zona con la ciudad de Montpellier y es su mayor enemigo. El conde de Tolosa nunca será un rey, pero es el señor más importante del Languedoc.

—Y un hereje —apuntó de manera firme Amalarico.

—Esa es una acusación demasiado grave y que no os corresponde a vos juzgar.

—Perdonadme, santidad.

—¿Y el resto de la nobleza?

—El conde de Foix ha abrazado la herejía, como su hermana y su esposa realzaron públicamente, santidad —explicó con detenimiento el legado papal—. Mata sacerdotes y asedia castillos de los cruzados.

—Cuánta maldad. ¿Y los dominios de los Trencavel? ¿Han mejorado desde que confirmé a Montfort como vizconde?

—Ya lo creo, santo padre. Aunque todavía queda por hacer. Además, esos territorios son todos dependientes del rey de Aragón.

—Así es. —El papa pareció recuperar los ánimos—. El monarca Pedro de Aragón es un fiel católico. Yo mismo lo coroné aquí, en Roma.

—El rey aragonés no parece demasiado conforme con su nuevo vasallo.

—Ese asunto es diferente.

—Lo sé. —El legado papal midió sus palabras—. Y Montfort le servirá bien. Ahora el nuevo vizconde necesita proseguir con la cruzada y para ello precisa más refuerzos.

—Haré una nueva llamada a la cruzada.

—Sabía decisión, santidad.

—Pero no olvidéis que Pedro II es un aliado.

—Por supuesto.

—Marchad en paz, *in nomine Patris et Filii et Spiritus Sancti*.

Arnaldo Amalarico abandonó la estancia pontificia y el secretario personal del papa se acercó pausadamente al santo padre.

—Un tema delicado el del Languedoc.

—No cabe duda.

—Pero también han llegado mensajes lamentándose de los métodos del legado papal —informó el piamontés.

—Arnaldo Amalarico no es piadoso ni humilde. Sin embargo, en estos tiempos difíciles que vivimos, la Iglesia no necesita piedad y la humildad hace tiempo que se perdió. Fui elegido papa para guiar a la cristiandad en este nuevo siglo y os aseguro que así lo haré, aunque me vaya la vida en ello.

44

Sébastien y Marie

Algún lugar al sur del Languedoc

Sébastien seguía a Marie por un estrecho sendero. Habían llegado a territorio abrupto y aislado. Se suponía que era un lugar seguro, libre de cruzados. Sin embargo, se habían encontrado con varias patrullas en los caminos. Por lo que o eran simples grupos de reconocimiento o en breve atacarían el condado. Seguramente en primavera, cuando recibieran nuevos refuerzos del norte.

—¿Adónde vamos, Marie?

—Al sur, lejos de los soldados de Montfort —respondió la cátara.

—Pronto llegarán también aquí. No estaremos mucho tiempo seguros.

—Hay un lugar en el que sí. —La joven continuaba caminando.

—¿Cuál? ¿Un castillo?

—No, una especie de santuario excavado en la roca. Allí estaremos a salvo. Solía ir de niña. Mi abuela nos llevaba allí a mi hermana y a mí. Nos gustaba dormir junto a la entrada de una cueva. Me tumbaba y miraba la cúpula celeste —relató Marie emocionada y con cierta nostalgia acentuando sus palabras—. A mi hermana le encantaba buscar formas en las estrellas y mi abuela conocía sus nombres. Yo era demasiado pequeña para eso, aunque recuerdo que me atraían unas estrellas brillantes que estaban alineadas.

—Espera, ¿has dicho alineadas?

—Sí. —Marie miró al cielo, pero el sol aún brillaba con fuerza y faltaba mucho hasta que cayera la noche.

—Háblame de ellas.

—¿De las estrellas? —inquirió la mujer desconcertada—. ¿Qué quieres que te cuente?

—¿Hacia dónde apuntaban?

—No sé, no lo recuerdo.

—Haz un esfuerzo. Piensa, ¿estaban alineadas hacia la salida o la puesta del sol?

Marie, desconcertada, volvió a observar el cielo; en él las nubes volaban como sus recuerdos. Miró a Sébastien y suspiró. Se agachó y se tumbó sobre el suelo. Sus ojos apuntaron al firmamento y después los cerró.

—Creo que más bien hacia donde sale —respondió todavía con sus pupilas ocultas.

—Entonces puede que sea el Cazador.

—¿Cuántas estrellas recuerdas?

—Tres.

—Entonces creo que ya sé cuáles son.

Marie abrió los ojos y se levantó.

—Tus tres estrellas pueden tratarse de la constelación del Cazador: Orión —explicó Sébastien mirando al lugar donde nacía el sol—. Vamos a hacer una cosa. Esperaremos a que anochezca y buscaremos esas estrellas, a ver lo que recuerdas, e intentaremos guiarnos por ellas.

—¿Sabes leer las estrellas?

—Mi padre me enseñó. Yo también jugaba de niño a buscarlas en el firmamento.

—¿Dónde aprendió?

—Fue marino e intentó una vez viajar a Tierra Santa para unirse a la Cuarta Cruzada. No lo consiguió y tuvo que trabajar en una embarcación para costearse el viaje de vuelta a casa. Allí aprendió a orientarse con ellas.

—Eres una caja de sorpresas, Séb. —Marie le regaló una sonrisa.

—¿Cómo me has llamado?

—¿Yo?

—Sí, tú —insistió Sébastien.

—No sé. Séb.

—¿Por qué?

—Me gusta. Sébastien es demasiado largo y todo el mundo te llamará así… —sonrió Marie con esa gracia natural que irradiaba.

—¿Y tú me quieres llamar de diferente manera que el resto?

—Sí.

—¿Por qué?

Se encogió de hombros y sonrió.

—Refugiémonos en aquel saliente y esperemos a que llegue la noche —cambió de conversación.

Prepararon una fogata con la que calentarse. Cuanto más al sur avanzaban más frío hacía. El invierno empezaba a asomarse entre las montañas y prometía ser duro e intenso. Hubo suerte y las nubes de la tarde se marcharon con el sol. Un firmamento despejado se mostraba ante sus ojos como un tapiz tejido de estrellas.

—¿Cuántas crees que hay?

—Miles, supongo…

—Yo alguna vez de niña jugaba a contarlas con mi hermana —dijo Marie ilusionada.

—¿Y lo conseguiste?

—Creo que una vez llegamos a trescientas.

—No está nada mal. —Sébastien se rascaba la barba observando la inmensidad cielo—. Mira, esas son las de Orión. ¿Son las que veías de pequeña?

—Sí, son esas. No me había vuelto a fijar en ellas desde entonces —comentó Marie entusiasmada.

—Las estrellas siempre están ahí, esperando que las miremos y soñemos con ellas —repuso el franco pensativo—. Intenta recordar si están en la misma posición que cuando las veías de niña.

—No del todo. Yo me tumbaba como ahora y las encontraba más a la derecha.

—Perfecto. ¿Te acuerdas de más estrellas?

—Sí, aquella de allí. —Y volvió a señalar en el firmamento—. La que brilla tanto.

—Creo que a esa la llaman Venus —murmuró el joven franco.

—No estaba tan baja, la recuerdo más alta.

—¿Alguna otra?

—Sí, aquella especie de carro —respondió Marie uniendo las estrellas con su dedo índice.

—El Carro Mayor tiene siete estrellas. ¡Fantástico!

—Estaba más a poniente.

—De acuerdo. —Sébastien se incorporó y dibujó algo en el suelo con una ramilla de un árbol—. Intenta recordar más. De todos modos, mañana seguiremos al sudeste. Creo que podemos calcular la dirección de ese santuario con ayuda de las estrellas. El Cazador es una constelación muy especial. Debajo de ella y ligeramente a la izquierda, hay un grandioso punto luminoso que es la estrella Sirio, la más brillante del cielo. El Cazador no está solo, va acompañado de dos perros. El mayor se ubica junto a Sirio y el menor al otro lado.

—¿Qué más sabes, Séb? —preguntó intrigada la muchacha.

—Solo historias de marineros.

—Cuéntamelas.

—Son tonterías.

—Pues quiero oírlas. —Marie esbozó una sonrisa tan dulce como irresistible—. Por favor.

—Está bien —claudicó Sébastien—. En la mitología antigua, esas estrellas representaban a Orión, un temido cazador que perseguía a Aldebarán, el toro del cielo, y llevaba siempre acompañándole a sus dos perros, el Can Mayor y el Can Menor. Se hablaba de que Orión presumía de su valor y, al parecer, tenía fama de poder vencer a cualquier fiera. Por ello el dios Júpiter envió para matarle al Escorpión. Sin darse cuenta, lo colocó en el cielo en el lado opuesto a donde se encontraba Orión. Por ello se dice que cuando Orión aparece por el cielo del este, el Escorpión desaparece por el cielo del oeste y cuando el Escorpión aparece, Orión desaparece, y así nunca se encuentran.

—Es una persecución eterna —interrumpió la joven.

—Me temo que sí, e implacable. —Sébastien dejó de mirar al cielo para concentrar su mirada en los suaves labios de la joven dama.

Marie siguió contemplando el firmamento, ajena a los deseos de su acompañante.

—No sé si daremos con él, pero lo intentaremos. —El franco intentó borrar de la mente sus últimos pensamientos.

—Me alegro de que estés conmigo en este viaje —susurró Marie—. Sé que no crees en mi fe.

—Creo en ti.

—Gracias. —Posó su mano sobre la mejilla de Sébastien. Él la miró fijamente, hasta conseguir que se ruborizara.

—No me mires así. —Y quitó su mano de la piel del franco.

—¿Por qué?

—Ya sabes por qué.

—Marie, yo…

—No digas nada. —Colocó dos de sus dedos sellando los labios de Sébastien y le sonrió con una dulzura turbadora—. Todavía no, espera a que estemos a salvo.

—Está bien.

—Ahora es mejor que durmamos. Mañana nos queda un largo camino. ¿De acuerdo?

—Supongo, a mí me encanta dormir —bromeó Sébastien con una falsa sonrisa que parecía buscar una salida airosa ante aquella situación—. Quiero decir que me encanta dormir junto a ti.

—Séb…

—Me conformaré con soñar contigo —explicó con una voz muy suave—. ¿Cómo crees tú que se harán los sueños?

—Yo creo que existen dos mundos: el visible y el invisible, y cada uno de ellos tiene su Dios. El invisible tiene el buen Dios, el que salva las almas. El otro, el visible, tiene al Dios de la maldad, que hace las cosas perceptibles y transitorias —afirmó la dama cátara—. Y los sueños ¿a qué mundo pertenecen? Yo pienso que al invisible, es decir, al de Dios. Creo que cuando soñamos estamos cerca de él.

—Eres realmente increíble.

—¿Por qué?

—Y lo mejor de todo es que ni siquiera eres consciente de ello. —Sébastien se abrigó y se acomodó sobre el suelo del bosque—. Ahora es mejor que durmamos.

Así lo hicieron.

A la mañana siguiente el camino se tornó todavía más sinuoso y Sébastien tenía problemas para seguir el ritmo de su compañera, que parecía gozar de una vitalidad fuera de lo común. Subía con agilidad las cuestas, siempre con aquel zurrón colgando del cuello. El tiempo se había vuelto más lluvioso y húmedo. A cada paso que daban, la orografía ganaba en dificultad, con un terreno más escarpado y hostil. Por él prosiguieron hasta última hora de la tarde. Después decidieron descansar y esperar a que cayera la noche. Con el mapa de las estrellas sobre sus cabezas y unas antorchas continuaron en la oscuridad, intentando seguir las escasas orientaciones que proporcionaban los recuerdos de niñez de Marie.

—Las estrellas están siempre en el mismo lugar —pensó en voz alta la mujer de Béziers.

—Claro, están fijas en la cúpula. Allí las puso Dios.

—¿Para qué?

—No lo sé, quizá para orientarnos como hacemos nosotros ahora.

—¿Y la luna? ¿Por qué ella sí se mueve y cambia de forma?
—Supongo que hay cosas que solo Dios sabe —respondió Sébastien.

Avanzaron hasta el límite de sus fuerzas. El frío, el cansancio y la oscuridad eran enemigos demasiado poderosos. Acamparon en un abrigo junto a un riachuelo. Con el alba, continuaron la marcha hasta un pequeño lago.

—Estamos cerca —comentó Marie.
—¿Cómo lo sabes?
—Lo sé.

En el último tramo del viaje Marie tomó de nuevo la iniciativa, como si de verdad recordara cómo llegar al santuario rupestre. Un estrecho sendero les sirvió para bordear una empinada montaña y finalmente llegaron a una zona más amplia. Colgada de unos riscos encontraron la entrada de una cueva. Avanzaron hacia ella. No llegaron lejos, pues una anciana vestida de negro surgió de la nada y se plantó en su camino.

—¿Quiénes sois? —preguntó con clara enemistad.
—Somos los portadores.
—¿Cómo? ¿Vosotros? —Y los examinó de arriba abajo—. Él no es creyente —afirmó sin haber ni siquiera preguntado a Sébastien.
—Pronto lo será.
—¿Lo lleváis con vosotros?
—Sí. Conseguimos huir de Béziers, luego de Carcasona y hace unos días de Minerve. No tenemos ningún lugar más donde ir.
—Pasad, os estábamos esperando.

45

Martín

Cerca de Minerve

Hugh de Lacy llegó cargado con un corzo que había cazado en el bosque. Desolló al animal, separando la piel de la carne con ayuda de un afilado cuchillo, y lo ató a una rama para colocarlo sobre el fuego junto al que se calentaba Martín.

—Estás hecho todo un cocinero —le dijo el aragonés.

—¡Calla! Estoy aburrido de este asedio. Seis semanas llevamos en este lugar para nada.

—¿Preferirías asaltar la fortaleza?

—Pues sí, no estaría mal algo de acción. Parecemos carceleros más que soldados —se lamentó el normando—. Todo el día vigilando, ¡estoy harto!

—Suerte —bromeó Martín—. Nos matarían seguro. Este castillo es tan inexpugnable como el de Cabaret.

—¿Acaso conoces el Castillo Rojo? ¿Has estado allí?

—No —respondió con prontitud—, pero he oído hablar de él.

—¿Y quién no? ¿No habrá sido gracias a tu amigo el trovador?

—Hugh, aquel bufón no es mi amigo. Por alguna extraña razón se fijó en mí, nada más.

El normando asintió poco convencido, como si realmente sospechara algo.

—A veces tengo la sensación de que hay algo que nos ocultan. Es como si los grandes señores nos escondieran otros motivos —comentó Martín de forma sutil—. Tú eres un caballero, seguro que sabes más que yo.

—Puede ser, muchacho, aunque no es conveniente hablar de estas cosas. —El pelirrojo miró a su alrededor—. Al menos cuando estamos rodeados de gente.

—Nadie nos escucha, Hugh.

El normando se rascó la perilla y, finalmente, se acercó al aragonés.

—¿Qué sabes? —preguntó el joven.

—Bueno, los caballeros hablan a veces…

—¿De qué? —Martín movió la mano pidiéndole que continuara.

—Montfort y el legado papal nos han prometido títulos y tierras en estos condados.

—Ya lo imagino por lo que me dijiste el otro día, pero ¿a todos los nobles y caballeros?

—Sí, aseguraron que habría de sobra. Que expulsaríamos a todos los señores del Languedoc y que tomaríamos su lugar.

—¿Como hizo Montfort con la casa de Trencavel?

—Así es, ahora es vizconde. —Hugh comprobó de nuevo que nadie los escuchaba.

—¿Y qué más? Porque hay más, ¿verdad? —atisbó Martín astutamente.

—El legado papal. —El normando midió sus palabras—. Creo que él también aspira a obtener algo material.

—Nada me extraña del enviado del papa, ¿y qué quiere?

—No estoy seguro —contestó Hugh dubitativo—. Parece ser que ansía algo concreto en estas tierras.

—¿No será un libro?

—¿Cómo lo sabes? —preguntó sorprendido el normando—. Cuanto menos te metas en esos temas mejor será para todos —advirtió—. A veces parece que sabes más cosas de las que deberías, Martín.

—Tonterías, solo soy observador y tengo sentido común —se excusó—. ¿Y qué libro busca exactamente?

—Martín, te acabo de decir que es mejor que no sigas por ese camino.

—Es simple curiosidad. Dime qué se rumorea, por favor.

—Algo sobre los cátaros —respondió Hugh poco conforme—, no estoy seguro de qué exactamente. —Y miró amenazante al joven.

—Tranquilo, es solo curiosidad. —Martín ya tenía lo que quería, así que intentó cambiar de tema—. ¡Cuidado! Se va a quemar la carne.

—¡Maldita sea! —Hugh se incorporó corriendo para dar vueltas al corzo.

Ya no hablaron del asunto en todo el día, Martín se encargó de impedirlo y de evitar cualquier conversación que fuera en ese sentido.

El asedio duró dos semanas más. Los cruzados dominaban todos los territorios de la casa de Trencavel a excepción de la Montaña Negra. Más al sur, el castillo de Puivert se rindió en noviembre. Un mes después se sometieron Castres y Lombez. Tras estos duros combates, Simón de Montfort había recuperado todos los territorios rebelados en septiembre del año anterior. La cruzada ya tenía un año y medio de vida y el vizcondado de Trencavel estaba limpió de herejía. Sin embargo, nada hacía presagiar que la cruzada se fuera a disolver, sino todo lo contrario. Al margen del reducto inconquistable de Cabaret, las miradas de Roma y de su representante, el legado papal, empezaron a dirigirse hacia el oeste, al condado de Tolosa.

El conde tolosano reaccionó ante el peligro e inició una ardua labor diplomática para intentar demostrar su ortodoxia ante el papa, el emperador y el rey de Francia y, al mismo tiempo, aislar a Simón de Montfort de sus potenciales aliados en la corte de los Capeto y entre la alta nobleza francesa. En cuanto a los demás poderes del Languedoc, recurrieron desesperados a su señor superior, el rey de Aragón, pero nada obtuvieron de él.

Hugh de Lacy, Martín y el resto de la tropa cruzada volvieron a Carcasona y días después salieron hacia el oeste. Era ya diciembre. El clima en el Languedoc cambiaba de manera drástica y los cálidos veranos se convertían en duros inviernos.

En el pequeño pueblo donde se refugiaron, un viejo cantaba una canción sobre unos jóvenes que morían por no poder estar juntos.

Quizá Hugh se equivocaba, quizá el amor no era solo un engaño de las mujeres que los trovadores popularizaban allí donde iban. Quizá sí existiera, y si bien no podía verlo, sí podía sentirlo.

46

Sébastien y Marie

La cueva

La vieja los guio al interior de la cavidad, una enorme guarida habilitada como vivienda. Había varias personas en su interior, todas vestidas de negro. Estaban trabajando junto a dos muelas que molían grano y aceitunas respectivamente. También había un horno donde parecía estar cociéndose pan. Continuaron hacia un espacio más profundo, configurado por unas grutas con un despliegue de formas extraordinarias, de colores sorprendentes, de angostas galerías y salas inmensas que evocaban a menudo imágenes asombrosas. Entonces llegaron a un lugar increíble, compuesto de miles de peculiares formaciones rocosas. Parecía un inmenso ejército de diminutos soldados de piedra. Dejaron esa gruta y avanzaron hasta otra estancia natural decorada con diversos frescos. Allí las paredes de la caverna mostraban líneas, trazos y signos desconocidos, así como cruces, báculos y muchos otros símbolos. También pasaron junto a unos extraños dibujos de animales pintados en la piedra; simulaban escenas de cazadores y ciervos, aunque también había otras más esquemáticas. Al final, la anciana se detuvo ante una fuente natural de la que salía abundante agua.

—Este es un manantial único, cuyas aguas brotan de manera intermitente. —La mujer habló con una voz casi imperceptible—. Durante el verano el fenómeno es espectacular, en pocos instantes el caudal actual se vuelve prácticamente nulo. Tanto es así que cuando la fuente está seca podemos internarnos en la cavidad siguiente, mientras que cuando el agua brota no podemos cruzarlo de la fuerza que lleva.

Sébastien admiró el lugar. Era un mundo subterráneo y misterioso, como sacado de un sueño.

—¿Por qué habéis venido? —preguntó la anciana.

—Para protegerlo, ya no está seguro en ningún lugar —contestó nerviosa Marie.

—¿Y lo traéis aquí? —La anciana negó con la cabeza—. No ha sido buena idea.

—¿Dónde mejor?

—Aquí no puede quedarse.

—¿Cómo? —Marie no pudo ocultar su decepción—. ¿Por qué?

—Los cruzados ya saben de la existencia de las cuevas. Es cuestión de tiempo que las encuentren y vengan a por nosotros —confesó fríamente.

—¿Y por qué permanecéis aquí? —intervino Sébastien.

—Cuánto te falta por aprender, muchacho —contestó con una sonrisa—. El bien y el mal coexisten desde el principio de los tiempos. Y es en nosotros mismos donde tiene lugar su lucha. Este mundo es el infierno del que debemos salir sin más ayuda que nuestra fe. Si hemos de morir, que sea defendiéndola y no huyendo como cobardes.

—Nosotros podemos morir, pero el libro debe sobrevivir —señaló Marie, abrumada por la situación.

—El libro sí —afirmó la anciana—. Es lo más importante.

—No entiendo de qué estáis hablando —intervino de nuevo Sébastien—. Si no os importa morir y creéis que vale la pena hacerlo por vuestra fe, entonces ¿por qué proteger ese libro?

—Porque él salvará al mundo —respondió la vieja levantando las cejas—. Ese libro tiene las claves para que una vez desaparezcamos los que hoy vivimos, quienes vengan detrás tengan un rayo de esperanza. Para que al final de los tiempos todos podamos salvarnos y volver al cielo, abandonando este mundo material, este infierno.

»Si hoy mueres impuro, tu alma volverá a ser encerrada en otro cuerpo distinto, y así hasta que en una de tus vidas, siguiendo las enseñanzas de los buenos hombres, consigas la pureza que te devuelva al cielo, donde realmente perteneces. —La voz de la anciana retumbaba en las entrañas de la tierra—. Pero si todos nosotros morimos, ¿quién guiará a los hombres hacia la salvación? Quedaríamos condenados a vivir siempre en este infierno material. Por eso es tan importante salvar el Libro de los Dos Principios. Él lo explica todo. Si todos nosotros morimos en manos de los soldados enviados por el diablo en la falsa cruzada, el Libro de los Dos Principios podrá salvar a los hombres cuando la oscuridad cese.

—Él todavía no cree en la verdadera fe —susurró la joven de Béziers.

—No —confirmó Sébastien.

—¿Y a pesar de ello arriesgas tu vida por el libro? —La anciana se dio la vuelta—. Dáselo, que lo lea.

La joven obedeció. Cogió su bolsa de cuero y sacó el libro. Era sencillo, sin ornamentos ni señales que lo destacaran sobre ningún otro. Se lo ofreció a Sébastien y este lo abrió.

—Lee en voz alta —ordenó la anciana.

—No sé leer —confesó el franco, que sujetaba el libro con las dos manos.

—Yo lo leeré —se ofreció Marie, y lo cogió—. ¿Qué pasaje queréis que lea?

—El que tú prefieras, no te preocupes —contestó aquella longeva mujer—. Todo es importante, hasta la más insignificante de sus palabras.

—«Por un lado existen las realidades espirituales, invisibles y eternas: es el reino del Dios bueno, del Dios legítimo, del Dios vivo y verdadero, del Dios de justicia y de verdad del que emanan las almas como los rayos emanan del sol. Este reino es la tierra nueva y el cielo nuevo de los que habla san Juan en su Evangelio y en el Apocalipsis; nuevos, es decir, otros, absolutamente diferentes en esencia de la tierra y del cielo visibles».

Sébastien inspiró profundamente y clavó sus ojos en el libro. Era una mirada oscura, agresiva, pero también llena de temor.

Marie siguió leyendo:

—«Por otro lado, este mundo visible, el conjunto de realidades materiales y temporales, está condenado a la corrupción y a la destrucción. En este mundo es donde se manifiesta el mal. Los cuerpos de carne conocen el sufrimiento, la degradación, la muerte. Todos los vicios, todas las desgracias, todos los males van unidos a la condición material. San Juan lo dijo: el mundo se asienta todo él sobre el mal».

—Ya los escritos griegos de Aristóteles lo ratifican: los principios de los contrarios son contrarios. El bien y el mal son contrarios; tienen, pues, principios contrarios —intervino la anciana—. El Evangelio de San Mateo dice: «Un árbol malo da frutos malos. Un árbol bueno no puede producir frutos malos, ni uno malo frutos buenos». O como dice el tercer versículo del Evangelio de Juan: «Todo se hizo por ella y sin ella no se hizo nada de cuanto existe».

—¿Qué más dice el Libro de los Dos Principios? —preguntó Sébastien intrigado.

—¿Conoces el origen de la humanidad?

—Sí, Adán y Eva.

—No, lo anterior —rectificó la anciana cátara con autoridad.

—¿Anterior?

—En el principio de todo Dios creó a los ángeles; muchos de ellos fueron engañados por el Mal y cayeron a la tierra. Se refugiaron aquí entre los hombres, pero no tal y como somos ahora, sino como otro tipo de criaturas. Pasó el tiempo y los ángeles seguían aquí, pues no conseguían volver con Dios. Entonces llegó un día en que las hijas de los hombres intentaron seducir a los ángeles. Se desnudaron frente a ellos y los provocaron con sus sensuales cuerpos. Los ángeles intentaron mantenerse puros y castos, pero las hijas de los hombres los tentaron hasta que yacieron con ellos. Todas quedaron embarazadas y de esa unión nacieron los gigantes, poderosos, sobrenaturales. Sin embargo, su sangre fue mezclándose con la de las otras criaturas y su pureza, su esencia, diluyéndose. Así hasta que se convirtió en un pequeño destello dentro de un cuerpo de carne, o sea, nosotros.

—¿Somos ángeles caídos?

—Lo fuimos hace tiempo. Si somos buenos hombres y encontramos la pureza perdida, podremos volver a serlo y regresar al cielo.

Sébastien levantó la mirada, que ya no era la misma. Algo había cambiado. Un destello brillaba en sus profundos ojos castaños. Marie y la anciana se percataron de ello.

47

Dalmau

Calles de Narbona

Agazapado entre la muchedumbre, Dalmau vio entrar a la comitiva del monarca aragonés en Narbona, una compañía de diez caballeros y treinta peones. Narbona era un señorío eclesiástico al mando del arzobispo, quien controlaba todo lo que sucedía en él. Lo había mantenido a salvo de la herejía y, al mismo tiempo, desde hacía años era refugio de judíos y opositores a Roma. Se trataba de un difícil equilibrio que desconcertaba a todos, pero no lo suficiente para tomar medidas drásticas.

Durante la frágil tregua que se había concedido entre los señores del Languedoc y los cruzados, numerosos cátaros habían llegado a la ciudad dispuestos a luchar con el verbo frente al clero romano.

Miguel de Luesia, mayordomo real, era el caballero al mando. Posicionó a sus hombres: ballesteros en el tejado del edificio y de las casas cercanas; piqueros en la entrada, y todos sus caballeros prestos para custodiar al rey cuando llegara. No le gustaba desconocer el lugar donde estaba, así que concertó una cita con uno de sus confidentes. Se deshizo de su brillante armadura y se puso una saya vestida con capa de color rojo a juego, forrada de otra tela más cálida. Escondió una daga en su cinturón y salió rumbo a una de las abundantes tabernas de la ciudad.

Narbona no era tan distinta a Barcelona, Zaragoza o cualquiera de las otras ciudades de la Corona de Aragón. El ruido de las gaviotas y el olor a mar le recordaban a su villa natal, Tarragona. Camino de la posada se encontró con un cadalso de madera adosado junto a una iglesia. Una muchedumbre se agolpaba en la entrada del templo. Sintió curiosidad. Vio un hueco entre el público y se deslizó hasta su interior. Estaba abarrotado de gente y en el centro de la nave principal había dos grupos de clérigos. Unos vestidos totalmente de negro, con largas barbas y vestimentas vulgares. En el otro, unos religiosos pomposos e imponentes que lucían joyas y birretes.

—¿Negáis acaso que sois adoradores del maligno? —preguntó un sacerdote calvo y regordete, con una casaca ceremonial, dirigiéndose a la multitud y haciendo ostentosos movimientos con el brazo—. Renegáis de la santa cruz, de las reliquias y de las imágenes de los santos, así como de las iglesias, auténticas casas de Dios.

—La cruz es un instrumento de tortura, es difícil entender cómo podéis adorar tal maldad —replicó uno de los perfectos cátaros, un hombre alto y delgado, con el pelo canoso—. Las imágenes de los santos no tienen nada de divino, han sido realizadas por hombres como nosotros. ¡Son supersticiones paganas!

—¿Cómo osáis decir tal blasfemia? —interrumpió el clérigo católico.

—¡Las reliquias de los santos! ¿De verdad pensáis que postrándoos frente a los restos corrompidos de sus cuerpos mortales conseguiréis que interfieran por vos ante Dios? Nuestro Señor no necesita que nadie le aconseje. Él es la inteligencia suprema.

—¿Y el demonio? ¿O es que acaso negáis que lo adoráis?

—Claro que negamos tal barbaridad. No adoramos a ningún demonio ni a otro principio que no sea a Dios —respondió el perfecto en un tono paternal—. Debéis escuchar más detenidamente lo que decimos. Vuestro problema, vuestro gran error, es que os equivocáis en el origen del mal —sentenció el cátaro haciendo enmudecer al clérigo católico.

—Eso es mentira. Los demonios existen, bien lo sabemos a tenor de lo visto en estas tierras.

—Entonces, si existen seres condenados por naturaleza al mal, comprenderéis que ello es incompatible con una creación divina de la que se sabe que solo pudo ser buena, puesto que Dios es la bondad suprema —explicó pausadamente el perfecto, de tal manera que hasta los católicos más fanáticos prestaron atención a sus palabras—. Por tanto, la única explicación de la maldad de los demonios es que son lo que son, y lo han sido así desde toda la eternidad. Dado que fueron resultado de una creación mala, frente a la creación buena de Dios —y cogió aire para alzar la voz—, ¡tiene forzosamente que haber un creador malo, distinto de Dios!

—¡Os equivocáis! —gritó efusivo el clérigo católico—. Los demonios eran ángeles buenos, pero se convirtieron en malignos. Fue su libre albedrío lo que les hizo escoger el mal. El Antiguo Testamento lo explica así.

—Una colección de leyendas y mitología que representan a un Dios vengativo, cruel y despiadado —interrumpió el cátaro—. ¿Ese es para vosotros Dios? ¿El Dios de la luz y de la bondad? Yo creo que sois la Iglesia de Roma los que adoráis al maligno.

—¿Cómo os atrevéis?

—Alejaos todos del Antiguo Testamento, de su Dios lleno de cólera y violencia; es cruel y sanguinario —pidió hablando para todos los presentes—. Ese no puede ser el Dios de la bondad.

—¡No lo escuchéis! —replicó el católico—. Es en el pecado original y en el libre albedrío donde está el origen del mal.

—¡No existe el libre albedrío de las criaturas!

—¡Santa María! ¡No pienso seguir oyendo esas blasfemias!

—Si leéis el Antiguo Testamento, en el Génesis, tanto Adán como Eva pecan en segundo lugar. Adán, a causa de Eva, y esta, sobre todo, a causa de la serpiente —enfatizó el cátaro—. Pero cuando Dios descubrió el pecado original castigó a Adán y a Eva, especialmente a la mujer, e hizo recaer la culpa sobre toda su descendencia hasta el final de los tiempos. ¿Por qué? No tiene sentido.

Muchos de los presentes asintieron con la cabeza y un murmullo recorrió el templo.

—En el Deuteronomio se expresa claramente la idea de ley: los padres no morirán por culpa de los hijos, ni los hijos por culpa de los padres —añadió el cátaro.

Los curiosos que llenaban el espacio del debate soltaron gritos de apoyo a favor del cátaro que agriaron los rostros de los prelados católicos.

—¿Y qué es el pecado original entonces? —gritó una voz masculina entre el público.

—Cada cual morirá por su propio pecado. La única explicación es que esa culpa es simbólica, porque el mal está dentro de la naturaleza de cada ser humano. El pecado original no es un acontecimiento que se produjo en un momento determinado de la historia, como afirma la Iglesia católica, sino un estado natural del hombre, como ya constató san Agustín. Es un relato simplemente simbólico y el catolicismo no puede asumirlo como algo histórico —respondió el perfecto cátaro.

—Entonces ¿la humanidad es mala por naturaleza? —preguntó otro asistente, ante la incapacidad para reaccionar de los clérigos católicos.

—Exactamente —se lamentó el perfecto—. Pero si la humanidad es creación de Dios, ¿cómo puede ser mala por naturaleza? Del bien supremo no puede nacer nada malo.

El clérigo católico parecía confuso y observaba la escena con la mirada perdida.

—La respuesta a esa pregunta es sencilla: Dios no pudo inculcarnos el mal. Tuvo que ser otro principio quien lo hiciera.

—¿Quién? —reaccionó por fin el sacerdote católico—. ¿Quién lo hizo?

—Pensad que en el mito de la creación Eva es engañada, y además no miente a Dios, le confiesa la verdad. Sin embargo, se le reprende con más dureza que a Adán. ¿Por qué Eva, que fue engañada, debe ser tan cruelmente castigada?

El público, en especial las mujeres, asentían con la cabeza.

—Os aseguro que Satán no fue un ángel bueno creado por Dios que se convirtió en malo. Sino que es el principio mismo del mal. Por lo que no pudo ser creado por Dios, sino que existe por sí mismo.

—No, san Agustín estableció con claridad el origen del bien y del mal — replicó el clérigo católico—. Explicó cómo fue el pecado original el origen del mal, y que es el estado en que se encuentra el hombre en su nacimiento.

—El diablo nunca fue bueno y su naturaleza no es obra de Dios —objetó el cátaro—. Emergió del caos y las tinieblas; no tiene creador, ya que él mismo es el principio de todo mal.

—No —rebatió el clérigo católico—. El diablo y los otros demonios se volvieron malos por ellos mismos. Y el hombre, por su parte, pecó por influencia del demonio. El único origen del mal es el indebido uso que las criaturas hicieron de su libertad.

Miguel de Luesia, aún sobrecogido por la discusión teológica que acababa de presenciar, comprendió que aquellas dos visiones distintas del cristianismo nunca podrían encontrarse. Abandonó el interior del templo y continuó hasta la posada. Al llegar fue a la última mesa, donde le esperaba Dalmau.

—Gusto verte —estrechó la mano al caballero catalán—. ¿Qué nuevas traes?

—He oído que el legado papal va a elegir un nuevo obispo en Carcasona y que está seguro de que el rey aceptará el homenaje de Montfort mañana.

—Y está en lo cierto.

—Podría haberlo hecho hace año y medio.

—Las cosas han cambiado. Ahora Montfort controla casi todos los territorios de la casa de Trencavel y puede ser un aliado —murmuró Miguel de Luesia, con precaución de que nadie le escuchara.

—¿Contra quién?

Pero no obtuvo respuesta.

—Ya entiendo, el conde de Tolosa. Ya que los nobles del Languedoc no hacen frente a Montfort y los cruzados, os aliaréis con él.

—Es mejor tener a Montfort al lado que enfrente —Miguel de Luesia no dejaba de mirar a un lado y a otro.

—¿Y el rey confía en su palabra?

—Le ha reconocido como vizconde de los dominios de los Trencavel, ¿qué más puede pedir ese normando? ¿Creéis que podemos contar con el apoyo del legado en esto?

—Ya sabéis lo que os pedirá a cambio.

—Narbona —Miguel de Luesia resopló—. Eso todavía no es posible, deberá esperar. Un vizcondado para uno y un arzobispado para otro. Toda ambición tiene un límite. Puedes estar hambriento, pero después de un gran banquete dejas de comer.

—Cierto, hasta la próxima vez que tengas hambre... Y os recuerdo que algunos sufren el pecado de la gula. Si queréis a Arnaldo debéis aseguraros de que Montfort no descubra nada.

—Lo haremos. La tregua actual es frágil, pero el mes que viene seguirá ya que habrá un concilio en Montpellier, y una de las exigencias para llevarlo a cabo ha sido que no haya operaciones militares en todo el Languedoc. También se convocará una conferencia entre el rey y Montfort, en la que ambos acordarán el matrimonio de sus hijos, el infante don Jaime de Aragón y Amicie de Montfort.

—¡El rey pretende casar a su heredero con la hija de Montfort! —se escandalizó Dalmau—. No puedo creerlo, eso sí es un triunfo para Montfort. ¿Qué obtendrá a cambio nuestro monarca?

—Que se detengan los enfrentamientos de los cruzados con

el condado de Foix, pues ambos serían vasallos suyos. Montfort asumirá la protección de Montpellier bajo su responsabilidad. Montpellier es esencial en toda la política del Languedoc, al igual que Narbona.

—Veo que el rey quiere que se calmen los ánimos.

—No exactamente; quiere que lo parezca... El cambio respecto al vasallaje de Montfort parecerá a los ojos de todos como una confirmación del fiel apoyo de la Corona a Roma y la cruzada, y que por ello consolida la nueva realidad que se ha producido con Montfort como vizconde. Con el reconocimiento y aceptación de su vasallaje, el rey Pedro limita las actuaciones de Montfort, que siendo vasallo suyo no podrá emprender ningún tipo de acción contra los nobles del Languedoc.

—So pena de alterar la paz y el orden cristiano establecido —añadió Dalmau—. Y estos son justamente los argumentos que se esgrimen para atacar a los cátaros.

—Eso es. Además, como vasallo feudal del papa Inocencio III, el rey Pedro reiterará su compromiso de defensa de la fe, logrando así tranquilizar a Roma.

—Lo del matrimonio está bien pensado, aunque muchas veces esos acuerdos se rompen con demasiada facilidad. —Dalmau movió la cabeza de un lado a otro poco convencido.

—Lo sé. Por eso el infante será entregado en prenda a Montfort.

—¿Qué decís? ¿El rey va a entregar al heredero de su corona a un vizconde usurpador?

—La verdad es que no le tiene mucho aprecio.

—¡Es el heredero! —Dalmau se apoya sobre la mesa y teme haber llamado la atención en exceso.

—Y el hijo de la reina María, de la que el rey quiere separarse y anular su matrimonio. Si el infante no vuelve a Aragón, su alteza no lo sentirá, os lo aseguro. Todavía está enojado por cómo fue engañado para concebirlo. —Miguel de Luesia arqueó las cejas tras su revelación.

—Montfort no cabrá en sí de gozo al pensar que su hija

pueda ser la futura reina de Aragón. —Dalmau inspiró—. Seguro que hinca la rodilla delante de Pedro de Aragón nada más oírlo.

—Ya lo creo.

Y ambos se echaron a reír.

—Incluso puede que llore —bromeó Miguel de Luesia—. Debéis confirmarme cuanto antes que el legado apoyará la excomunión del conde de Tolosa en Montpellier y que también podremos contar con él cuando llegue la ocasión. —El noble aragonés se acercó—. No os confundáis, esto será tan solo la calma que precede a la tempestad. Debemos conseguir que Montfort dirija todos sus esfuerzos hacia la conquista de las tierras tolosanas.

—Se lo estáis poniendo en bandeja.

—Montfort recibirá nuevas tropas en primavera deseosas de luchar. Nos lo han confirmado nuestros enviados en Roma. Si cree que ha consolidado su dominio en las antiguas tierras de los Trencavel, lanzará sus huestes hacia los otros condados. Los nobles del Languedoc siguen desorganizados y el conde de Tolosa no conseguirá agruparlos. —Dalmau se levantó de la mesa—. Las piezas se están alineando, pronto llegará el momento que todos estamos esperando.

—Lo aguardo ansioso —afirmó Dalmau, y acto seguido alargó la mano para recibir su gratificación.

—Aún no. El libro todavía no ha sido encontrado. ¿Quién lo tiene?

—No estoy seguro, pero muchos lo buscan.

—Eso no me sirve. Sin libro el plan secreto del rey no funcionará. ¡Encuéntralo, Dalmau!

48

Martín y Hugh

Castelnou d'Arri

Hugh de Lacy y Martín divisaban la formación del ejército tolosano frente a las murallas de Castelnou d'Arri. Desde la firma de los acuerdos de Montpellier y el pacto entre Simón de Montfort y el rey de Aragón, muchas cosas habían cambiado en la cruzada. El señor de Cabaret había rendido el Castillo Rojo. La inexpugnable fortaleza de la Montaña Negra había sido entregada a Montfort a cambio de tierras cerca de Béziers. El último reducto de los Trencavel se había vendido. Nada se sabía de la Loba, quien al parecer se había opuesto inútilmente a la rendición con todas sus fuerzas. La noticia corrió por todo el Languedoc. Los faidits clamaron al cielo ante tal traición, pero ya era tarde.

Con los refuerzos de primavera y las conquistas ratificadas por el monarca aragonés, que además había acordado el matrimonio entre el infante Jaime y la hija de Montfort, y que había entregado a su hijo a la protección del vizconde, se rompió la tregua y la cruzada se reanudó con la toma de Montferrand. Montfort no se detuvo ahí, ya que animado por los nuevos contingentes y las buenas noticias marchó hacia Tolosa. Antes de asediarla conquistó la importante plaza de Castelnou d'Arri.

Los tolosanos no podían permitir tal ofensa y, por primera vez en casi dos años de cruzada, empuñaron las armas y formaron un ejército para reconquistar Castelnou d'Arri. Al fin Tolosa entraba de lleno en la guerra del Languedoc.

—Pensaba que estos cobardes nunca nos plantearían batalla. Casi me alegro de que tengan el valor de hacerlo —comentó Hugh desde las murallas, mientras los tolosanos reforzaban el asedio con nuevas milicias.

—Es más que eso.

—¿Qué insinúas, Martín?

—Atacar Tolosa va a ser un error.

—¿Tú qué sabrás de la guerra?

—Ya, pero... Esto se terminará algún día, ¿no?

—No digas eso en voz alta o tendrás problemas, muchacho.

—Es una locura impropia de Montfort. —Martín hizo oídos sordos a las advertencias del noble—. Es como si alguien le hubiera instigado a ello.

El joven que llegó de Aragón hacía casi dos años, dotado para las lenguas, la lectura y que tenía la habilidad de pasar desapercibido, se había transformado en un aguerrido cruzado que no dudaba en hacer respetar sus opiniones.

—¿Quién iba a ser capaz de tal cosa? Estás loco, Montfort no se deja influenciar por nadie.

—Sí, puede que sean cosas mías —reculó Martín—. Aunque estarás de acuerdo conmigo en que la extensión de la guerra a todo el Languedoc no es inteligente.

—Cada vez nos odian más estos herejes, pero por ahora no hemos sufrido ninguna derrota, no lo olvides.

—El problema es que no son solo los herejes. ¿Cuántos miles de personas viven en Tolosa? ¿Cuántos son católicos? Creo que con nuestra amenaza solo hemos conseguido unirlos más, ya no solo a los cátaros, también al resto.

—Quizá tengas razón —recapacitó Hugh de Lacy también preocupado—. Aseguran que el conde de Foix ha venido a apoyar a los tolosanos.

—Exacto, eso es lo que quiero decir. Hasta hace unos días eran enemigos irreconciliables. Estos territorios estaban fraccionados; ahora empiezan a unirse y lo hacen por nuestra culpa. Porque los obligamos a ello. Si toman conciencia unitaria y nos ven como una amenaza exterior, estaremos en problemas.

—Cómo has cambiado, Martín —sonrió Hugh—. Pero para lo que tú dices necesitarían un líder y no veo al conde de Tolosa capaz de serlo.

—Quizá eso nos salve —meditó Martín poco convencido.

—Menuda cabeza tienes, muchacho —rio Hugh—. Mira este ejército que tenemos delante. Está formado de mercenarios y milicias tolosanas, poco entrenadas y mal avenidas. Quizá piensan que pueden reconquistar con facilidad el territorio tolosano perdido, pero no disponen de suficientes caballeros ni de un verdadero líder. Por eso los derrotaremos sin dificultades.

—Puede ser, aunque por ahora hemos tenido que escondernos entre estas murallas.

—Pronto llegarán refuerzos. Es más prudente refugiarse que plantear una batalla campal. —Hugh escupió desde la muralla—. ¡Eso sí es una locura!

—¿Un juicio de Dios?

—Sí, he visto pocas batallas campales en mi vida. Nadie se atreve a someterse al juicio de Dios. Las bajas suelen ser muchas y las posibilidades de victoria escasas. El que está en clara superioridad prefiere mantener el asedio y no perder hombres, sabedor de que la fortaleza terminará cayendo. Y el que está en clara inferioridad tampoco la plantea porque tiene más posibilidades tras las murallas.

—¿Y si la cosa está igualada?

—Entonces todavía es peor. Ningún ejército en su sano juicio plantearía una batalla así si no está desesperado.

—Ya..., pero Montfort no es un hombre corriente. Creo que ha decidido arriesgarse.

—Imposible.

—Observa. Nos ha reunido a todas sus tropas aquí, limpiando las guarniciones de sus castillos. Y ha logrado también que las fuerzas cruzadas a completo convergieran en Castelnou d'Arri.

—¿Qué insinúas? —preguntó Hugh.

—Solo puede ser para una cosa: plantear una batalla campal con la que derrotar a los tolosanos y a los de Foix y acabar con la guerra.

—Muy arriesgado…

—Sí, mucho. Pero también muy hábil, ¿no crees?

—Pronto veremos si es audacia o temeridad.

49

Sébastien y Marie

Cueva cerca del condado de Foix

Dentro de las entrañas de la tierra, en una sala inmensa rodeada de miles de extrañas formaciones rocosas que componían un gigantesco ejército de diminutos soldados de piedra, un grupo de hombres y mujeres vestidos de negro se habían colocado en un círculo perfecto alrededor de un único individuo.

—Este sagrado bautismo, por el cual se confiere el Espíritu Santo, la Iglesia de Dios lo ha preservado desde los tiempos de los apóstoles. Ha pasado de buenos hombres a buenos hombres hasta el momento actual y así seguirá haciéndolo hasta el final del mundo.

El perfecto se acercó a Sébastien. El joven había recibido nada más nacer el bautismo del agua, pero los perfectos de la cueva ya le habían advertido de que ese era el bautismo de san Juan Bautista, no el de Dios, que debía hacerse mediante la imposición de manos, como citaba Lucas en los Hechos: «Juan bautizó con agua, pero vosotros seréis bautizados en el Espíritu Santo dentro de pocos días».

El bautismo, tal como lo veían y practicaban los católicos, se trataba de una tradición falsa, el camino de Satanás. El perfecto siguió citando textos que recalcaban la necesidad de seguir los preceptos de Jesucristo.

—Debes observar los mandamientos de Dios y odiar este mundo.

—Así lo haré. Rezad a Dios por mí para que me dé su fuerza —respondió Sébastien.

Después recitó el padrenuestro, se arrodilló y rezó en silencio.

—Te concedo la paz. —Y el perfecto le realizó la imposición de manos.

El joven, una vez recibido el *consolamentum*, se dirigió a la anciana, que junto a Marie habían participado en la ceremonia.

—Ahora ya estáis listos para partir —afirmó la experimentada cátara que se acercó a Sébastien y posó sus manos en las mejillas del joven—. Este mundo es la creación del mal que busca la destrucción de la buena creación. Frente al espíritu, el mal inventó la materia para precipitar la caída del espíritu, atrayéndolo. Frente a la eternidad, creó el tiempo, para que todo se corrompa al durar. Su objetivo es que el reino de Dios se hunda y se descomponga en el mundo. Pero nosotros lo impediremos. Lucharemos con nuestra fe contra sus ejércitos y este libro será nuestra espada. —Y lo levantó para que todos lo vieran.

—Y yo lo protegeré —añadió Sébastien, ante la mirada de alegría en el rostro de Marie.

—Ahora marchad los dos y ponedlo a salvo. —La anciana entregó el libro a Marie y añadió—: Cuídalo y protégelo con tu vida.

—Así lo haré.

—Él te ayudará.

La anciana cogió a cada uno de la mano.

—Lo sé. —Marie le miró sonriente.

La pareja dejó la cueva cátara el día siguiente; ninguno vestía de negro para no ser descubiertos. Marie portaba su zurrón de cuero y Sébastien un bastón de roble. Caminaron durante varias horas rumbo al sudoeste. El terreno era abrupto y no encontraron mucha compañía. Aquella región era segura, pues los cruzados todavía no habían llegado hasta allí y la Corona de Aragón estaba ya próxima.

—¿Qué ocurrirá con la cueva? —preguntó Sébastien.
—No lo sé. —A Marie se le entristeció la mirada y volvió la vista atrás—. No creo que volvamos a verlos.
—Quiero agradecerte todo eso, tú me abriste los ojos.
—No te equivoques, Séb. No fui yo, fue Dios.
—Si no te hubiera encontrado en Béziers ahora seguiría siendo un cruzado. —Sébastien cerró los puños y apretó los dientes—. Viviría un engaño.
—Desde el primer día que te vi, supe que tenías buen corazón.
—Gracias. No te rías, pero desde hace mucho tiempo he querido preguntarte algo. ¿Cuántos años tienes?
—¿Por qué me preguntas eso ahora? —Marie no esperaba esa pregunta.
—No lo sé. Es que todavía no conozco tu edad.
—Tengo diecinueve, Séb —respondió mientras se adelantaba dando unos pasos largos, casi como pequeños saltos.
—Eres muy joven.
—¿Cuántos tienes tú? —preguntó una vez que estaba a cierta distancia de él.
—Veintitrés.
—Qué viejo eres.
—¿Cómo? —Sébastien corrió hacia ella y la intentó coger de la cintura, pero Marie se revolvió y le esquivó.
—Es una broma. —Marie empezó a reírse como nunca antes lo había hecho, y su risa se contagió a Sébastien.
—¿Por qué nos reímos?
Marie contestó sonriendo como una niña.
La pareja siguió su camino hasta que anocheció. Entonces buscaron refugio en una pequeña cueva en el pie de un cerro, cerca de un bosque de pinos. Llevaban guisantes y pan en cantidad abundante, además de empanadas. Hicieron una hoguera

para calentarse. Sébastien no podía dejar de mirar a Marie. Al principio ella disimulaba, luego comenzó a sonreírse.

—Nunca te agradeceré lo suficiente que me ayudaras en Carcasona.

—Originariamente no era ese el plan. —Marie sonrió.

—Lo importante es cómo ha terminado. Tengo la impresión de que eres incapaz de hacer nada malo —comentó Sébastien.

—Eso es una tontería, claro que puedo hacer cosas malas —dijo entre risas la joven.

—No, no puedes.

—Todo lo bueno que hay en nosotros proviene de Dios. Cuando hacemos el bien no tenemos mérito alguno, porque es Dios quien actúa.

—¿Lo ves? Incluso cuando hablas estás llena de bondad.

—No soy yo quien hace el bien —advirtió Marie arqueando las cejas.

—Ya lo sé. Lo que debemos hacer es abrirnos a la palabra de Dios para permitir que actúe en nosotros. De él solo puede emanar el bien.

La pareja cada vez se comprendía mejor; las enseñanzas de los buenos hombres les ayudaban a hacerlo. Pero había algo más entre ellos.

Sébastien posó su mano derecha en el brazo de la joven, mientras con la izquierda le acarició un mechón del cabello. Ella le observaba inmóvil, con su mirada bicolor clavada en sus labios, hasta que fue a buscarlos para decirle en la boca todas las palabras de amor que llevaba tiempo guardando. Fueron sus besos los que hablaron y las caricias las que respondieron.

Ella le desabrochó la saya y se la quitó, sacándola por su cabeza y sus brazos. Así vio su torso desnudo. Puso la mano sobre su corazón y sintió cómo latía con fuerza. Sébastien intentó despojarla de sus ropas.

—Espera. —Marie se levantó, soltó los cordones de su saya y esta resbaló por sus piernas. Después desabrocho también su camisa y dejó al descubierto sus senos—. Tendrás que continuar tú.

—Ven aquí. —Sébastien sonrió.

La joven se tumbó y él se echó sobre ella, que por primera vez sintió el peso de un hombre sobre su cuerpo. Siguieron devorándose a besos, como si no hubiera un mañana y tuvieran que gastar todos aquella noche. Lo hicieron. Marie recorrió el cuerpo de Sébastien con los labios y él acarició todos sus rincones. Se amaron bajo las mil estrellas que los habían unido.

50

Montfort

Carcasona

Pierre estaba leyendo sus notas cuando Montfort entró en su habitación del castillo. Le miró sorprendido, pero no le dijo nada. Solo se acercó a una esquina, en donde un tablero de ajedrez descansaba sobre una mesilla.

—¿Te gustan los juegos de infieles?

—El ajedrez es un invento moro, sí. Pero también es un juego de estrategia reconfortante. ¿Vos sabéis jugar?

—No, yo prefiero la realidad. No me gustan los juegos, ni los dados ni las cartas.

—El ajedrez no es un juego de azar —espetó Pierre.

—Me da igual.

—No se apuesta.

—¿Y qué se hace entonces? —inquirió enojado Montfort.

—El ajedrez es un buen reflejo de la realidad, de la guerra por ejemplo —explicó Pierre a su protector—. El tablero tiene sesenta y cuatro casillas, treinta y dos blancas y treinta y dos negras, que están relacionadas con el día y la noche.

—Curioso. ¿Y qué representan las fichas?

—El juego se basa en una batalla entre los ejércitos de dos reinos, cuyo objetivo es matar al rey.

—No sé si eso le gustaría a los reyes de Francia o Aragón —bromeó Montfort.

—Ya lo creo que sí, las familias reales lo juegan a menudo. Forma parte de la educación de los príncipes. El rey es la pieza más importante, pero no la más poderosa.

—Siempre lo es —añadió Montfort.

—Y por ello puede moverse en cualquier dirección; eso sí, solo de una casilla a otra —siguió explicando Pierre—. Movimientos cortos pero estratégicos, propios de un buen monarca. A su lado está la reina, que a veces es un problema. Esta pieza solo existe en los reinos cristianos y es defensiva.

—¿Y esas figuras con forma de obispo?

—Representan el poder de la Iglesia y atacan siempre en diagonal.

—¡Cómo no!

—Las siguientes son la caballería ligera, que se mueven una casilla adelante y otra en lateral.

—Tiene sentido. ¿Y las torres?

—Esas representan la caballería pesada; cargan recto cuantas casillas quieran. Las más pequeñas son los peones, la infantería; si alcanzan el otro extremo del tablero pueden transformarse en otra figura. Podemos decir que tienen la opción de ascender de categoría.

—Extraña regla, demasiado generosa a mi parecer. —Montfort tomó uno de los peones entre sus manos—. ¿Pueden convertirse en cualquier figura?

—Menos en el rey, claro. Monarca solo puede haber uno.

Montfort se quedó mirando el tablero pensativo.

—¿Sabes por qué no interviene el rey de Aragón ni el de Francia en el Languedoc?

—Me temo que no, señor.

—¿Cuándo lo hace en el ajedrez?

—Bueno..., en el ajedrez el juego se termina cuando lo matan —contestó Pierre.

—El juego siempre se termina cuando muere el rey.

—Pero es un soberano y merece respeto, así que antes de matarlo hay que avisarle.

—¿Avisarle?

—Sí, se dice «jaque», para que pueda defenderse.

—¿Por qué razón? —inquirió incrédulo Montfort.

—Es… el rey.

—¿Y? Pensaba que habías dicho que el juego termina cuando lo matan.

—Por supuesto, y que refleja la realidad. Nadie osaría matar a un rey a traición.

—¿Nadie? —Montfort sonrió—. Tu juego está muy equivocado.

51

Martín y Hugh

Asedio de Castelnou d'Arri

Tras varios días de sitio, una columna cruzada de refuerzos se aproximó a Castelnou d'Arri. Los exploradores tolosanos la descubrieron. El conde de Tolosa decidió mantener el cerco a la ciudadela, mientras el conde de Foix preparaba una emboscada. Los montañeses eran bravos guerreros, se decía que los mejores de todo el Languedoc, y su líder el más valiente de los caballeros, un auténtico señor de la guerra. Esperaron apostados tras una suave colina frente a un vado en las cercanías de Castelnou d'Arri. Pronto se aproximó la columna cruzada, unos cien jinetes. Galopaban rápido, con orden, pero no dispuestos para repeler un ataque. El conde de Foix armó una veintena de arqueros al otro lado del río. Ellos serían los encargados de iniciar el ataque y así lo hicieron. Aguardaron a que los primeros caballeros cruzados entraran en el vado y luego lanzaron una descarga sobre el centro de la formación, de tal manera que se creara un gran caos y la vanguardia quedara aislada.

El primero en ser abatido fue un escudero rubio. Una flecha se clavó en su cuello y lo derribó al instante, cayendo muerto. A él le siguieron una docena más, la mayoría con heridas no mortales, aunque gravemente maltrechos y desposeídos de sus caballos. A continuación, treinta jinetes por cada flanco sorprendieron a los cruzados. Los arqueros recargaron y esta vez dispararon a la retaguardia cortando la posible huida. Tras los jinetes de Foix aparecieron decenas de peones armados con picas, azconas y hachas, gritando y corriendo. Los cruzados intentaron reagruparse y crear dos líneas para defenderse del doble ataque, pero no hubo tiempo. Fueron totalmente sorprendidos. Los caballeros de Foix cargaron por ambos flancos. La columna cruzada no supo cómo formar y solo se defendió del derecho, así que el izquierdo resultó avasallado en su integridad. Los peones llegaron detrás para rematar a los heridos y supervivientes, mientras los caballeros volvían a cargar. Completamente rodeados, los jinetes cruzados fueron arrollados, pues no pudieron hacer nada. Los pocos que salvaron la vida buscaron la manera de huir. Ya no era posible. Los arqueros, espada en mano, se habían unido a la refriega. Había que luchar y morir, sabían que ya no saldrían de allí con vida.

El conde de Foix acabó con casi toda la columna cruzada, solo media docena de sargentos logró escapar a través de río. Sin embargo, aquel no iba a ser un día sencillo para los montañeses. La victoriosa escaramuza se transformó en una batalla cuando apareció por el este un auténtico ejército. En realidad, se trataba del cuerpo principal de los cruzados, con Montfort a la cabeza. Al ver el resultado de la emboscada, el vizconde en persona dirigió una brutal carga de caballería frente a la cual el conde de Foix plantó cara con una valentía admirable, manteniendo su posición frente a las sucesivas embestidas cruzadas. Claramente inferiores en número, no podían resistir por mucho tiempo, así que pidió refuerzos al conde de Tolosa. No obstante, este consideró prioritario mantener el sitio y no cedió a las peticiones del conde de Foix, el cual, desbordado por las experimentadas fuerzas cruzadas, tuvo que retirarse del campo de batalla huyendo hacia el sur, en dirección contraria a Tolosa.

Montfort, despejado el camino, prosiguió su avance hacia Castelnou d'Arri. El conde tolosano, temiendo el ataque por la retaguardia, y sin la fuerza de cobertura de Foix, decidió levantar el asedio.

—Nos tenían y se marchan —comentó Hugh, que observaba la retirada de los tolosanos—. ¡Qué desastre de mando! Ese conde de Tolosa es un completo inepto. —Y soltó una carcajada.

—No es para estar contentos. Han conseguido asediarnos y derrotar a una de nuestras columnas; es la primera vez.

—Y será la última mientras cuenten con ese cobarde del conde de Tolosa como jefe. Tenían la victoria al alcance de la mano y nos han perdonado por la incompetencia del conde. Él no es un auténtico jefe militar como Montfort.

—Parece que no te alegras —advirtió Martín mientras caminaba por el adarve de la muralla.

—Lamento ganar de esta forma, por deméritos del adversario.

—Puede ser. ¿Y el conde de Foix? Ha demostrado que su caballería puede estar a la altura de la nuestra. Con más fuerzas podrían haber vencido a Montfort.

—Foix es bravo, pero no posee la suficiente autoridad —explicó Hugh—. Lo que sí es cierto es que Montfort parece que lo había provocado todo. Al final casi tienes razón con lo de la batalla campal.

—¡Ajá! —Martín le señaló con el dedo y sonrió victorioso.

—Bueno, no te emociones. Esto se está convirtiendo en lo de siempre, una guerra de escaramuzas y asedios. Resulta muy aburrida.

—Vosotros —les llamó uno de los integrantes de un numeroso grupo de cruzados—. Buscamos gente.

—¿Gente para qué?

—Esto va para largo, así que hay que controlar los caminos. Es más interesante... y lucrativo.

—¿Y por qué nos lo ofreces?

—Te dejas ver —aclaró y se encogió de hombros—. También puede venir tu escudero.

—¿Tu qué? —Martín se indignó.
—Chis… —le dijo Hugh—. ¿Qué hacemos?
—No sé. ¿Qué piensas tú?
—Que los asedios me aburren.

52

Amalarico

Narbona

Por fin Arnaldo Amalarico había conseguido lo que tanto tiempo anheló, el arzobispado de Narbona. El cargo eclesiástico más importante del Languedoc. Más que un clérigo ahora era un príncipe, pues tal era el poder del arzobispo en sus dominios. Un nuevo tiempo empezaba y concluía así la tradicional autonomía eclesiástica del clero del Languedoc respecto de la jerarquía de Roma.

—Estaréis contento, eminencia —comentó Juan de Atarés.

—Esto es solo el principio. Ahora es cuando de verdad empieza la partida. En menos de un mes marcharemos hacia el otro lado de los Pirineos.

—Eminencia, ¿puedo preguntar el motivo? —A Juan de Atarés le costaba controlar sus nervios, Arnaldo acababa de sentarse en el trono del arzobispado de Narbona, después de años de intentarlo, y ya hablaba de abandonar el Languedoc.

Tal y como él temía, su apetito no se saciaba.

En las semanas siguientes, unos y otros contendientes evitaron cualquier tipo de confrontación directa, y la campaña de verano se desarrolló entre escaramuzas y asedios. Los cruzados dominaban el plano táctico, pero la lucha de los tolosanos y de los montañeses había conseguido fomentar la rebelión en los territorios ocupados. Los cruzados veían sus movimientos constantemente atacados y ralentizados, obligándose a destinar sus fuerzas a mantener el control de sus zonas. Cada vez más aldeas se sumaron a la revuelta.

—Iremos a la nueva cruzada contra los infieles del sur —decretó Amalarico.

—¿Contra los almohades? —inquirió confuso el ayudante del arzobispo—. ¿En Castilla?

—Sí, a Toledo. Ahora todo ha cambiado.

—¿Y nuestra cruzada? No podemos permitir que los cátaros escapen. ¿Y el rey de Aragón? —Juan de Atarés no daba crédito al cambio de estrategia.

—Montfort seguirá haciendo su trabajo, ahí tiene su última victoria. Por otro lado, espero que el rey aragonés acuda también a la llamada contra los musulmanes. Incluso confío en que no sea el único monarca que lo haga. Los reinos de Navarra, León y Portugal podrían unirse y entonces esta cruzada sería la más relevante del último siglo.

—Y sin embargo, no es en Tierra Santa.

—Lo es en tierra de infieles, como aquí en el Languedoc. No son muy diferentes ambos lados de los Pirineos. El rey navarro es tan despreciable como el aragonés. Dicen que es un gigante y que pasa largas temporadas en Córdoba copulando en el harén del califa. ¿Qué vientos soplan al otro lado de los Pirineos que se adueñan del alma de las casas reales?

—¿Y el rey de Castilla?

—Ese sí es un buen rey cristiano. Partiremos lo antes posible. —El arzobispo maquinaba los pasos a dar—. Y creo que de camino me entrevistaré con el rey de Navarra.

—Pero si acabáis de decir que...

—Por eso mismo. Conseguiré personalmente que los navarros acudan a la llamada contra los infieles. Está por ver que los portugueses y los leoneses se involucren también, bastante será si estos últimos no aprovechan para atacar Castilla. Aunque creo que tienen razón en reclamar unas plazas fronterizas que hay en disputa.

—¿Atacar durante la cruzada? Eso es imposible, ningún reino cristiano haría tal cosa.

—Un reino no, pero un rey sí. Al fin y al cabo, son hombres. Subestimas el poder de la ambición ¿Qué mejor momento para atacar a tu enemigo que cuando este está luchando contra otros lejos de sus tierras?

—Pero en santa cruzada —recalcó Juan de Atarés con determinación.

—Exactamente igual que aquí. —Y sonrió.

—Entiendo.

—No lo suficiente, porque podríamos tener un problema. —Y el nuevo arzobispo se detuvo en sus pensamientos—. Cuando se llame a la cruzada, ¿qué hará la nobleza del Languedoc? El conde de Tolosa podría aprovechar para acudir a ella y conseguir que se levante la excomunión que pesa sobre él y otros podían ir por las indulgencias.

—¿Lo hará?

—Hum, no —respondió el arzobispo—. No creo que abandonen sus tierras. No mientras la cruzada esté en ellas. Si acude a Castilla, Tolosa estará a merced de Montfort.

»Además, le he preparado una sorpresa al rey de Aragón en Montpellier que está a punto de conocerse. —La sonrisa que dibujó Amalarico fue siniestra—. Allí la reina es muy querida y no se aceptó bien que renunciara a sus derechos en favor del monarca.

—¿Por qué? —preguntó Juan.

—Porque más que renunciar fue coaccionada y eso no suele gustar.

Juan de Atarés admiró la inteligencia del nuevo arzobispo para tener siempre controlado el tablero de juego.

—Ahora déjame, quiero descansar.

El ayudante abandonó la sala palaciega y caminó con paso firme hasta el piso inferior, cruzó el patio interior y salió a las bulliciosas calles de Narbona. La jugada del arzobispo le preocupaba. No esperaba la convocatoria de otra cruzada y menos en tierras de Castilla. Cierto que el peligro almohade era grande.

Lo que no comprendía era el interés en ella de Arnaldo Amalarico. Acababa de lograr lo que tanto tiempo llevaba buscando, el arzobispado de Narbona. ¿Por qué marcharse ahora? ¿Qué esperaba obtener? Además, si cruzaba los Pirineos se vería con el rey de Aragón. Quizá aquella fuese su intención, entrevistarse con el monarca lejos del Languedoc. Sabía que algo tramaba, aunque no tenía ni idea de qué era.

Mientras pensaba caminó hasta el muelle. Allí encontró a un grupo de comerciantes venidos desde Marsella que discutían. Al verle llegar no callaron. Uno de ellos, gordo como un oso y sin un solo pelo en la cabeza, hablaba de la cruzada, de las noticias sobre la sorpresiva ofensiva de invierno. Al parecer, aseguraba que él mismo había transportado al hermano de Montfort hasta Béziers desde Messina. Juan de Atarés no estaba convencido de la veracidad de aquella afirmación. La curiosidad le pudo y merodeó a los marineros para escuchar más su conversación.

—¿Y ahora qué sucederá? —preguntó uno de los comerciantes que se agolpaban en el muelle y que llevaba un extraño abrigo de color vino, sin capucha y con adornos en franjas azuladas.

—La guerra seguirá —contestó el más orondo.

—Dicen que hay una nueva cruzada al otro lado de los Pirineos —comentó otro de los presentes.

—Tolosa está más cerca. Ayer un comerciante de Mirepoix dijo haber visto la llegada de un importante contingente de refuerzos francos y del imperio, que permitirán a Montfort la creación de un segundo ejército independiente al mando de su hermano.

—No tenéis ni idea —interrumpió otro comerciante, delgado y alto como un palo—. Ese segundo ejército ya está actuando. Los cruzados recuperaron hace días Cuq, Montmaur, Montferrand y Avignonet.

—¿Es eso verdad? —preguntó el más obeso—. ¿Y el conde de Tolosa?

—A la defensiva, como siempre —respondió el nuevo personaje—. Dicen que evacuó Puèglaurenç y trasladó la población a Tolosa.

Si aquello era verdad, pensó Juan de Atarés, esos hombres estaban mejor informados que el propio arzobispo. Era evidente que Montfort volaba solo desde hacía tiempo. Arnaldo Amalarico ya no podía controlar la bestia que había creado. Al menos, ahora ya había conseguido su gran sueño, el arzobispado. Aquella cruzada contra los almohades y la voluntad del arzobispo de participar en ella le confundían.

¿Qué pretendía realmente Arnaldo viajando al otro lado de los Pirineos?

Lo que estaba claro es que Montfort proseguía su acoso sobre el condado tolosano con o sin ayuda de Arnaldo. Ahora que contaba con un segundo ejército y a este ritmo, pronto caerían más plazas y se cerraría el cerco sobre la ciudad de Tolosa.

53

Sébastien y Marie

Sur del condado de Foix

Sébastien se despertó temprano. Cuando buscó a Marie para abrazarla no la encontró. Le extrañó, así que se incorporó y miró a su alrededor. No había ni rastro de ella. Aquello le alarmó. Se puso el abrigo y echó un vistazo por la zona. La llamó varias veces sin obtener respuesta, y luego descendió el cerro hasta un pequeño arroyo. Entonces creyó verla lavándose el pelo. Sí, era ella. Se agachó, ocultándose entre unos matorrales, y la observó despacio de manera furtiva. Llevaba tan solo una blusa, pues se había quitado la túnica para lavarse mejor su largo cabello. En un momento dado, se desprendió también de la blusa, quedándose solo vestida con una saya. Sébastien sintió cómo su pulso se aceleraba. Su mano derecha empezó a temblar levemente y su respiración era más forzada. No dejó de mirarla, cómo brillaba su delicado cuerpo mojado, y volvió a imaginarse junto a ella, como la noche anterior, acariciándola, jugando con su pelo, palpando sus senos. Sintió que se excitaba y que su miembro viril crecía entre sus piernas. Oyó un ruido, pero estaba demasiado despistado mirando a Marie.

Tres hombres aparecieron detrás de ella. El primero era

enjuto y calvo, con la tez morena; los otros dos eran más altos y rollizos. Uno de ellos llevaba el pelo largo y empuñaba una espada; el otro tenía una densa barba que le cubría medio rostro. Cuando entendió lo que estaba sucediendo, Marie ya se hallaba rodeada. La joven se levantó y corrió a ponerse de nuevo la túnica, pero el más gordo de ellos se había adelantado.

—¿Buscabas esto? Estás mucho más guapa desnuda, pequeña.

—¡Dejadme! —gritó desafiante la cátara—. ¿Qué queréis?

—¿No lo sabes? —inquirió el más rechoncho—. Te queremos a ti, fierecilla. Nos lo vamos a pasar muy bien.

Marie buscó su espada, que estaba en la otra orilla, y uno de ellos le cortó el paso. Poco a poco su fueron acercando a ella, impidiéndole huir. Como una manada de lobos rodeando a una presa.

—¿Tan valientes sois que necesitáis una espada para atacar a una mujer?

—Oh sí, somos unos cobardes —respondió el más menudo—. Lo sentimos mucho, princesita...

A continuación, el asaltante barbudo se adelantó y cogió a Marie de la cintura mientras ella gritaba e intentaba zafarse de él. Era inútil, no podía hacer nada. Casi arrastras la llevó junto al tronco caído de un árbol y le arrancó la escasa ropa que le quedaba, dejándola desnuda.

—¡Qué maravilla! —exclamó el enjuto—. Cómo vamos a gozar con ella, ¿verdad, muchachos?

Todos respondieron riéndose. El barbudo, quien parecía ser el cabecilla, se quitó el abrigo y el calzón. Mientras sus compañeros sujetaban a Marie de las muñecas y tobillos, se acercó y separó las piernas de la joven. Marie gritó desesperada y consiguió dar una violenta patada en la cara del hombre, que hizo que le brotara sangre de la nariz.

—¡Puta! —Él reaccionó con una tremenda bofetada que impactó de lleno en el rostro de Marie.

La muchacha quedó conmocionada.

Sébastien apareció como si de un demonio se tratara y le rajó el cuello al que la tenía presa por las muñecas.

—¡Soltadla! —exclamó con los ojos inyectados en sangre y amenazando con su daga ensangrentada, mientras el hombre caído escupía borbotones de sangre por la boca.

El de la barba se levantó con los calzones aún bajados, pero tropezó y casi cayó al suelo.

—¡Malnacido! Pagarás por lo que has hecho —balbuceó mientras buscaba su espada.

—Ella está conmigo. No le toquéis ni un pelo o...

—¿O qué? —El otro de los hombres agarró a Marie del cuello para que no pudiera gritar—. Hay que compartir. ¿No es lo que enseñan esos herejes?

Sébastien les volvió a amenazar con su daga.

—¿Eso es todo lo que tienes? —Entonces el barbudo se mostró confuso—. Un momento, ¡yo te conozco! Tú eres el traidor que nos atacó en aquella casa durante el asalto. Y entonces esta es... —Se echó a reír—. ¡No me lo puedo creer!

—No puede ser. —Sébastien apretó el arma más fuerte entre sus dedos.

—¡Que Dios nos asista! ¡El maldito traidor! —Y su rostro se llenó de ira—. Sabía que nos volveríamos a encontrar, lo sabía.

Sébastien reaccionó y lanzó dos ataques seguidos, que fueron bloqueados. Después cogió un puñado de tierra del suelo y se lo lanzó a la cara, cegándole los ojos. El tiempo suficiente para alcanzarle en el hombro derecho y hacerle una profunda herida.

—¡Maldito seas! ¡Bertrand, deja a esa zorra y ven aquí a ayudarme!

Sébastien se acercó a él y amagó por dos veces.

—Este asqueroso traidor nos atacó en Béziers y acabó con cinco de los nuestros. ¡Mátalo! ¡Bertrand, quieres venir! Luego nos divertiremos con la mujer.

Al fin obedeció. Escupió sobre el rostro de Marie; luego la cogió del pelo y la arrastró hacia donde luchaban.

—Detente o la mato —anunció con el filo de su espada en el cuello de la joven.

Vio a Marie desnuda, sangrando y con un filo debajo de la barbilla. Sébastien respiró profundamente, giró la daga en su mano y dejó deslizarse el filo entre sus dedos hasta sentir la punta. Fue en ese preciso momento cuando el tiempo se detuvo. Levantó el brazo hasta sobrepasar su cabeza y lanzó la daga con todas sus fuerzas. Esta voló, como si fuera una azcona, y se clavó en el pecho de hombre que retenía a Marie.

El barbudo, sorprendido, tardó en responder. Cuando reaccionó corrió enloquecido hacia Sébastien con su arma, pero este se giró esquivándolo. Mientras, el otro asaltante intentaba respirar, pero sus pulmones ya estaban llenos de sangre, que le brotó también por la boca. Se tambaleó y soltó el pelo de Marie.

Al verse liberada, ella se incorporó y corrió a por su espada.

Sébastien esquivó una nueva acometida, pero tropezó y quedó a merced del barbudo.

—Ha llegado tu fin.

Una hoja curva seccionó la cabeza del cruzado. Sujetando su empuñadura aparecieron las manos de Marie, con el gesto firme y los ojos llorosos.

—¡Marie! ¿Estás bien? —dijo Sébastien y corrió a abrazarla.

—Lo he matado... Es la primera vez que...

—Chis, ya está.

—Séb... —pronunció con un susurro de voz—. Era el asesino de mi hermana.

Entonces oyeron ruidos y aparecieron más cruzados.

—Esos herejes han atacado a nuestros hermanos —dijo uno de ellos—, ¡matadlos!

Marie y Sébastien se pusieron en guardia. El franco no dejó que le sorprendieran y cruzó su espada con el primero que se acercó. Marie no fue menos y se enfrentó al siguiente. Intercambiaron acero y en ambos embates ellos salieron victoriosos. Sébastien rajó las tripas de su rival y Marie le dio un buen tajo en el muslo al suyo.

Entonces apareció otro más. Era grande, con un casco y portando una espada y una maza en las manos. Marie tomó un viejo yelmo de uno de los caídos y Sébastien una segunda espada. Se intuía que iba a ser un adversario duro. Avanzó, arrinconándolos, y Sébastien le buscó por su flanco, pero detuvo ambos filos y contraatacó con su maza, derribándolo. Marie fue en su auxilio. Realizó varias filigranas con su espada y le fue mareando hasta que atacó. Apoyó el pie derecho para girar sobre él y lanzar una estocada mortal. Pero durante un instante dejó desprotegida su cabeza y el normando lo intuyó. A pesar del error en su maniobra, fue capaz de flexionarse y esquivarla, pero le golpeó en el yelmo, quitándoselo, y le dio después un tajo en el hombro.

Ella lanzó un agudo grito de dolor que paralizó al cruzado.

—¡Qué demonios! ¡Eres una mujer! ¿Qué tipo de blasfemia es esta? —Y se desprendió del casco dejando ver su pelo rojo.

Marie perdía mucha sangre. Sébastien la arrastró hacia los caballos y montaron en uno de ellos lo más rápido que pudieron. Arengaron al animal y entonces apareció Martín y se interpuso en su camino con una pica en las manos. Cuando vio el rostro de ella no daba crédito a su identidad y se quedó perplejo ante el descubrimiento.

Era Marie.

Esa mirada asimétrica y ese pelo largo y suelto de color negro que caía a ambos lados de su rostro, como la primera vez que la vio en Foix, llamando a casa de Antoine. Era ella, sin duda.

—¡Detenlos, Martín! —gritó Hugh de Lacy.

Martín estaba conmocionado por la visión de la mujer, pero al descubrir la herida y la sangre en su vestido, se percató de la gravedad de su estado. Tras él se oían los gritos del resto de los cruzados que estaban llegando.

—Idos.
—¿Cómo dices? —Sébastien no daba crédito.
—Ya me has oído, ¡idos! Ponla a salvo, ¡vamos!

Sébastien sujetó con fuerza a Marie y buscó su mirada, indeciso. Miró de nuevo a Martín y este asintió. Salieron al galope.

CUARTA PARTE

El rey cruzado

1212

54

Amalarico

Arzobispado de Narbona

El arzobispo abandonó la ceremonia con la mitra sobre su cabeza y el báculo firmemente agarrado en la mano derecha. Para corregir, sostener y empujar. Era un símbolo característico de los arzobispos, recto en su parte vertical para dirigir y sostener a los débiles, y curvo en la parte superior para atraer a los pecadores.

En la tranquilidad del palacio arzobispal, se relajó en un cómodo sillón decorado con bordados de hilo de oro.

Lo había logrado. El arzobispado de Narbona era por fin suyo.

Cuánto había luchado, tanto esfuerzo, tantas desdichas y ahora... No cabía en sí de gozo. «Dios sabe recompensar a los suyos», pensó.

Poco después hizo llamar a Juan de Atarés.

—Debes mandar un mensaje de inmediato.

—Lo que ordenéis, eminencia.

—He obtenido la neutralidad del conde de Foix a cambio del vasallaje de Simón de Montfort al rey de Aragón. Y negociado el matrimonio entre sus hijos: Jaime de Aragón y Amicie de Montfort. Y no solo eso, el rey ha confiado su heredero al jefe cruzado como garantía. Y eso es clave en mi estrategia.

—¿El heredero de la casa de Aragón está en manos de Montfort? ¿Cómo es posible? —Juan de Atarés intentaba controlar su sorpresa.

—Quizá por el poco aprecio que le tiene a su madre... la reina. Pero el rey de Aragón ha quedado contento garantizando la seguridad de Foix, su mayor aliado, y se ha ganado el favor de Inocencio III apaciguando la guerra. O eso cree el pobre infeliz... —Y se rio.

Era la primera vez que Juan le veía reflejar así su felicidad.

—Eminencia, ¿y Montfort qué piensa de todo esto?

—Está feliz, pero como todos los hombres es ambicioso y siempre quiere más. La joya más reluciente del Languedoc es Tolosa y se ha obsesionado con lucirla.

—¿No le basta con que le nombrarais vizconde de los dominios de los Trescavel? ¿Quiere Tolosa? ¿No es demasiado premio?

—Montfort se cree un alfil en esta partida, pero solo es un peón. Deja que avance. Nunca llegará a la octava casilla y se coronará como una figura, te lo aseguro.

Juan de Atarés resopló.

—El rey de Aragón confía en que el conde de Tolosa se vea tan desesperado que le rinda vasallaje para que le proteja de Montfort —explicó Amalarico.

—Eso haría a Pedro de Aragón el señor del Languedoc.

El nuevo arzobispo se echó a reír, ante el rostro de incomprensión de Juan de Atarés, que por un instante pensó que quizá había perdido el juicio.

—La extensión de su autoridad feudal sobre unos vasallos directos del rey de Francia, como es el conde de Tolosa, podría generar una respuesta peligrosa del monarca francés.

—Sus vasallos lucharán aquí —Juan de Atarés comenzó a comprender el porqué de la risa del nuevo arzobispo—, pero bajo el pabellón de la cruzada. Si Pedro de Aragón se convierte en conde de Tolosa y las casas del Languedoc le rinden vasallaje, se desatará una guerra con Francia.

—No es tan fácil, me temo que el rey aragonés pretende jugárnosla y busca una alianza mediante un enlace matrimonial con una princesa del reino de Francia.

—Eso no puede ser —se escandalizó Juan de Atarés—. El rey ya está casado.

—Ya te he dicho que no tiene ningún interés en la reina.

—Están unidos por santo matrimonio. ¿Insinuáis que el rey quiere anularlo?

—La reina es una mujer especial, su madre era una princesa bizantina y su padre el conde de Montpellier. Su madre murió joven y su alteza creció abandonada por su padre y a merced de su madrastra, Inés, que dio a luz seis hijas y dos hijos.

—Todos conspiraban contra ella.

—Desde luego —afirmó Amalarico—. El conde de Montpellier siempre quiso desheredar a María y dejar su condado al mayor de sus hijos. La casaron dos veces y dos veces volvió a quedar libre. Aun así, a la muerte de su padre, su hermanastro mayor heredó el título. Una revuelta lo depuso y nombraron señora de Montpellier a María. Hace siete años se casó con el rey de Aragón, quien buscaba mayor presencia en el Languedoc y el enlace era una oportunidad para ello.

—El rey es su tercer marido, ¡los entierra a todos! —exclamó Juan de Atarés.

—Y su hijo, el príncipe Jaime, ¿sabes cómo fue concebido? La reina es mucho más astuta de lo que parece. Pretendía dar a toda costa un varón al rey y este no quería, porque su intención era repudiarla.

Juan escuchaba atento.

—La fama del rey con las mujeres es por todos conocida. Pues cuando la reina supo que su esposo andaba cortejando a una dama de Montpellier le preparó una trampa. Valiéndose de la complicidad de algunos hombres ricos de Montpellier, sus súbditos, hizo creer a su esposo que esta dama consentía pasar una noche con él, con la condición de que fuera en la más absoluta oscuridad, pues sentía vergüenza de yacer con un rey, además casado. Pedro II acudió confiado a la cita. La reina entró en la alcoba, se desnudó y se introdujo en el lecho. El rey encontró así una mujer desnuda esperándole, sin sospechar que quien le daba placer no era su amada, sino María. Dicen que copuló con ella toda la noche incontables veces.

—Es increíble….

—Parece ser que sí. A la mañana siguiente los ricos hombres de Montpellier esperaron a la puerta de la habitación del monarca, acompañados de un notario para levantar acta de la cohabitación de los reyes durante la noche anterior. Pedro II, lleno de cólera, se puso en pie de un brinco y blandió la espada, pero se fue calmando a medida que los cortesanos justificaron el engaño en aras de la necesidad de que el soberano tuviera un descendiente.

—Su alteza María se la jugó bien al rey.

—Cuando la reina rompió aguas en Montpellier y nació el príncipe, ella ordenó encender doce cirios con los nombres de los apóstoles, afirmando que el que durara más daría el nombre de su hijo, lo que sucedió con el del apóstol Santiago. Y así al pequeño se le llamó Jaime.

—¿Conseguirá el rey la nulidad de su matrimonio? —preguntó intrigado Juan.

—Depende.

—¿De qué?

—De lo que le ofrezca al sumo pontífice.

Llamaron a la puerta con insistencia.

—¿Quién osa molestarme ahora? —inquirió el arzobispo.

Entró un mensajero que se arrodilló ante él y le besó el anillo.

—¡Hablad!

—Eminencia, traigo un mensaje desde Roma. Me ordenan informaros de que, en respuesta a la llamada del rey de Castilla, el santo padre invocará a todos los cristianos a reunirse en la ciudad de Toledo para marchar en santa cruzada a luchar contra los almohades.

—Soy el legado papal para todo el sur de la cristiandad. Convocad de inmediato a mis caballeros, partiremos hacia Toledo.

55

El rey

Ciudad de Toledo, reino de Castilla

En los primeros días de mayo el ejército cristiano era ya un contingente numeroso y heterogéneo. Más de dos mil caballeros con sus escuderos y sargentos, diez mil jinetes y cuarenta mil peones. Como en toda cruzada, a los combatientes se unieron voluntarios: mujeres, niños y ancianos que se acogían a los beneficios espirituales y materiales.

Arnaldo Amalarico parecía un líder más de la cruzada, como los reyes de Aragón y Castilla. Vestía con cota de malla y sobrevesta con los colores blanco y amarillo de la Santa Sede. El legado papal había pasado por Navarra para convencer al rey Sancho el Fuerte de que se uniera a la llamada de la Iglesia. El arzobispo de Narbona no dudó para ello en usar desde ruegos y explicaciones sobre las ventajas espirituales, hasta promesas y bendiciones. Sin embargo, fueron las amenazas en este mundo, y en el venidero, las que surtieron efecto. Navarra tenía territorios al otro lado de los Pirineos, cerca del Languedoc, factibles de ser atacados por Montfort. Además, la condenación eterna en el infierno siempre era un recurso útil para asustar a un hombre, aunque fuera un rey.

Las fuerzas ultramontanas que había traído consigo el arzobispo pronto provocaron problemas por la larga espera y la indisciplina. Al legado papal no le importaba, pues él mismo los incitó para que atacaran a los judíos de Toledo, que tuvieron que ser defendidos por los propios caballeros castellanos. Los cruzados estaban ansiosos de derramar sangre. También talaron la Huerta del Rey y provocaron daños en la ciudad. Era parte de su estrategia. Arnaldo debía demostrar que ningún rey mandaba sobre el legado papal, es decir, sobre la Iglesia.

Pedro de Aragón llegó a Toledo con el grueso de sus tropas unos días después. El ejército aragonés había reunido a los principales caballeros de la Corona, unos dos mil, y un buen número de peones, casi tres mil.

A Juan de Atarés le sorprendió la impaciencia que mostró el arzobispo para entrevistarse con el monarca. Arnaldo planeaba algo, era evidente, y no le permitió acompañarle a la audiencia con el rey, lo cual todavía le alertó más.

El arzobispo entró en el pabellón real aragonés con paso firme. Llevaba sobre su cabeza un pequeño sombrero redondo de color violeta por ser él un arzobispo, ya que solo los cardenales podían usarlo de color rojo. El monarca lo esperaba de pie, delante del pendón cuatribarrado sobre campo dorado, señal real de la casa de Aragón.

Por fin se hallaban frente a frente y a solas los dos hombres que se disputaban el Languedoc.

—Eminencia, qué placer teneros aquí. Felicidades por el nombramiento como arzobispo de Narbona. —El rey hizo un gesto a los dos guardias que custodiaban la entrada para que se retiraran y los dejaran solos.

—Igualmente, alteza, y gracias. —Esta última palabra la pronunció con una media sonrisa dibujada en su cara—. Por fin estamos juntos frente a los enemigos de la Iglesia.

—Soy un fiel vasallo de su santidad. Inocencio III me coronó en Roma.

El rey le invitó a que tomara asiento en una sencilla silla de madera con refuerzos de cuero, mientras él se acomodaba en un sillón tapizado, dotado de un buen respaldo y adornos dorados.

—Los espías comentan que el ejército almohade nos gana en una proporción de cuatro a uno —dijo el arzobispo.

—Puede ser, pero no tienen caballería pesada —respondió el rey aragonés—. Usarán su tradicional táctica de combatir mediante rápidas maniobras de ida y vuelta realizadas por tropas de caballería ligera situadas en vanguardia y flancos.

—¿Y podremos contrarrestarla?

—Sin duda, nosotros ya estamos acostumbrados. Los caballeros transpirenaicos que os acompañan lo pasarán peor.

—¿Por qué? Son experimentados combatientes. En el Languedoc son célebres sus victorias, como bien sabéis. Por todos es conocida la potencia de la caballería pesada franca.

—En el norte, con un verano plácido. No en el sur, con un calor infernal —corrigió Pedro II haciendo más palpable la tensión entre ambos—. El armamento pesado no resulta recomendable para las altas temperaturas que vamos a sufrir.

—Unos caballeros cruzados son capaces de resistir este calor y el del mismísimo infierno si fuera necesario.

—No lo dudo, eminencia, pero no les resultará empresa fácil. Nosotros hemos aprendido con los años, ¡qué digo años!, ¡siglos de experiencia! Por ello nuestra caballería pesada es diferente a la vuestra. Llevamos menos equipo y más ligero, para soportar mejor el bochorno y tener mayor movilidad.

—Es interesante esto que decís, lo tendré en cuenta. —En las pupilas de Arnaldo Amalarico brilló un destello, como si una idea hubiera surgido en ese preciso momento—. Necesitamos enviar un mensaje alto y claro de que Dios está con nosotros, de que somos su ejército. No basta con vencer, hay que convencer. Vos sois rey, deberíais entender lo que os digo.

Pedro II masticó las palabras de Arnaldo Amalarico y pareció lograr sacarles todo el jugo que tenían.

—Os comprendo mucho mejor de lo que imagináis, eminencia —comentó con una intrigante sonrisa, como si escondiera algo en su respuesta—. Debemos disipar cualquier duda y dejar claro que Dios está de nuestro lado.

—Exacto. Tiene que ser el juicio de Dios. Eso nos legitimaría frente a nuestros enemigos —afirmó el arzobispo.

—Qué importante sería eso, ¿verdad? —reflexionó el monarca en voz alta, que a pesar de su entusiasmo e interés parecía estar pensando en algo más—. Demostrar que tenemos razón, convertir la batalla en un juicio divino.

—Una victoria guiada por la propia mano de Dios —aseveró Amalarico.

—Nada me gustaría más, creedme. —El rey hizo una pausa—. Aprovechando nuestro encuentro, hay otro asunto que nos incumbe a los dos.

—Así es. —Arnaldo Amalarico esperaba este momento.

—Decidme, ¿cómo va la cruzada en el Languedoc?

—Todavía falta mucho por hacer. El vizconde está limpiando sus tierras, como bien sabéis.

—He oído que pretende atacar también Tolosa —comentó de manera sutil el rey.

—La cruzada irá allí donde se preste cobijo y protección a la herejía, alteza.

—En eso estamos totalmente de acuerdo, arzobispo. —El rey sonrió—. Alguien debe poner orden en el Languedoc.

—La Iglesia lo hará.

—Os sienta bien vuestro nuevo cargo de arzobispo.

—Gracias, alteza.

—Espero que no olvidéis quién os ha sentado ahí y que eso colme vuestro apetito.

—El problema de los sillones, alteza, es que una vez que uno se sienta es difícil que se levante. Ahora, si me disculpáis, tengo asuntos que me reclaman.

El día 20 de junio partió el grueso del ejército cruzado. Al mismo tiempo los almohades se ponían en movimiento desde Sevilla, tomando plazas cristianas hasta asediar la estratégica fortaleza de Calatrava que capituló a los tres días.

—Exijo que no se pacte con infieles —pidió enojado el arzobispo de Narbona, reunido en el interior del castillo de Calatrava con los tres reyes—. En el Languedoc no hacemos tratos. Quien está contra nosotros lo está contra Dios y por tanto debe morir.

—Era necesario. No podíamos perder tiempo en un asedio prolongado ni hombres en un asalto —respondió el rey castellano.

—No hemos cruzado los Pirineos para esto. Debemos vencer a los sarracenos cueste lo que cueste. ¿No se dan cuenta vuestras altezas? Si somos derrotados aquí, ¿quién detendrá su avance? Primero caerán vuestros reinos, después cruzarán los Pirineos y se encontrarán una tierra infestada por la herejía. ¿Qué les impedirá llegar a Roma? ¡Nada!

Dos días después los caballeros ultramontanos se negaron a continuar aludiendo al calor, las dificultades del camino y la falta de abastecimiento. Asimismo les molestaba la tardanza en llegar la batalla, la escasez de botín, la indignación por el trato y las negociaciones con los musulmanes. Cada vez había más confrontaciones con los castellanos y, sobre todo, con los aragoneses y catalanes. Incluso se habían producido duelos y muertes entre ellos. Por lo que, en el fondo, nadie lamentó su marcha.

No todos se fueron. Arnaldo Amalarico, con un escaso grupo de fieles, prosiguió en la cruzada. Juan de Atarés no tenía dudas, todo aquello formaba parte de algún complejo plan trazado por la oscura mente del arzobispo. Más aún cuando el rey Sancho VII de Navarra se unió a la cruzada, para sorpresa de todos menos de él. Lo hizo al frente de doscientos cincuenta caballeros. Aunque no traían un poderoso ejército, su llegada era todo un símbolo y un triunfo para el legado papal. Tres reyes, acostumbrados a luchar entre ellos, unidos por un ideal común.

Se llevó a cabo el primer consejo de guerra entre todos los monarcas, en el cual el rey de Castilla tomó la iniciativa. Tenía cincuenta y cinco años, que se apreciaban, y mucho, en su agotada mirada. Le rodeaban sus principales consejeros.

—Considero necesario ir asentando nuestro avance y para ellos es primordial no dejar amenazas para nuestra retaguardia que el día de mañana puedan ser peligrosas. Por ello, os propongo mi deseo de paralizar el avance hasta que tomemos la fortaleza de Salvatierra.

Sus palabras crearon un murmullo entre los presentes.

—Lamento deciros que eso dista mucho de lo que tenía en mente y me opongo —continuó el monarca navarro—. Esa plaza es difícil de conquistar. Ni tenemos tiempo ni podemos perder hombres en esa empresa.

—Es un suicidio dejar esa fortaleza a nuestras espaldas.

—No resulta factible asumir el coste en hombres y tiempo que supondría —insistió Pedro II.

—Y yo no toleraré más pactos, ya os lo advertí —declaró el arzobispo de Narbona que había permanecido callado hasta entonces—. No se repetirá la ofensa de Calatrava.

Juan de Atarés vio claramente la mano de Arnaldo en aquella negativa total a los planes castellanos. No podía ser accidental. El rey navarro acababa de llegar y ya se oponía al castellano, y el aragonés estaba de acuerdo. Demasiadas casualidades.

—¿Y hasta dónde queréis avanzar, eminencia? Los almohades no nos plantan batalla, tan solo se refugian en sus castillos. —Alfonso VIII, arrinconado por sus aliados, se mostraba frustrado e impaciente por llegar a una solución.

—Debemos seguir, Dios nos guiará —aseguró el legado papal.

—Los leoneses han aprovechado mi ausencia para atacar la frontera castellana. —El monarca castellano cogió a todos los presentes con el pie cambiado—. A pesar de estar Castilla en santa cruzada. ¿Hay mayor ofensa que esa? —recriminó con astucia el soberano, que se revolvía contraatacando al legado papal con argumentos sólidos—. Como castigo, propongo que la campaña se desvíe contra el reino de León.

—¡Qué! No es posible —sentenció el legado papal—, ¡jamás!

—¡El rey de León es un traidor! —insistió Alfonso VIII de Castilla—. ¡Ha desobedecido al santo padre! ¡Ataca a un reino cruzado, que es lo mismo que atacar a Dios!

—No sois quién para juzgar tal hecho —respondió Arnaldo enfurecido.

—¡Y vos no lo sois para decirnos cómo hacer la guerra! —espetó el rey de Castilla—. Propongo atacar al reino de León. Ha sido excomulgado por Inocencio III, y por tanto factible de ser castigado por una cruzada.

La sorpresa por la idea fue total y absoluta. Sin embargo, aunque era un plan brillante por parte de Castilla, la propuesta volvió a ser rechazada de plano por Sancho el Fuerte, Pedro de Aragón y Arnaldo Amalarico, quienes abogaron por continuar con el objetivo inicial de la cruzada. Todos sabían que el monarca de León estaba molesto porque Castilla no cumplía un acuerdo para devolver plazas fronterizas. Por ello había atacado la frontera con Castilla.

Los cristianos avanzaron y acamparon en la orilla del río Fresneda. Ante ellos se levantaba un macizo montañoso que desde principios del siglo pasado se había convertido en la auténtica muralla que separaba la cristiandad del islam. Atravesarlo era posible por varios caminos, pero todos estaban controlados por los musulmanes.

Se envió al señor de Vizcaya en vanguardia, acompañado de su hijo y dos de sus sobrinos. Su escudo de armas, dos lobos negros sobre fondo blanco, guio a sus mesnadas. Tomaron la pequeña fortaleza que coronaba el Muradal sin mucha resistencia y al día siguiente el grueso del ejército ascendió la sierra y se instaló en el campamento de la cima. Al llegar los cruzados, los almohades que vigilaban los alrededores huyeron.

—¿Ahora qué? —preguntó el arzobispo, que cabalgaba junto al rey de Aragón.

—Es vital decidir con rapidez el camino que elegimos para descender la ladera sur del Muradal. Escasean las provisiones y el agua no es demasiado abundante. Los musulmanes están jugando con nosotros y su avanzadilla nos impide el acceso a los escasos cauces de agua.

Al monarca y al legado papal los acompañaba Miguel de Luesia, mayordomo real de Aragón.

—¿Y por qué dudamos? —insistió el arzobispo.

—El problema es la ruta natural, que nos obligaría a adentrarnos por un peligroso desfiladero. Los infieles están fuertemente pertrechados en una llanura tras el escarpado paso, a un par de leguas. Si atacamos por ese desfiladero, dudo que salgamos vivos de allí. Tal vez la avanzadilla del señor de Vizcaya pueda cruzarlo, pero no un ejército de tal magnitud como este —explicó el monarca.

—Si retrocedemos estamos perdidos; los almohades recuperarán la cima y nos atacarán con ventaja. La única opción sería dejar un cuerpo allí, pero condenaríamos a esos hombres a una muerte segura. La verdad es que nosotros mismos nos hemos metido en un atolladero sin salida —aseveró Miguel de Luesia.

—Crucemos el desfiladero —propuso Arnaldo Amalarico.

—Penetrar en este paso estrecho y abrupto guarnecido por los almohades pondría en grave riesgo a todo el ejército —continuó el monarca.

—¿Hay más opciones? —preguntó el legado papal.

—Podemos regresar al norte y retroceder para buscar un paso más accesible o avanzar a toda costa. Para un ejército como este, heterogéneo, alejado de sus bases, casi desabastecido y próximo a un poderoso enemigo, las opciones de una retirada podrían ser fatales.

—Tiene que haber otras alternativas. No podemos aceptar esta situación sin más —recriminó Arnaldo Amalarico.
—Ninguna. El ataque frontal a través del desfiladero sería un verdadero suicidio —sentenció el rey de Aragón con voz firme.
—Necesitamos agua y está abajo. Si nos quedamos en la cima, aunque sea en el castillo que ha tomado el señor de Vizcaya, moriremos de sed. Precisamos acceso a las fuentes de agua —recordó una vez más Miguel de Luesia—. Si nos retiramos recuperarán este alto y continuaremos sin agua, por lo que nos perseguirán y nos cazarán. La situación es muy grave y exige tomar una decisión lo antes posible.
—Lo sé, Miguel. —El rey de Aragón torció el gesto, aquello no le gustaba.
Aquellas palabras fueron solo el preludio del consejo de guerra. De nuevo los reyes y el legado papal se hallaban enfrentados y sin una solución clara y convincente.
Las discusiones duraron horas hasta que se decidió cruzar el desfiladero, tal como abogaban Arnaldo y Alfonso VIII de Castilla. Por suerte, algo cambió esta decisión. Fue la llegada de un pastor de la zona que afirmaba conocer un paso ignoto para los almohades. Se llamaba Isidro y los musulmanes le habían robado todo su ganado, por lo que ahora malvivía cazando en el monte. No todos le tomaron en consideración, si bien el pastor era católico y parecía sincero. Los curas comprobaron si se sabía el padrenuestro de memoria y superó la prueba. No obstante, había demasiado en juego. Los reyes desconfiaban de él, pero el legado papal insistió en tener en cuenta lo que decía y Alfonso VIII estuvo de acuerdo en estudiar esa posibilidad. ¿Qué podían perder? Así que envió al señor de Vizcaya a comprobar si aquel paso por el Muradal era una quimera o no. El señor de Vizcaya salió con un reducido grupo de hombres y volvió dos horas después. El desfiladero existía realmente.
Cuando buscaron al pastor para agradecerle la trascenden-

tal ayuda que les había proporcionado, este había desaparecido. Nadie pudo dar con él. El legado papal determinó que tenía que ser un enviado de Dios. Había dicho que se llamaba Isidro, por lo que concluyeron que ese hombre solo podía ser una aparición del santo, que había acudido para ayudar a los cruzados. San Isidro les había indicado el paso del Muradal.

Un cuerpo de tropas con castellanos, catalanes y aragoneses al mando del señor de Vizcaya y del alférez del rey de Aragón avanzó por el paso y tomó posiciones sobre una meseta alargada, alta y plana situada al oeste del desfiladero.

A primera hora de la mañana, los cruzados movieron su campamento para efectuar el decisivo cambio de posiciones. Los almohades creyeron que los cristianos se estaban retirando. Pensando que habían logrado su objetivo, los musulmanes recuperaron la cima de la que habían huido días atrás.

Fue un estallido de alegría entre los musulmanes, pues sus enemigos se retiraban sin ni siquiera plantar batalla. Algunos enloquecieron al ver los miles de pendones cristianos partir en retirada. Otros rezaban arrodillándose en el pedregoso suelo del Muradal. Sin embargo, un soldado alto y de tez morena, con una barba cuidadosamente recortada, observaba desde lo alto de un montículo el repliegue de las huestes cristianas. Admiraba con gesto serio cómo desaparecían en el horizonte los miles de cristianos que habían venido a conquistarlos. Nadie entre los suyos le hizo caso, pero él presentía que algo no marchaba bien.

Las tropas cruzadas bordearon la sierra por sus zonas más altas para aparecer por su izquierda. La alarma se dio de inmediato, pues la muralla de roca había sido salvada. Los musulmanes no entendían cómo, ya que todos los accesos estaban bien vigilados.

Ahora el califa se veía obligado a combatir en campo abierto y por eso quiso hacerlo inmediatamente, para beneficiarse del cansancio y la desorganización de los cristianos tras los esfuerzos de cruzar la muralla montañosa. Estableció un recinto defensivo sobre uno de los montes cercanos y lo fortificó. Luego hizo avanzar sus tropas para provocar el ataque de los cruzados. Sin embargo, los reyes se negaron a aceptar el desafío. Prefirieron descansar y observar los movimientos de los musulmanes.

Frente a los cuarenta mil cruzados se hallaba un ejército de doscientos mil hombres.

El rumbo de la cruzada había cambiado.

56

Martín y Hugh

Monasterio de Boulbonne

Después del enfrentamiento, Hugh de Lacy y Martín continuaron con el resto de los cruzados que no habían intervenido en la lucha. Fue un periplo por varias poblaciones donde no fueron bien recibidos. A Martín le costó explicar lo sucedido; tuvo que mentir y dar a entender a su amigo que había sido incapaz de atacar a una mujer.

Eso lo comprendió el normando, pues estaba enojado por haber luchado con ella. Sea como fuere, ellos solo se tenían el uno al otro, y continuaron juntos.

Pero Martín estaba afectado y le costaba disimularlo.

Llegaron ellos solos a un monasterio cisterciense, cerca del río Ariège. Buena parte de la compañía había sido mermada en la emboscada del puente y la restante fue abatida en una escaramuza en un vado, donde Hugh de Lacy estuvo a punto de perder la vida. Las heridas del normando eran superficiales y su gran fortaleza física le hizo recuperarse con prontitud. Tan solo el hombro le causaba problemas y no podía hacer movimientos demasiado bruscos ni alzar el brazo por encima de su cabeza.

Aquel era un lugar escondido y tranquilo, oculto entre álamos y alisos. Se había convertido en una fortaleza de la fe católica frente al catarismo y se emplazaba en la frontera con el condado de Foix, territorio enemigo.

Martín no se quitaba de la cabeza la imagen de Marie.

¿La bella y dulce dama que, en muchas ocasiones, lo visitaba en sueños se había convertido en un sanguinario faidit?

La mujer que le había robado el corazón, aunque él nunca lo había confesado. La misma que le perturbaba con su largo cabello oscuro y sus ojos de dos colores.

Todo había sucedido muy rápido, pero era ella. Claro que lo era. ¿Cómo iba a olvidarla?

No le contó nada a Hugh. Cómo explicarle que se había enamorado de una mujer con solo verla una vez, tal como cantaban los trovadores que él tanto detestaba.

¿Y cómo explicarle que la conocía?

Pasaban los días y el normando seguía enojado por haber cruzado el acero con una mujer. Tal era así, que solo sacaba el tema a relucir a modo de reproche por semejante blasfemia.

—¿Cómo puede una mujer empuñar una espada? ¿Qué será lo siguiente?

Estaba confuso y triste. Intentó borrar aquella imagen de su mente, pero le perseguía sin descanso.

Los monjes les facilitaron alimento y agua. Martín permanecía pensativo y ausente, mientras Hugh comía con ansia directamente de la escudilla y usaba la cuchara solo para los trozos de tocino que daban sabor al mejunje.

—Dicen que estos queman más cátaros que nosotros —murmuró el normando.

—¿Los monjes? —preguntó Martín despistado con sus pensamientos.

—A estos les gusta más la sangre que a un perro un hueso, ¿no hueles? —Hugh hizo varios ruidos con la nariz, como si realmente olisqueara algo.

—¿El qué? Yo no huelo nada.

—Mira allí, ¿ves ese montón de leña quemada? —Martín asintió—. Una hoguera, ayer tuvieron fiesta.

—¡Hugh! ¿Estás loco? —le recriminó el aragonés, si bien al menos las ocurrencias del normando le distraían—. No digas eso, te van a oír. Son los restos de alguna fogata para quemar rastrojos y hierbas secas.

El corpulento cruzado rio y siguió comiendo.

Pasaron la noche entre los muros del cenobio. No eran los únicos cruzados en aquel lugar. Y cada vez llegaban más, hasta que lo hizo una compañía de unos doscientos. Su jefe estaba al corriente de la presencia de los faidits en aquella zona, pero parecía más preocupado por cumplir sus órdenes y llegar lo antes posible a una plaza llamada Muret, cerca de la ciudad de Tolosa.

Decidieron no unirse a la columna cruzada ya que el normando todavía tenía problemas para manejar la espada y aquel monasterio parecía un buen lugar para recuperar fuerzas.

A la mañana siguiente, cuando el aragonés se despertó, Hugh había desaparecido. Le buscó por los alrededores sin suerte, hasta que decidió desistir. El normando ya era mayorcito y él no se iba a mover del monasterio. Agradeció estar solo un tiempo. Apenas había conciliado el sueño en toda la noche, pues Marie le visitaba en cuanto cerraba los párpados. Su imagen, desnuda, con el pelo suelto, la mirada profunda y cabalgando junto a un faidit, todavía revoloteaba en sus pensamientos.

«¿Qué habrá sido de ella todo este tiempo?», se preguntó.

Él, que tanto la había buscado hasta darla incluso por muerta, ahora que la había encontrado, hubiera preferido no hacerlo. Así, al menos en sus sueños, seguiría siendo una dulce dama, no un sucio faidit.

Recordó sus días en Foix, las enseñanzas del viejo perfecto cátaro y cómo salió de allí precisamente para encontrar a Marie y salvarla. Pero ¿salvarla de qué?

¿Dónde había estado oculta? ¿Cómo podía ser un faidit?

A su memoria acudió la primera imagen que tenía de ella, aquel día que le abrió la puerta y se asomó por primera vez al precipicio de sus ojos bicolor. Ahora todo era diferente. Odiaba a Antoine por haberle hecho dudar de su fe, de la verdadera fe y del único Dios. Las heréticas enseñanzas cátaras se habían borrado de su mente para siempre. En Foix le habían engatusado con mentiras, con bonitas palabras susurradas por el mismo demonio que le había tentado. Sí, él cayó en la tentación.

¿Y el amor?

Hugh de Lacy tenía razón. El amor era un invento con el que le embaucaron en el Languedoc. ¿Cómo iba a querer a una mujer a la que solo había visto una vez? Bueno, dos si contaba el ataque.

Por suerte, ahora era un cruzado y sus pecados serían perdonados. Quizá también podría conseguir la absolución para los de Marie.

No solo los cátaros le habían engañado, pues su propio rey le había enviado a aquella tierra como espía, pero ¿por qué? A esas alturas su misión le parecía una estupidez. Espiar a los cátaros, ¡qué tontería! Lo que había que hacer era combatirlos sin descanso.

El día de la emboscada, cuando ella lo miró, le petrificó. No le dijo nada y hubiera sido incapaz de luchar contra ella.

Recorrió el perímetro completo del claustro y siguió por unas escaleras de madera que comunicaban con el piso superior. Una puerta reforzada con placas de metal impedía continuar; era gruesa y estaba cerrada. Su instinto se activó, así que decidió ocultarse en un hueco de una escalera cercana a la puerta que parecía llevar al tejado. Allí aguardó paciente, hasta que se abrió y salió de ella un monje con la tonsura muy marcada en la cabeza. Marchó con paso ligero, lo que le permitió colarse en el interior. Dentro no había nadie vigilando y continuó subiendo hasta una nueva puerta, menos imponente. La empujó. No estaba atrancada, por lo que accedió a una sala iluminada por abundantes cirios. Parecía el *scriptorium* del monasterio, ya que contaba con numerosos pupitres llenos de libros y media docena de monjes permanecían absortos leyendo.

Se ocultó tras el fuste de una columna y observó su trabajo. Algo llamó su atención. No copiaban códices ni manuscritos, sino que leían. Lo hacían de manera rápida, casi compulsiva, y cuando terminaban alguno de ellos, lo depositaban en unas arcas y cogían un nuevo ejemplar, para repetir el proceso. Era un comportamiento extraño. Él, que solía visitar el *scriptorium* de la catedral de Jaca y que también había estado en el del monasterio de San Juan de la Peña, sabía bien que aquello no era el trabajo propio de un monje escribano.

Permaneció oculto hasta que el toque de campana llamó a misa. Los monjes dejaron su trabajo y abandonaron la sala. Él se acercó con sigilo a una de las mesas, en la que había un códice ilustrado. Lo leyó y comprobó que era un texto del Apocalipsis de san Juan escrito en la lengua de oc, y a su lado había una Biblia.

Fue al siguiente pupitre. Sobre él halló una epístola de san Pedro, también en lengua de oc, y a su lado otra Biblia. La abrió y vio que estaba en latín. Hizo lo mismo con el resto de las mesas. Todas tenían biblias en latín y textos religiosos en lengua de oc.

Confuso, se aproximó al otro extremo de la sala, donde se encontraban un par de arcas de color negro. Abrió la primera de ellas y encontró más libros. Comprobó que la otra tenía similar contenido. Fue a cerrarla, pero entonces algo llamó su atención: un pequeño conjunto de manuscritos encuadernados. Los cogió en sus manos y se le estremeció el corazón.

Oyó un ruido; semejaba una puerta que se abría. Corrió a esconderse cerca de la puerta. Dos austeros monjes entraron en el *scriptorium*.

—¿Has encontrado algo hoy? —preguntó uno de ellos.

—No, hace un par de días que no leo nada impuro.

—Yo tampoco. ¿Crees que daremos con ese libro?

—Quizá. —Algo retumbó junto a la puerta—. ¿Qué ha sido eso?

—No lo sé.

Se acercaron a comprobarlo.

Para entonces Martín ya corría escaleras abajo. Liberó la tranca que cerraba la segunda puerta y no descansó hasta llegar al otro lado del claustro. Salió de allí, buscando la zona abierta de los huertos traseros del monasterio. Inquieto todavía, prefirió pasar lo más desapercibido posible y caminó hasta la entrada principal del cenobio. Se sentó a esperar a Hugh.

Hasta pasado el mediodía no apareció el normando, alegre y jovial, con una sonrisa en su rostro.

—¿Dónde te has metido?

—He ido de caza —contestó el normando pelirrojo muy orgulloso.

—¿De caza? Si estamos en un monasterio, aquí hay comida de sobra.

—No de ese tipo de caza. He ido a ver lo que encontraba en las casas de los sirvientes de los monjes.

—¿Y? —Martín no entendía nada.

—Pues que no se lo pasan tan mal estos curas.

—¿Qué quieres decir?

—He pillado a uno copulando con una muchacha en un pajar.

—¡No! —El aragonés abrió la boca todo lo que pudo—. Eso es imposible.

—Ya lo creo que lo es. —Hugh se reía sin disimular.

—¿Y qué has hecho? —preguntó ávido de saber más.

—Le he apretado un poco con eso del infierno y el voto de castidad, ya sabes, para ver qué le sacaba. ¿Y adivina qué me ha dicho?

—Cualquier barbaridad.

—El rey de Aragón.

—¿Qué ocurre con él?

Las palabras de Hugh habían captado toda su atención.

—No me irás a decir que ha pasado por aquí. —Martín se mostró irónico.

—Pues que... está interesado en una noble de esta zona.

—¿El rey? Eso es un desatino. —Martín dio la espalda al normando—. No me apetece oír semejantes tonterías.

—Al parecer le envía cartas de amor.

—Eso es una mentira que te ha contado ese desgraciado para que le dejes ir.

—Me lo ha jurado y le creo —dijo Hugh en un tono esta vez serio—. Según me ha perjurado hace días llegó un sacristán de una abadía en el condado de Foix con una carta para el abad de este monasterio.

—¿De quién? ¿Del rey de Aragón? —Martín puso cara de incredulidad y estuvo a punto de dejar solo al normando.

—En ella, el monarca saludaba a una dama cortesana —contestó susurrando Hugh para que nadie le escuchara.

—¿Y cómo había obtenido la carta?

—Al parecer, un sirviente de la dama había hecho una copia.

—¿Y el sacristán es de fiar?

—Me ha asegurado que es hombre digno de fe y estimable en todo punto. Vamos, Martín, por estas tierras es normal. No sé por qué desconfías tanto.

—¿Cómo puedes decir eso?

—En el Languedoc es costumbre todo eso del amor cortés, lo que cantan los trovadores. Además, el rey de Aragón tiene fama de que le gustan mucho las mujeres.

—Eso es verdad, pero una cosa es eso y otra que un rey...

—¿Para qué iban a inventarse semejante historia?

—No lo sé. Pero es una estupidez. Además, ¿se sabe al menos quién es la dama? —preguntó desconfiado Martín.

—Sí, una tal Azalaïs de Boissezon, hermosa dama de Lombers.

—¿Y el rey la conoce?

—No, claro que no.

—Entonces ¿cómo se ha enamorado de ella? —inquirió el aragonés moviendo las manos.

—Se cuenta que quedó prendado gracias a los versos de un trovador llamado Raimon.

—¿Raimon de Miraval?

—Sí, ese mismo. —Hugh cambió la expresión de su rostro—. ¿Acaso lo conoces?

—No, pero he oído hablar de él —reculó Martín, que estuvo a punto de recordarle que él también le conocía.

—Según me ha contado, el rey le ha estado enviando joyas, cartas y mensajeros hasta que ha logrado conquistar su corazón. Ahora los monjes quieren hacerle llegar la carta a Montfort.

—¿Por qué razón?

—Lo desconozco.

Martín permaneció callado, pero a lo lejos vio un grupo de monjes portando dos arcas pintadas de negro. Las depositaron en una pira y la prendieron con antorchas. Pronto la llama de fuego se elevó por el cielo del Languedoc.

Pero él solo pensaba en Marie. ¿Y si ella también terminaba encima de una pira, pasto de las llamas?

57

Los tres reyes

Territorio almohade

Los cristianos se levantaron de madrugada. Movilizaron todos sus pertrechos, formaron en mesnadas y tras realizar los ritos espirituales salieron al campo de batalla a primera hora del día. El dispositivo de combate constaba de tres grandes cuerpos: en el centro, el ejército de Castilla; a la izquierda, el de la Corona de Aragón; y a la derecha, el de Navarra. A su vez, los castellanos estaban divididos en tres grupos: una avanzadilla, con una heterogénea y numerosa columna de caballeros que debían realizar la primera carga; un cuerpo central con las poderosas órdenes militares, y el de reserva al mando del rey Alfonso VIII de Castilla.

La avanzadilla compuesta por tropas de la Corona de Aragón y de Castilla, dirigidas por el señor de Vizcaya, avanzó sobre las posiciones musulmanas para encontrarse con los jinetes ligeros de la vanguardia almohade, formada por la caballería bereber. Estos intentaron acosar con sus flechas a los cruzados y romper las primeras líneas cristianas. No causaron efectos importantes y se inició la carga cristiana.

La potencia de choque de la caballería pesada era la clave de la refriega. La componían grupos de unos veinte hombres a caballo en torno a un pendón y un caudillo al que le debían obediencia. Diez de estos grupos formaban un haz de batalla y avanzaban organizados como un rectángulo de dos o tres hombres en fondo con un frente que variaba entre los cincuenta o más caballeros, además de sus respectivos escuderos y hombres de apoyo. Sus maniobras estaban perfectamente coordinadas con el resto del ejército mediante el uso de cuernos, estandartes, banderas y pendones.

La primera línea de caballería siguió avanzando al paso. A una señal del señor de Vizcaya se cambió al galope procurando mantener unida la formación y con las lanzas en ristre. El señor de Vizcaya contaba con una hueste de trescientos jinetes. A su derecha le acompañaban los ultramontanos que aún seguían en la cruzada, los leoneses y los portugueses; a su izquierda, el alférez de Aragón con sus caballeros. Detrás, las milicias concejiles y los caballeros villanos.

El objetivo era claro. Había que romper la línea defensiva musulmana, configurada por miles de soldados de infantería, y volver a cargar, de frente o de revés, hasta precipitar la desbandada del cuerpo de vanguardia almohade.

A una orden del señor de Vizcaya, la caballería pasó al trote, formada para la carga y alejándose de los infantes. Una espesa nube de polvo se levantó tras ellos. El golpeo de las pezuñas sobre el campo de batalla era atronador, como el palpitar de los corazones encerrados bajo las pesadas cotas de malla. El pulso de los bravos caballeros se aceleró, así que respiraron profundamente y tensaron sus músculos.

Al galope, con una fuerza de choque imponente, la vanguardia cruzada alcanzó el cuerpo de los voluntarios musulmanes. Hombres mal armados y sin experiencia militar, cuya única función era frenar y desorganizar la potente carga cristiana, aunque fuera con su vida.

—¿Por qué no se defienden? —preguntó Juan de Atarés.

—En su mente, esos infieles creen que no hay mayor honor que morir por Alá, su falso Dios —explicó impasible el legado papal.

Juan de Atarés, como el resto de los cruzados, sabía que era clave tomar la iniciativa. Por ello, junto al arzobispo, observaba con interés las primeras confrontaciones en el campo de batalla.

—No tiene sentido. Muchos infieles ni se defienden, se tiran a los pies de los caballos. Una cosa es creer que morir por su Dios es un honor, pero que al menos lo hagan luchando.

—Esos voluntarios infieles han venido a morir —recalcó el arzobispo Amalarico—, no a luchar, es así de simple. Son unos salvajes, no intentes entenderlos.

Los sarracenos de la primera línea, en vez de prender las armas, invocaron a su Dios y fueron masacrados sin compasión. Solo algunos intentaban en vano plantar batalla. Al paso de la caballería el paisaje dejó miles de musulmanes que yacían muertos o heridos, aunque la contienda solo acababa de empezar. Las vanguardias cruzadas alcanzaron por fin el grueso de las tropas almohades. El señor de Vizcaya era un veterano caballero de una de las casas más importante de Castilla. No en vano, el color del pendón real se debía a uno de sus antepasados. Cuando hacía casi un siglo Castilla y Aragón estaban en guerra por culpa de la separación del rey Alfonso I el Batallador de su esposa la reina Urraca de Castilla, el portador del estandarte de la reina cayó herido. A pesar de ello mantuvo el pendón, aunque envuelto en sangre, y por ello cambió su color de blanco a rojo. Ahora se acordaba más que nunca de aquella historia.

La vanguardia cargó con toda su potencia, como lo había hecho antes frente a los voluntarios musulmanes. Pero esta vez tenían enfrente a auténticos infantes, soldados bien pertrechados.

Las primeras unidades almohades fijaron a los cristianos, manteniéndolos inmóviles, así la eficacia de la siguiente carga fue menor. La labor de los voluntarios había tenido éxito, y llegaban desorganizados y frenados, por lo que la carga no resultó todo lo eficaz que debería y muchos quedaron bloqueados entre los musulmanes Al menos, los peones consiguieron proteger a los caballeros entre carga y carga, rematando a los enemigos desmontados. Y los ballesteros y arqueros protegían bien los flancos.

El señor de Vizcaya intentaba avanzar entre un mar de enemigos. Lanzaba golpes de espada a un lado y a otro, abriéndose camino, pero su caballo empezó a ralentizar el paso y su inercia disminuyó peligrosamente. Ante él los enemigos no tenían fin, por lo que debía retroceder para volver a cargar. Sin embargo, no era sencillo, pues la línea almohade no se había desorganizado y seguía recibiendo refuerzos que parecían ilimitados.

Desde el campamento cristiano los cientos de clérigos rezaban y cantaban sin cesar. El arzobispo contemplaba la disposición de la batalla con semblante serio.

—Están retrocediendo, nuestras tropas flaquean —alertó el ayudante del arzobispo—. Deben continuar, ¡si se rinden perderemos!

—Es fácil ser valiente desde lejos —afirmó Arnaldo Amalarico.

Juan de Atarés enmudeció y un reflejo de ira brilló en sus ojos. Después inspiró profundamente y se tranquilizó. El arzobispo ni se inmutó. Seguía observando el devenir de la batalla a lomos de su caballo.

—Esto no pinta bien —murmuró su ayudante, en un tono más sosegado—. ¿Por qué no avanzan el resto de las tropas?

—Paciencia —dijo el arzobispo—. El hombre que sabe cuándo no actuar es sabio. La valentía es prudencia.

—Sí, pero la batalla es ahora una masa informe. Hay demasiada desorganización.

—Eso no es lo que más me preocupa. Los jinetes ligeros bereberes nos están castigando con sus armas arrojadizas. Pueden explotar fácilmente sus rápidas maniobras envolventes —advirtió el arzobispo de Narbona—. Menos mal que el terreno abrupto y la presencia de la infantería pesada les impide romper nuestras formaciones. Y esto es esencial para el devenir de la batalla.

—Arzobispo, sabéis mucho de guerra para ser...
—Clérigo, también soy un soldado, un soldado del ejército de Dios.
—Claro, eminencia.
—El empuje de nuestra caballería está debilitando mucho la resistencia musulmana.
—Pero son decenas de miles de sarracenos.
—Si seguimos así venceremos. No debemos temerlos. El valor no es la ausencia de miedo, sino la conquista de este. No hay coraje sin temor.

Entonces sonaron como ecos del infierno tambores de guerra bereberes. El califa mandaba cerrar filas y todo parecía presagiar que entraba en acción la reserva de su ejército, compuesta por tropas de infantería pesada que aún no habían combatido.

—Se acerca el momento decisivo —afirmó el arzobispo.

Los cruzados luchaban cuesta arriba; habían perdido la cohesión y el vigor de los primeros momentos. Encajaron con dificultad el ataque que venía de las laderas del cerro fortificado. La vanguardia cristiana, mandada por el vasco Diego López de Haro, que tan bien había deshecho la primera línea enemiga, había quedado totalmente frenada en su choque con la segunda. Las milicias de los concejos se estaban llevando la peor parte, la de Madrid casi aniquilada.

—¡Estamos perdidos! —exclamó Juan de Atarés.
—Nada más lejos de la realidad —replicó el arzobispo de Narbona—. Observa.

El rey de Castilla dio orden de atacar a la mayor fuerza de choque que poseía la cristiandad: las órdenes militares. Templarios, sanjuanistas, santiaguistas y calatravos enfilaron su pesada caballería hacia el centro de la batalla.

El suelo tembló cuando iniciaron la carga, como si el mismísimo Dios comandara sus ejércitos.

Poco a poco fueron acercándose al enemigo. El choque fue brutal. Las primeras líneas musulmanas se derrumbaron sin oponer resistencia y en el resto cundió el pánico. Los monjes guerreros entraron a sangre y fuego, convirtiendo en una carnicería el enfrentamiento. Avanzaban y avanzaban segando la vida de los infieles, que no entendían quiénes eran aquellos poderosos caballeros.

Un templario de una corpulencia desproporcionada, con un yelmo cilíndrico protegiendo su cabeza, un escudo en forma de lágrima y la cruz templaria vistiendo en gualdrapas de su caballo, penetró con una fuerza inusitada en el mar de infieles. Su lanza derribó a media docena de moros, hasta que se clavó en el pecho de un soldado árabe rompiéndose con violencia. El caballero de la Orden del Temple no se alteró; mantuvo firme su lanza dañada y derribó a tres musulmanes más. Hasta que partida por la mitad, la utilizó para levantar en el aire a otro infiel que se había cruzado en su camino. La abandonó y desenvainó una espada con un filo inusualmente alargado, la puso en ristre y espoleó a la bestia que montaba. Como un rodillo, inmisericorde, masacró a tantos almohades como encontró a su paso. Nadie podía detenerle y muchos enemigos intentaban huir al verse frente al monje guerrero. No obstante, la mayoría terminaba bajo las pezuñas de su corcel.

Todo empuje tiene un límite, incluso el de los poderosos caballeros de las órdenes militares. Y su descomunal carga fue perdiendo poco a poco fuerza. Mientras, el segundo cuerpo musulmán parecía tener recursos humanos ilimitados. A cada hombre que caía, lo sustituían dos nuevos. A pesar de su heroísmo y valía, las órdenes militares no pudieron hacer retroceder a la numerosa infantería pesada almohade, que resistía implacable.

—La situación comienza a ser crítica para los nuestros —comentó Arnaldo, por primera vez desanimado.

—Ya no pueden cargar de nuevo, se tienen que limitar a luchar por su vida. Así no conseguirán romper la línea enemiga —se lamentó Juan de Atarés.

—Fe, Juan, debes tener fe. Recuerda que no luchamos por

nada material, sino por Dios. Él nos está poniendo a prueba, debemos resistir.

La situación se mantuvo un tiempo, pero la presión y superioridad numérica musulmana hizo que los cristianos comenzaran a resentirse y retroceder. Hubo numerosas bajas y una parte del ejército empezó a retirarse. En esos instantes, la práctica totalidad del ejército almohade sostenía la lucha con dos tercios del ejército cristiano.

—Las tres reservas de los reyes están todavía intactas. ¿A qué esperan los monarcas para enviarlas? —inquirió el navarro mirando hacia donde ondeaba el pendón real de Castilla.

—No bastará con eso. Deberán atacar con sus propias mesnadas reales, con los monarcas al frente —afirmó Arnaldo Amalarico.

—¿Los reyes en batalla campal? —espetó Juan de Atarés nervioso—. ¡Eso es una locura!

—Es la voluntad de Dios —sentenció el legado papal juntando las manos y mirando al cielo.

Entonces, Alfonso VIII desenvainó su espada, al tiempo que el mayordomo real elevaba su pendón, que ondeó en lo alto del cielo. Luego el soberano se colocó al frente de las tropas de reserva, tragó saliva y se volvió hacia sus hombres.

—Si caemos hoy aquí derrotados, no penséis en volver a vuestras casas, pues no quedará lugar a donde regresar —gritó el monarca castellano—. ¡Somos Castilla! Prefiero morir hoy aquí que volver mañana derrotado a Toledo.

Los integrantes de su mesnada no necesitaban ninguna arenga. Seguirían al rey allá donde ordenase, aunque fuera a una muerte segura. El honor no era negociable para los nobles de Castilla.

—Aquí morimos todos —gritó uno de los grandes nobles, don Fernando de Lara.

El rey de Castilla picó espuelas y cabalgó directo hacia el enemigo. Todos y cada uno de los castellanos que había en aquel inhóspito paraje de Las Navas siguieron a su soberano.

Caballeros, sargentos, peones, sirvientes y clérigos; hasta los comerciantes y mendigos que acompañaban a los cruzados. Todos corrieron detrás de Alfonso VIII de Castilla.

El rey aragonés miró a Miguel de Luesia y este asintió. Le rodeaba la más alta nobleza aragonesa y catalana. Mientras, en el otro flanco, el monarca navarro había iniciado la carga por su cuenta, encabezándola en persona.

—Nuestra vanguardia nos necesita, la mesnada sobrevive a duras penas en la primera línea —afirmó el monarca—. Miguel, hay días que pasan a la historia. Días de sol brillante y brisa fresca. Días que se escriben con sangre en los libros de historia. Días para los que vale la pena vivir y, especialmente, morir. ¿Habéis soñado alguna vez con uno de esos días?

—Claro que sí, alteza.

—Hay gente que espera una vida entera para encontrar uno de ellos. Nosotros no, nosotros hemos sido agraciados en esta mañana. Este es un buen día para morir, Miguel, así que nada temáis, porque morir hoy en el campo de batalla significa vivir para siempre en la memoria de nuestro reino. Creo que ya es hora de demostrar que soy digno de llevar la corona de Aragón.

El rey arengó tan fuerte a su caballo que este se levantó sobre sus patas traseras, relinchando para que todos lo vieran. Pedro II lo dominó y se dirigió a sus caballeros.

—Si hemos de morir, que sea hoy aquí. Pues no habrá mejor día en toda vuestra existencia que este para ofrecer vuestra vida a Dios. Y si hemos de vivir, que sea después de este día, para que podamos volver orgullosos a nuestras casas y decir que sí, que estuvimos en Las Navas. Que ofrecimos nuestra vida y se nos recompensó con la gloria. Que no se diga que ni un solo aragonés de los que está hoy aquí se negó a seguir a su rey a la batalla. ¡Aragón!

—¡Aragón! —gritaron los miles de soldados que le escuchaban.

—¡San Jorge! —profirió con todas sus fuerzas el monarca

aragonés, antes de girar sobre las patas traseras de su caballo, clavarle las espuelas y encabezar a sus vasallos a la batalla.

Las huestes de aragoneses y catalanes cargaron con todo su ímpetu, con el rey a la cabeza y a su lado Miguel de Luesia, portador de la señal real, aquella que indicaba a todos que su monarca luchaba en primera línea. Y que si él lo hacía, no había vasallo en toda la Corona que pudiera negarse a combatir.

De esta manera, los tres monarcas, cada uno desde su posición, se lanzaron al ataque sobre el llano de Las Navas.

En el centro de la batalla, al ver aparecer sus pendones, el resto de los cristianos tomó un aire nuevo y victorioso. Quienes luchaban en la vanguardia recuperaron sus fuerzas, los que huían volvieron al combate y los heridos se levantaron para empuñar sus espadas.

Tres reyes cristianos encabezando una carga de caballería. Nunca se había visto nada igual. Cuando los musulmanes vieron los estandartes reales aparecer en el horizonte se desmoralizaron. Incluso muchos jeques almohades y los cadíes andalusíes, poco amigos del califa, huyeron de la batalla.

—Atento, Juan. Los reyes de Navarra y Aragón están penetrando por los flancos con habilidad —comentó el arzobispo.

—Ellos mismos dirigen la carga. Estabais en lo cierto, eminencia. Dios nos ha ayudado. ¿Quién sino él podría haber unido a los reyes cristianos? ¿Quién más habría podido inflar el corazón de los monarcas para darles el arrojo de entrar en combate? —alegó Juan de Atarés emocionado por la escena que estaba presenciando.

—Exactamente, veo que lo has comprendido.

Los defensores del califa estaban obligados a resistir hasta el final. Los cristianos rebasaron la segunda línea y la reserva almohade, que nada pudo hacer frente a la carga de los tres reyes. Pedro II de Aragón entró a sangre y fuego entre las líneas musulmanas. Arremetió con la espada en ristre a la infantería sarracena. Se abrió camino soltando golpes a derecha e izquierda, cortando y amputando miembros. Tantos infieles cayeron que su caballo se vio atrapado entre cuerpos sin poder avanzar. El monarca lo hizo girar y se encontró frente a un nuevo cuerpo de sarracenos armados con lanzas.

No se asustó. Dirigió su montura hacia ellos y de un tajo cortó el cuello del primero que salió a su paso; al segundo lo golpeó con su montura. Uno más vino hacia él, pero lo estaba esperando. Giró y el filo de su arma le seccionó el antebrazo. El infiel cayó entre gritos de dolor, salpicando sangre e insultos en un lenguaje blasfemo. Más se apresuraron en su dirección. Ya contaba con suficiente espacio para cargar, así que no lo dudó. Arengó a la bestia y cargó. Los infieles huyeron asustados arrastrando a más musulmanes que venían detrás de ellos, lo que provocó una desbandada.

Miguel de Luesia apareció con los otros miembros de la mesnada real.

—¡Alteza!

—Huyen, Miguel, ¡huyen como ratas!

—Sí, ya lo veo —confirmó con la voz entrecortada el noble—. Os habíamos perdido, estábamos preocupados. Temíamos que hubierais caído.

—Preocupaos menos por mí y más por los infieles —contestó el monarca—. Que los sargentos y peones avancen rápido. ¡No podemos permitir que se reagrupen!

Por su parte, Sancho VII de Navarra franqueó las últimas tropas almohades y alcanzó el palenque defendido por la guardia negra. En su centro, como si de un castillo se tratara, destacaba la tienda roja del califa Al-Nasir, conocido por los cristianos como Miramamolín. Alrededor de ella se podían divisar las lujosas riquezas que poseía el califa almohade.

—¡Navarros! Ha llegado la hora de pasar a la historia —bramó Sancho el Fuerte desde sus más de dos metros de altura—. ¡Que se enteren en todo el mundo de qué estamos hechos los navarros!

Frente a ellos la guardia negra. Encadenada y enterrada hasta las rodillas, debía morir defendiendo al califa. Eran todos esclavos negros, de enorme fortaleza, aunque con un destino cruel. Sancho VII de Navarra se lanzó contra la muralla humana y avanzó al galope, directo, envalentonado por su orgullo. Dio un gran salto en el aire y lanzó un golpe de maza que rompió parte de las cadenas que amarraban a los africanos. Entró así en el palenque del califa. Dos guardias árabes le atacaron con lanzas. Aplastó el cráneo del primero de ellos, escuchando el dantesco ruido de cómo se fraccionaban sus huesos. El segundo se acercó más hábilmente, pero de poco le sirvió. El rey navarro hizo dos giros en el aire con su maza y detuvo la punta de la lanza que le atacaba. Después levantó todo lo que pudo su brazo, mostrando toda su imponente envergadura y dejándolo caer desde el cielo, como si fuera el mismísimo Dios quien lo lanzara. El impacto destrozó el rostro del infiel que quedó completamente desfigurado.

El califa dio por perdida la contienda y se retiró huyendo hacia Úbeda y Baeza. La caballería cristiana consiguió romper el último baluarte almohade y penetró en el palenque por varios flancos. ¡La batalla estaba ganada! Con el califa huían la mayor parte de la nobleza árabe y tras ellos los mercenarios africanos, los bereberes y los voluntarios andalusíes. Solo los más fieles a Alá seguían luchando. Fue un grave error. Los cristianos, especialmente los caballeros de las órdenes militares, no tuvieron piedad y cargaron contra los restos del ejército almohade en retirada. Fue una auténtica masacre. Arrollaron todo a su paso tiñendo de rojo el páramo de Las Navas.

Mientras los peones y algunos caballeros saqueaban las tiendas, el grueso del ejército persiguió a los fugitivos hasta la caída del sol. Los reyes acamparon sobre los restos del campamento musulmán y esperaron el regreso de las tropas.

Como efecto inmediato de la derrota se desintegró el sistema defensivo almohade de la frontera norte del reino de Jaén. El pánico se extendió entre las poblaciones cercanas y los cruzados tomaron todos los castillos de la zona, incluido el de Baños de la Encina.

Al día siguiente avanzaron hasta Baeza, que había sido abandonada por sus habitantes. Los cruzados la quemaron, incluida la mezquita, en la que murieron enfermos y heridos que no habían podido huir. A finales de julio la vanguardia cruzada llegó a Úbeda, una ciudad fuertemente fortificada en la que se agolpaban los desechos del ejército almohade y los refugiados de las localidades próximas. Arnaldo Amalarico se mostró inflexible y exigió a los reyes tomar la ciudad.

—Debe ser sitiada.

—Los hombres están cansados —advirtió el rey de Castilla.

—Alfonso tiene razón —se sumó Pedro II de Aragón.

—Dios exige continuar y nos muestra el camino —afirmó el legado papal con los brazos abiertos.

—Baeza estaba abandonada, pero Úbeda cuenta con altas murallas y muchos de los desertores de la batalla están tras sus muros —explicó Sancho VII de Navarra.

—¡Son cobardes!

—Puede ser, pero también soldados experimentados —recalcó el monarca castellano.

—Yo me avergonzaría de temer a unos hombres que huyeron de la batalla —dijo con desprecio y arrogancia el legado papal.

—Arzobispo, entendedlo, llevamos muchos días avanzando sin cesar. Por nuestro afán de acabar con todos los infieles, no hemos podido ni celebrar la victoria. Es verano, el calor aquí es muy alto. Nuestros hombres lucharon y vencieron en Las Navas, pero debemos retirarnos y asegurar lo que hemos conquistado —insistió Alfonso VIII de Castilla.

Pero Arnaldo Amalarico no cedió. Úbeda cayó y el ejército cristiano llegó al límite de sus fuerzas. Una enfermedad infecciosa afectó a hombres y animales. El botín era enorme y otra buena razón para una prudente retirada. La falta de medios impedía retener las ciudades conquistadas, por lo que fueron destruidas.

58

Sébastien

Al sur del Languedoc

Sébastien logró llegar a una aldea con Marie muy malherida; no podían proseguir en su estado. Una pareja de ancianos se apiadó de ellos y les dejaron un lugar para descansar.

Estando allí, a Marie le subió la fiebre.

—Prométeme una cosa —dijo ella casi sin fuerzas.

—Lo que quieras, pero no te vayas.

Marie sabía que ya era tarde. Sus ojos bicolor vertían lágrimas y, con su último suspiro, movió los labios para pronunciar sus postreras palabras.

—Séb, protege el libro.

—No te voy a dejar morir. Lo protegerás tú.

La noche la pasó entre sudores y delirios. Sébastien no se movió de su lado, atemorizado por su vida. La situación no mejoró los días siguientes. Los ancianos le recomendaron que fuera a buscar a una curandera que vivía a dos jornadas de allí, pero él se negaba a dejarla sola. Pasaron dos días más y Marie, lejos de mejorar, empeoraba aún más.

Así que tuvo que tomar una dolorosa decisión y partir en busca de esa mujer.

Se despidió de ella con todo el dolor de su corazón, pero convencido de que no tenía otra alternativa.

Con unas vagas indicaciones, avanzó por un sendero que pronto desapareció y él se perdió. Fuese como fuera, se encontró en medio de un terreno escarpado. Proseguir resultó duro y la noche le sorprendió a la intemperie. Logró cobijarse en un abrigo, con la única protección del deseo de volver a ver a Marie.

Esa noche llovió y al día siguiente llovió aún más. El terreno se embarró y no lograba avanzar. Tuvo que desistir y aguardar a que secara. Al cuarto día desde su salida llegó a una granja, pero no le dejaron entrar, temerosos de que fuera un bandido, un faidit o un mercenario.

Y en el fondo, Sébastien no les culpó.

Encontró una cruz de piedra y se arrodilló a rezar.

«¿Cómo estará Marie?».

—Mantenla con vida, mi Señor —pidió al cielo—, te lo ruego. Soy un hombre sencillo, pero bueno. No me castigues por abandonar la cruzada, y si lo haces, que sea a mí y no a ella a quien llames a tu presencia.

59

Amalarico

Arzobispado de Narbona

Las últimas luces de la tarde entraban por una de las ventanas del palacio. La ciudad estaba silenciosa; había perdido la vida y la vitalidad de antaño. Sus habitantes ya no frecuentaban sus calles, que en cambio eran recorridas por un sentimiento que poco a poco fue creciendo desde el regreso del nuevo arzobispo: el miedo.

El miedo había hecho a los judíos ocultarse en sus casas y no salir de su barrio. El miedo había conseguido que los comerciantes lo pensaran dos veces antes de entrar en el puerto. El miedo había logrado que las iglesias estuvieran más llenas que nunca y el miedo tenía un nombre: Arnaldo Amalarico.

Al poco de ser nombrado, el arzobispo había partido a la cruzada contra los infieles al otro lado de los Pirineos. Muchos habían criticado esta decisión del prelado, acusándole de anteponer la cruzada al gobierno de la rica y poderosa diócesis. Aquello podría haber incomodado a muchos, pero no a Arnaldo. En cuanto volvió de la exitosa campaña contra los almohades, tomó el mando de sus dominios. Legisló y gobernó como si de un príncipe se tratara. No en vano, el arzobispo de Narbona tenía tanto o más poder que los condes y señores de las baronías que lo rodeaban. Y su participación al sur de los Pirineos en la aclamada victoria de la batalla de las Navas de Tolosa le había hecho célebre en toda la cristiandad. Incluso había quienes hablaban de que su nombre comenzaba a oírse en los corrillos de Roma como futurible ocupante del trono de san Pedro.

Y Amalarico solo podía sonreír imaginándolo. Era un hombre feliz.

—Noticias de Roma —anunció Juan de Atarés al arzobispo.

—Habla —ordenó Arnaldo Amalarico, que permanecía de espaldas, con la vista en una de las vidrieras del palacio arzobispal.

—La Corona de Aragón ha enviado al obispo de la diócesis de Segorbe-Albarracín y al procurador y notario real para presentar un plan de paz para el Languedoc ideado por el rey de Aragón.

—Valiente estúpido, es imposible que logre nada. Ya no puede negar la realidad. Todos los nobles, incluido el conde tolosano, son culpables de herejía y el papa lo sabe.

—No lo niega.

—¿Cómo dices? —El arzobispo se volvió hacia su ayudante.

—Al parecer el plan parte del reconocimiento de la complicidad del conde de Tolosa con la herejía.

—¡No puede ser! —masculló apretando los dientes.

Era la primera vez que Juan de Atares veía a Amalarico contrariado, la primera vez que algo de lo que sucedía no había sido planeado antes por él.

—Después de las Navas de Tolosa ha recibido el sobrenombre de «el Católico». Pedro el Católico, rey de Aragón, conde de Barcelona y señor de Montpellier. ¡Maldito canalla!

—Mi señor, algo habrá que podamos hacer —medió Juan de Atarés—. El rey ofrece al pontífice el arrepentimiento del conde de Tolosa en forma de penitencia a la Iglesia y un alejamiento definitivo del conflicto mediante la abdicación en su hijo. A cambio, el monarca reclama para este la restitución de las tierras arrebatadas en la guerra, pues la desposesión carece de sentido siendo el muchacho inocente de la acusación de herejía. Para garantizar su ortodoxia, el propio rey se ofrece como tutor personal del nuevo conde y como regente del condado de Tolosa.

—¡Traidor! —El arzobispo perdió la cordura de una forma inusual en él—. ¡Maldita sea! ¡Maldito sea Pedro de Aragón!

—Eminencia...

—Ese engreído aragonés ha jugado conmigo. Tenía esto preparado desde el principio y yo caí en su trampa. —Arnaldo se movía nervioso por la sala.

Juan de Atarés le miraba anonadado, sin entender el comportamiento y mucho menos las palabras del arzobispo.

—El conde de Tolosa está desesperado y también ha caído en la trama. Para evitar la desposesión total a manos de la cruzada, como sufrieron los Trencavel, y garantizar el primer objetivo de cualquier noble, la supervivencia de su casa, accede a ser vasallo de la Corona aragonesa. ¡Qué estúpido! La casa de Tolosa siempre ha sido rival de la de Aragón en el Languedoc. ¿Quién iba a pensar que se arrodillaría ante ella? Pero he sido yo mismo el que lo he empujado a ello. —Arnaldo Amalarico se desesperó—. ¿Y qué dice respecto a los otros nobles del Languedoc, los condes de Foix y Comminges y al vizconde de Bearn?

—Al parecer el papa pone el acento en las denuncias de abusos y violencias cometidos por la cruzada sobre tierras y personas acusadas injustamente de complicidad con la herejía. Cita que, desde la perspectiva de los derechos feudal y canónico, el ataque a nobles católicos protegidos por un rey cristiano es una acción injusta e ilegítima, y la conquista de sus tierras una usurpación injustificada que debe repararse.

—¡No! Herejes, ¡son herejes!

—Eminencia, los argumentos son sólidos, no hay reparo en ellos.

—Proporcionados por el maldito rey de Aragón, de eso todavía tengo menos dudas —espetó Amalarico.

El arzobispo se mostraba angustiado e intranquilo, algo impropio de él. Se frotaba las manos sin cesar y dejaba la mirada perdida en la techumbre de madera policromada, que decorada con escudos de algunos de sus antecesores en la diócesis coronaba el techo de la sala.

—Además, para apuntalarlos subraya que, después de tres años de dura guerra, se han alcanzado casi todos los objetivos iniciales de la cruzada —continuó Juan de Atarés sorprendido por la actitud de su superior—. Los dominios de la casa de Trencavel están bajo la mano firme de Simón de Montfort, quien ha sido aceptado como nuevo vizconde por el rey de Aragón. También se ha perseguido a los herejes, se ha depurado el alto clero del Languedoc por medio de las acciones de los cistercienses y se ha predicado la palabra del Señor, con la labor destacable de Domingo de Guzmán.

—¡Domingo no ha conseguido nada!

—Solo leo, eminencia.

—Hemos sido unos estúpidos confiados. —El arzobispo parecía más sosegado—. Además, después de Las Navas todo es diferente. Tras muchos años de derrotas y empresas infructuosas, el papado ha visto por fin una cruzada victoriosa sobre los musulmanes. Un símbolo de los nuevos tiempos que el papa desea para la cristiandad. Y ahora buscará una empresa mayor: Tierra Santa. El sumo pontífice dirigirá todas sus fuerzas a una nueva cruzada contra los infieles y se olvidará de los cátaros. ¡Esa es la razón!

—Eminencia, la victoria de Las Navas fue una señal divina que Dios nos ha dado. Vos mismo estuvisteis allí. El Señor nos ha mostrado que creer en Él nos da fuerza frente a los soberbios y los impíos.

—Sí, pero quizá lo ha hecho demasiado claramente y esa victoria se vuelva contra nosotros.

—¿Qué vais a hacer, eminencia?

—El orgullo y la avaricia son pecados peligrosos. Pedro de Aragón ha aprovechado el viento a favor de la espectacular hazaña sobre los almohades mejor que nadie. Ha jugado su carta con habilidad.

—¿Cuál?

—La de buen católico, vasallo del papa, perseguidor de herejes, rey cruzado y persona grata a Roma. Ha dejado madurar el conflicto en el Languedoc para hacer ahora su entrada como salvador de unas poblaciones hastiadas de la guerra y su violencia. Y yo, de manera estúpida y torpe, le he ayudado sin saberlo. ¿Te das cuenta, Juan? Ahora Pedro de Aragón creará un inmenso reino a ambos lados de los Pirineos, expandido por el Mediterráneo, haciéndolo su propio Mare Nostrum.

—Como Pedro por su casa.

—Exacto, como Pedro por su casa. Una potencia comercial, con un ejército experto y victorioso. —Amalarico suspiró—. ¡No lo permitiré! Y Francia tampoco.

—¿Francia? —inquirió Juan.

—Es el enemigo de Aragón. Hay que hacerle saber a su rey la gravedad de la situación. Iniciaremos una contraofensiva diplomática. Quiero en ella a representantes de los arzobispos de Burdeos y de Aix, así como a los obispos de Bazas, Périgueux y Béziers. Que todos envíen cartas al papa en las que expresen su preocupación por una posible suspensión de la cruzada contra los cátaros.

—Como ordenéis.

—Y que de forma inmediata partan a Roma cuatro obispos con un memorándum para dar cuenta de nuestra firme posición de continuar con la cruzada. Y para ayudar a Montfort, que los obispos de Carcasona y Tolosa marchen a París con el objeto de reclutar nuevos refuerzos cruzados.

—¿Qué hacemos respecto al conde de Tolosa?

—Debe seguir siendo nuestra punta de lanza. Enviaremos una carta avisando que la herejía sigue todavía activa por culpa del conde, verdadero responsable de los males de la Iglesia.

Aseguraremos que tenemos conocimiento de que ha mandado mensajeros al emir de Marruecos para solicitar su ayuda militar, con el propósito de atacar toda la cristiandad.

—¡Brillante idea, eminencia! —Juan de Atarés asintió con la cabeza—. La sola mención de esa posibilidad aterrará a Inocencio III y a toda la curia romana.

—Y no solo eso. En la misma carta acusaremos al conde de intrigar con el emperador y el rey inglés Juan sin Tierra, enemigos del papado, para conjurarse contra la Iglesia. Si el rey de Aragón manipula al papa con los musulmanes, nosotros lo haremos no solo con ellos, sino también con los otros enemigos del sumo pontífice. —El arzobispo acercó los dedos de las manos a la altura del pecho, y los juntó y separó en intervalos rítmicos—. El rey de Aragón me ha utilizado, ¡y lo pagará!

Juan de Atarés permaneció en silencio. El arzobispo estaba absorto en sus pensamientos.

—Lleva tiempo tejiendo este plan. En Las Navas se ganó mi confianza apoyándome en los consejos de guerra y ya antes me había ayudado para obtener el arzobispado de Narbona. —Arnaldo Amalarico masticó mejor sus palabras—. Me hizo creer que pretendía acabar con el conde de Tolosa, pero no era ese su objetivo. Lo que deseaba ese mentiroso era que el conde se sintiera acorralado y desesperado, y en esas circunstancias le entregara el condado a cambio de su protección.

—Ha sido astuto, muy astuto —añadió Juan.

—No ha intervenido antes contra la cruzada porque sabía que esta terminaría llegando a Tolosa. Le hemos hecho el trabajo sucio y nos ha manipulado.

—Eso que decís es demasiado complicado, además de muy arriesgado de llevar a cabo.

—Justo lo que más le gusta a Pedro de Aragón, arriesgarse. —Arnaldo Amalarico hizo girar el anillo arzobispal alrededor de su dedo—. El rey de Aragón es un temerario, lo que lo convierte en imprevisible. No saber nunca cuáles son los planes de tu rival resulta frustrante. Los hombres así son peligrosos, pero si se trata de un rey pasan a ser destructivos. —El arzobispo meditó—. El conde tolosano nunca habría reconocido como su señor al rey de Aragón a no ser que estuviera desesperado. Y lo está. Tiene miedo, mucho. Los hombres más temibles son aquellos que están llenos de miedo.

Arnaldo Amalarico se miró las manos. Primero las palmas; luego les dio la vuelta y las cerró. Se quedó hipnotizado por el brillo del anillo de arzobispo y acarició la joya.

—Con la sumisión de toda la nobleza del Languedoc, el rey Pedro no solo obtendrá esos territorios, sino que iniciará una recuperación de los que pertenecían a la casa de Trencavel, también vasalla suya. ¿Y por qué no? ¡También la propia Narbona! Para unirlos a Montpellier y la Provenza.

—Eso sería un reino muy poderoso.

—No, es más grave aún. Se trata del inicio de un imperio a ambos lados de los Pirineos. —El arzobispo dejó vagar la mirada contra los muros del palacio, como si fuera capaz de atravesarlos con ella y ver mucho más allá—. La herejía cátara se extendería por esa Gran Corona de Aragón sin control y una vez la corrompa, como un gusano hace con una manzana, saltará al resto de los reinos cristianos. Será el fin de la Iglesia.

Juan de Atarés se arrodilló y se santiguó.

—Jamás lo permitiré. Para convencer al santo padre necesito el libro de los cátaros, su biblia. Así entenderá a qué peligro nos enfrentamos. ¡Hay que encontrarlo de una maldita vez!

QUINTA PARTE

Muret

1213

60

Sébastien

Al sur del Languedoc

No encontró a la curandera y tardó en orientarse para recordar el camino de vuelta. No era el Languedoc una tierra fácil de recorrer, encastillada y con las secuelas de una guerra interminable. Y, al mismo tiempo, un territorio rico, poblado y próspero. ¡Qué contradicción! Al final lo logró, tarde, pero halló el camino de regreso. Al ver de nuevo la casa de los ancianos corrió desesperado hacia ella.

Abrió la puerta y al entrar vio que el jergón donde había dejado a Marie estaba vacío.

—¿Dónde está? —preguntó a la mujer.
—Se la llevaron.
—¡Qué! ¿Quién fue?
—No lo sabemos.
—¿Adónde? ¡Decidme! —gritaba enojado y fuera de sí.
—De verdad que no sabemos nada —contestó el viejo—. Has tardado mucho, demasiado. ¿Dónde estuviste?
—Yo... me perdí y...
—¿Y la curandera?
—No la encontré —dijo sin fuerzas—. Pero ¿Marie está viva?

—Su estado no cambió. Cuando la vieron así se la llevaron de inmediato.

—Pero tenéis que saber quiénes eran, o al menos si eran cruzados o qué… —Sébastien estaba fuera de sí.

—No eran cruzados —explicó la mujer—. Y no preguntamos nada porque nos dieron miedo. Uno de ellos era un caballero negro. Os hemos ayudado lo que hemos podido, ¿cómo te atreves a reprocharnos nada? ¿Así nos pagas nuestra caridad?

—Perdonad…, yo no quería.

—¡Márchate! Solo nos has dado problemas —intervino el anciano.

Sébastien suspiró y, abatido, se dio la vuelta. Ya no le quedaba nada, solo la pesada carga del zurrón.

61

Amalarico

Cerca de Tolosa

El trovador había terminado su actuación en la plaza del mercado. A pesar de la guerra, los habitantes de la ciudad seguían demandando la presencia de los trovadores, que animaban la moral con sus poemas y relatos. Con la mayoría de las fortalezas en manos cruzadas había pocos lugares donde poder ir, incluso Cabaret estaba ahora bajo el control de Montfort. Quedaba lejos ese tiempo en que los torneos y festivales llenaban de alegría el Languedoc. Esa época donde se podía visitar a las hermosas damas de la nobleza en sus castillos y moverse de corte en corte.

Tolosa, aunque rodeada por los cruzados, era el último bastión de aquel recuerdo, así que el trovador decidió asentarse allí. Había tomado una habitación en casa de uno de los cónsules. Una estancia cómoda y bien situada, pero la vida empezaba a ser difícil incluso para los más acaudalados. El bloqueo de los cruzados era cada vez más concienzudo y empezaban a faltar algunos productos habituales.

Se dirigía hacia su nueva residencia cuando se distrajo con su laúd. Una de las cuerdas parecía dañada, así que necesitaría comprar nuevas. No obstante, intentó arreglarla de manera eventual. Estaba en ello cuando una sombra apareció reflejada en el empedrado de la calle. Se volvió para saludar, pero fue él quien recibió su saludo en forma de un certero golpe con una vara de madera. Cayó al suelo. Todavía consciente vio su laúd romperse en dos para, acto seguido, recibir un nuevo impacto en la cabeza.

Despertó aturdido. La luz era tenue y unos cirios iluminaban una sala húmeda y fría. Parecía una mazmorra o unos subterráneos. Tenía la boca pastosa. Le dolía la cabeza, pero todavía más los brazos. Al alzar la vista los descubrió colgando del techo por medio de unas cadenas. Estaba suspendido en el aire, con las muñecas ensangrentadas por el roce de los grilletes. Mareado, bajó la mirada y se encontró con un rostro familiar.

—Qué bien que hayas espabilado. —Arnaldo Amalarico le cogió por la barbilla—. ¿Cuánto tiempo ha pasado?

—Eminencia...

—Sé que en el fondo te entusiasma volver a verme. Yo te echaba tanto de menos que por eso te he hecho llamar. Estoy meditando cómo convencer al santo padre de introducir una institución eclesiástica jurídica, una Inquisición dirigida por los arzobispos de cada archidiócesis, que persiga la herejía e interrogar a los sospechosos.

—Qué casualidad... Justo ahora que os queda tan bien el hábito de arzobispo.

Amalarico levantó el brazo y un monje situado junto a la pared tiró de las cadenas de las que colgaba el trovador, que soltó un profundo grito de dolor.

—No me gustan tus bromas, nunca me han gustado. Ahora te agradecería que hablaras solo cuando yo te lo indique —informó con voz suave—. Como te iba diciendo, agradezco tu predisposición a colaborar y quiero hacerte unas preguntas sobre tus amigos los cátaros.

—Yo no soy cátaro.

El prelado volvió a levantar el brazo y un nuevo chillido inundó la sala.

—Quiero que me hables de un libro cátaro, uno muy especial. Lo llaman el Libro de los Dos Principios y aseguran que es una blasfema biblia cátara. ¿Qué sabes sobre él? —No obtuvo respuesta del prisionero—. ¿No me has escuchado? ¿Quieres que te ayude a recordar? Tengo métodos muy novedosos para ello.

—Esperad. —El trovador levantó la vista—. Sí, he oído hablar de él.

—Bien, lo ves como no es tan difícil. ¿Dónde se encuentra?

—Eso no lo sé.

—¡Mientes!

—Os lo juro. Ni los propios cátaros saben dónde está. Al parecer alguien lo sacó de Carcasona cuando llegaron los cruzados hace más de dos años y desde entonces todos rastrean su posible paradero.

—Luego, ¿existe?

—Yo no lo he visto, pero parece ser que sí.

—Conociéndote, seguro que tienes alguna teoría de dónde y quién puede tenerlo, ¿a que sí? —sugirió con una sonrisa que dejaba ver todos sus dientes.

El trovador tardó en responder. Las argollas le apretaban, rasgándole la piel. Sentía que en cualquier momento le arrancarían ambas manos y que caería mutilado al suelo de la mazmorra.

«¿Moriré hoy aquí?», se preguntó mientras rumiaba una respuesta.

—Si nos ayudas salvarás la vida. Tienes mi palabra. Debes comprender que ese libro es nocivo para la Iglesia, así que necesitamos saber dónde se oculta.

—¿Lo juráis? ¿Juráis por Jesucristo Nuestro Señor que me dejaréis marchar?

—Sí, lo juro. Pero si me mientes, nadie podrá ya protegerte ni en esta vida ni en la otra. —Las palabras sonaron más como una amenaza que como una concesión, y un frío silencio inundó la sala.

—Llegué a descubrir que antes de que cayera Minerve una pareja sospechosa huyó de la ciudad por el portón más al sur.

—¿Quiénes eran?

—No sé sus nombres. Eran jóvenes y el hombre no era oriundo de estas tierras. Es posible que fuera franco.

—¿Estás seguro? —inquirió Amalarico.

—Sí. —El trovador respiraba con dificultad—. Ella creo que procedía de Béziers.

—¡Desgraciada! ¿Hacia dónde huyeron? —insistió el arzobispo nervioso.

—Al sur, por lo que me contaron unos prisioneros. Pero estuve recorriendo las ciudades más cercanas y nadie los vio llegar. Forzosamente se han ocultado de las grandes poblaciones. Seguro que han buscado refugio en las cuevas cátaras.

—Esas cuevas ya no existen, fueron arrasadas por los cruzados —replicó el arzobispo.

—Habrán buscado protección en alguna zona más al sur, cerca de los Pirineos. O quizá los hayan cruzado…

—Ese territorio escapa todavía a nuestro total control. Las montañas son cobijo fácil para bandidos, desertores y cátaros.

—Quizá no se arriesguen a cruzarlos. Si el libro es tan importante para ellos tal vez hayan buscado un refugio fuera del control de Montfort. Es todo lo que sé… No me matéis, ¡os lo ruego!

Arnaldo Amalarico le dejó sin mediar más palabras. Avanzó por los subterráneos de lo que parecía un edificio imponente, subió unas escaleras de piedra y salió a un pequeño patio interior que articulaba unas estancias con aire palaciego.

—El trovador ya no nos es útil. Deshazte de él —ordenó a un guardia que tardó en reaccionar—. ¿Es qué hablo para sordos?

—Disculpadme, eminencia.

—Debemos seguir buscando y limpiando todas las poblaciones. Juan, ¿qué tal están funcionando los tribunales?

—Excelentemente. —Su ayudante estaba un par de pasos

por detrás de él—. En una crisis de fe como esta, ha sido buena idea.

—Debemos tener cuidado en no llamar la atención con ello —recordó Amalarico—. El papa no nos ha dado autorización aún. Vivimos una época de graves peligros y debemos usar medios excepcionales para combatir el mal.

—Por supuesto.

—Además, la quema en hogueras no está siendo todo lo útil que pensábamos —advirtió Amalarico con la mirada perdida—, sino que está revistiendo a los herejes de un aura de martirio, algo nada conveniente para nuestros intereses. La purificación por el fuego es fundamental, igual que lo es aniquilar a la nobleza local. Ellos son uno de los mayores soportes de los herejes.

—Pero los cátaros todavía conservan el apoyo del pueblo.

—El pueblo..., malditos necios ingratos. —Amalarico negó con la cabeza—. Hay que romper esos lazos de solidaridad y para ello necesitamos utilizar procedimientos de este tipo.

—¿No se había aplicado nunca antes?

—Hay disposiciones que marcaban el procedimiento inquisitorial desde finales del siglo pasado. La pena de fuego, la confiscación de bienes, la autorización del empleo de la tortura, el mantenimiento del secreto sobre los testigos o acusadores. —El arzobispo se mostraba orgulloso de aquellas prácticas—. Pero nadie se atrevía a usar todo su potencial. No obstante, creo que falta la creación de un tribunal especializado y que tenga una amplia jurisdicción, por encima de los obispados e incluso de los reinos. Así podríamos buscar en todo el Languedoc de manera más efectiva, e incluso fuera de él.

—¿Por encima de los reinos?

—Y de los reyes —añadió Amalarico.

—Los monarcas lo verían como una amenaza. —Juan de Atarés intentaba contener su preocupación.

—Piensa que, si tuviéramos ese tipo de poder jurídico, podríamos capturar a los herejes clandestinos y a sus protectores.

Y entregarlos después al poder secular, que sería el encargado de la ejecución. —Amalarico no dejaba de elucubrar.

—Es... —Juan de Atarés dudaba qué decir— muy prometedor.

—El papa debe comprender que, con el Libro de los Dos Principios, el catarismo puede ser extraordinariamente resistente a la acción de la Iglesia. Si lográramos una bula que autorizara el uso de la tortura para obtener la confesión de los herejes todo sería más fácil.

—Quizá algún día.

—Sí, quizá —asintió Amalarico.

62

El rey

Tolosa

El monarca cruzó los Pirineos. Luego alcanzó el condado de Comminges y desde allí siguió hasta entrar en la capital tolosana en los primeros días de enero. Llegó acompañado por una corte de colaboradores religiosos y militares formada por los obispos de Tarazona, Vic y Barcelona; de nobles como el hijo del conde Sanç y el vizconde de Cervera; y de Miguel de Luesia, mayordomo real.

Su entrada en la ciudad en compañía de casi todos los héroes de la épica batalla de Las Navas no era casual. El rey de Aragón quería explotar el prestigioso aval obtenido en su reciente y célebre triunfo sobre los musulmanes. También para Tolosa resultaba trascendental aquella cita. La presencia de los cruzados aragoneses y catalanes constituía un acontecimiento con inmensa carga simbólica.

¿Qué mayor gesto de lealtad a la Iglesia y a la cristiandad que acoger a los vencedores de los enemigos de la cruz? Aquello suponía una verdadera demostración de fidelidad religiosa llena de sentido político.

—Alteza. —Miguel de Luesia se acercó al rey aragonés mientras cabalgaba hacia el castillo condal—. Noticias del arzobispo.

El monarca no se inmutó y siguió con el gesto firme mientras era aclamado por la muchedumbre que se agolpaba en las calles de Tolosa, que le lanzaba vítores y le recibía como un héroe que venía a rescatarlos y también como su futuro rey.

—Ha convocado un concilio en la villa de Lavaur y desean una entrevista con su alteza.

—Concededla. Actuaremos de acuerdo con las evidencias y hechos llevados a Roma. Así pues, solicitaremos la devolución de las tierras expropiadas de manera injusta por la cruzada y a Simón de Montfort una tregua en las hostilidades. Preparad una propuesta escrita.

—Así se hará. Debéis tener en cuenta que no la aceptarán. —El noble aragonés se acercó al monarca y con mucha serenidad razonó su respuesta—: Se opondrán; afirmarán que lo único importante es la disidencia religiosa, en la que no podéis inmiscuiros.

—Cuento con ello. Todavía no hay orden papal para un cambio en el devenir de la cruzada, y es obvio que rechazarán absolver al conde de Tolosa. Lo declararán cómplice de herejía junto a los condes de Comminges y Foix y al vizconde de Bearn.

—Sin embargo, no podrán negarse a admitiros a vos, rey cruzado y vasallo de Roma, como garantía de neutralidad.

—Lo harán. Es más, puesto que para ellos toda maniobra en favor de los que consideran enemigos de la Iglesia es actuar contra ella, son capaces de amenazarnos con la excomunión.

—¿De verdad creéis eso?

—Sí; hemos jugado con el arzobispo. Ya se habrá percatado de nuestros verdaderos planes y que desde el principio nuestra intención era esa —presagió el monarca—. Querrá venganza, os lo aseguro. Estoy convencido de que el papa nos apoyará, así que voy a poner bajo mi protección a Tolosa y todas las tierras amenazadas por Montfort. Es hora de jugar y si hay que hacerlo que sea de verdad. La fortuna solo sonríe a los audaces.

—Será considerada como una acción claramente hostil —advirtió Miguel de Luesia.

—Lo es —respondió en tono firme el rey—: voy a forzar el conflicto todo lo posible.

—¿Aun a costa del enfrentamiento armado con la cruzada? —siguió inquiriendo Miguel de Luesia, preocupado por el cariz que podía tomar el conflicto con el legado papal.

—Sí. El arzobispo se opondrá y me prohibirá toda protección de los herejes y sus cómplices. Espera a un rey prudente y contemporizador, como hasta ahora. La mejor manera de derrotar a tu oponente es haciéndole creer que no eres peligroso. Cuando deje de verte como una amenaza, es cuando te convertirás en su peor enemigo. —El rey inspiró—. Lo conozco y tensará la cuerda creyendo que no aceptaré su órdago.

—Una guerra con la Iglesia…, mal asunto, alteza.

—No hay más remedio, Miguel.

—Es arriesgarse demasiado. ¿Y el rey de Francia? Puede decidir atacarnos.

El monarca sonrió.

—¿Qué ocurre, alteza?

—Ha aceptado la hegemonía de la Corona de Aragón en el Languedoc.

—¿Cuándo? —preguntó el mayordomo real mientras atravesaban el arco apuntado de entrada al castillo ducal y las trompetas y tambores anunciaban su llegada.

—He enviado una carta informándole de que el día 24 de este mes privaré del señorío de Montpellier a la reina María y a nuestro hijo Jaime para entregárselo a su hermanastro, quien me ha declarado ya vasallaje. El rey francés ha dado su visto bueno, así que no se interpondrá.

—¡Vaya sorpresa! —confesó Miguel de Luesia—. ¿Qué ganáis con eso? El señorío ya era vasallo vuestro.

—Quiero recuperar a mi hijo. No es conveniente empezar una guerra con él en manos de mi enemigo. Por mucho que odie a su madre, el infante es sangre de mi sangre.

—No os entiendo. ¿Cómo lo vais a recuperar?

—Al entregar Montpellier al hermanastro de mi esposa, invalido la tutela de Montfort sobre la ciudad y con ello anulo también la que poseía sobre mi hijo y fuerzo así su devolución legal. Jaime fue entregado a condición de que Montfort protegiera Montpellier. Si este ducado ya no le pertenece, deberá devolver al infante. Al fin y al cabo, es posible que Jaime llegue algún día a ser rey.

El mayordomo real miró con admiración al monarca.

El rey de Aragón recibió el juramento de fidelidad y vasallaje por tierras, derechos y personas del conde de Tolosa, su heredero y los veinticuatro cónsules de la ciudad de Tolosa. También lo hicieron el conde de Foix, el conde de Comminges y el vizconde de Bearn. El Languedoc tenía un nuevo y único soberano: Pedro II de Aragón. De esta forma Bearn, Comminges, Foix y Tolosa se unían a la Corona.

Los Juramentos de Tolosa precedieron en escasas jornadas a la noticia que tanto había esperado el rey aragonés y que temían los cruzados: la aceptación por Roma del plan de paz presentado por los enviados del monarca aragonés al sumo pontífice. Todo había cambiado en apenas unas semanas. El rey de Aragón había irrumpido con todas sus consecuencias. Fue una acción rápida y firme. Pedro II actuó como soberano *de facto* de todos los señoríos y baronías. Se movió veloz y con total resolución. Lo que llevaba tantos años aguardando se estaba realizando en pocos días. Era como una fruta madura, que tras verla primero florecer y después ir creciendo, ahora caía por su propio peso. Solo había que estar preparado para recogerla.

Después de tomar posesión de sus nuevos vasallos y dar órdenes precisas de cómo actuar, Pedro de Aragón inició su regresó al otro lado de los Pirineos como señor de todos los territorios del Languedoc. Ahora faltaba por recuperar la custodia del infante don Jaime, que seguía en manos de Montfort.

Miguel de Luesia amaba a su rey, lo seguiría hasta las puertas del mismísimo infierno si fuera necesario. Pero nunca aprobó la decisión de entregar al joven príncipe a la custodia de Montfort, su enemigo. El monarca confiaba en que el normando no se atrevería a tocar ni un solo pelo de un príncipe cristiano. Pero... eso no era garantía suficiente.

Fue entonces cuando hizo saber al vizconde que quería tener una entrevista con él cerca de Narbona. Una oportunidad irrepetible de solucionar la situación.

63

Dalmau

Cerca de Tolosa

Dalmau avanzó con el resto de los soldados entre la arboleda. Le pesaba la vaina de su espada, de cuero oscuro rematado por un brillante brocal metálico. Hizo un gesto con la mano. Un sargento que lucía un jubón ajustado e iba armado con una pica se hizo a un lado, retirándose de la primera línea. Media docena de arqueros se adelantaron. Mientras, un infante con la espada colgando del talabarte se acercó y se situó a dos codos de él con una ballesta.

Una columna llegaba lentamente por el camino nevado. Eran no más de treinta hombres. Dalmau desconfió, era demasiado exigua. Aguardó a que se aproximaran. Pasaron por delante de ellos con excesiva calma. El caballero que los dirigía tenía el pelo castaño, corto y bien igualado, como correspondía a un noble acostumbrado a cuidar su aspecto con esmero. Aquel no era el cruzado que estaban aguardando. Esto desconcertó a Dalmau, que esperaba ver un grupo mayor de hombres encabezado por Simón de Montfort.

Ordenó a los arqueros que bajaran la guardia. No era el vizconde. Dalmau olfateó algo y alzó la cabeza. Las hojas del roble se movían por el viento. Escuchó al bosque; un sonido rítmico retumbaba entre los troncos de los árboles. Cada vez iba ganando más intensidad.

—¡Nos han descubierto! ¡Formad! —ordenó apretando los dientes.

Un grupo de caballería irrumpió detrás de su posición hostigando a los arqueros y a las dos docenas de peones que habían descuidado su retaguardia.

Los cogieron por sorpresa, así que no hubo respuesta posible. Estaban esperando para realizar una emboscada a la delegación de Montfort que debía acudir a Narbona y, en cambio, habían sido ellos los sorprendidos.

Un jinete oculto bajo un yelmo con la celada calada penetró entre los pocos peones que lograron formar para defenderse. Avanzó lanzando derrotes a derecha e izquierda, aplastando cráneos y brazos con la inusitada violencia de su maza. Espoleó con rabia su montura y desfiguró de un solo golpe el rostro de un ballestero que intentaba recargar su arma. Parecía un demonio de la noche que cabalgaba con un fervor animal, poseído de una fuerza ancestral imposible de contener.

El sudor corría a raudales por la frente de Dalmau. Alzó su espada concentrado en buscar un punto débil para atacar. El jinete arengó a la bestia y se lanzó contra el catalán, quien aguardaba inmóvil la carga de aquel temible enemigo. Dalmau salvó la maza, que voló por encima de su cabeza y tuvo tiempo de propinarle un profundo corte en el cuello al animal, retorciendo la hoja para que el caballo cediera y tirara a su montador.

El golpe fue aparatoso. La bestia relinchó como un demonio y se desangró con rapidez dando color al suelo nevado. El caballero fue derribado y perdió su yelmo en la caída. Junto a él su caballo se estremecía de dolor. Él se incorporó aturdido por el impacto, tambaleándose y con sangre resbalando por su frente. Una antigua cicatriz recorría su rostro y la mirada destilaba odio.

Dalmau lo tenía donde quería, desmontado y sin la maza.

Su rival, todavía confuso y cada vez más ensangrentado, desenvainó la espada. Los dos giraron sobre sí mismos, mirándose y en guardia. El catalán fue el primero en atacar, directo, soltando tres golpes que fueron bien bloqueados. A continuación, actuó su enemigo, con estoques más rápidos y precisos que le hicieron retroceder. Consiguió girarse y recuperar el terreno perdido. De inmediato el caballero de la cicatriz volvió a la carga, castigando la derecha de Dalmau. Este pudo contraatacar hasta en dos ocasiones, aunque ya era evidente que luchaba a la defensiva. Las espadas volvieron a chocar y quedaron así: una frente a otra. Con los filos enfrentados, empujando cada uno de ellos a ver quién salía victorioso. Sus cuerpos se echaron hacia delante y sus miradas se tocaron.

El catalán apretó los dientes luego el filo de su espada empezó a resbalar hacia abajo. La afilada punta descendió hasta perder casi contacto con la espada de su oponente. Finalmente lo hizo. Era su oportunidad, pero el cruzado estuvo más veloz y al mismo tiempo que Dalmau lo atacaba, apartó su cuerpo, por lo que no encontró carne donde clavar su arma. Por contra, su costado quedó al descubierto y, a la altura de la axila, el hombre de la cicatriz le propinó un puñetazo que lo derribó.

Las trompetas sonaron y el cruzado huyó dejándolo malherido en el suelo.

Había salvado la vida, pero la oportunidad de capturar a Montfort y poner fin a la guerra se había esfumado. Dalmau había fallado a su rey.

64

El rey

Barcelona

La corte de Pedro de Aragón se estableció en el palacio condal y desde allí se inició lo que a todas luces parecían preparativos para una incursión militar a gran escala, similar a los que se habían organizado hacía menos de un año para la cruzada contra los infieles en el sur.

Los días pasaron rápidos y pronto llegaron noticias del Languedoc. Simón de Monfort envió a Barcelona a un caballero franco que defendió la lealtad del vizconde y entregó una carta a Pedro II en la cual su vasallo le desafiaba. En la misiva se declaraba desligado de su vasallaje y dispuesto a defenderse si era atacado por las tropas reales.

El rey de Aragón ya tenía lo que quería, una excusa para declarar la guerra a Simón de Montfort. Aquello, aunque esperado y deseado, no evitó la sorpresa de la población de Barcelona y de toda la Corona de Aragón. Sus nobles de confianza iniciaron todo el proceso de movilización de sus mesnadas y de las huestes que participaron en Las Navas. Pero era en el consejo real donde se tomaban las decisiones más trascendentales.

—El rey francés puede ser un problema y es posible que acuda en defensa de la cruzada —alertó Miguel de Luesia—. La extensión de vuestra soberanía sobre un vasallo directo de rey de Francia, como lo es el conde de Tolosa, puede traernos problemas.

—Por eso le he propuesto el matrimonio con su hija, la princesa Marie.

—Pero ya tenéis esposa, la reina María de Montpellier.

—Espero que el papa anule el matrimonio.

—No creo que el sumo pontífice haga tal cosa. La posición de Francia es peligrosa. El heredero a la corona intentó hace poco unirse a la cruzada. ¿Qué hubiera pasado entonces? —planteó Miguel de Luesia, que se mostraba más nervioso y preocupado que el propio rey.

—El rey francés ha iniciado una campaña contra el rey de Inglaterra Juan sin Tierra. Francia no puede sostener una guerra en dos frentes, y por ahora le importa más el norte que sus alejados vasallos del sur. Por todo eso debemos aprovechar para derrotar sin demora a los cruzados y tomar el control del Languedoc antes de que el rey de Francia pueda intervenir abiertamente. Tenemos suerte de que los Capeto y los Plantagenet estén envueltos en una guerra interminable.

—Otro tema a tener en cuenta son las órdenes militares. —Miguel de Luesia inspiró profundamente antes de añadir—: ¿Sabéis que no podremos disponer de ellas? Fueron esenciales en Las Navas, su fuerza de choque es inigualable. Pero jamás lucharán contra un ejército cruzado. Obedecen directamente al papa.

—Es algo que debemos asumir —dijo el monarca—. Si logramos reunir a los veteranos de la campaña del pasado año seremos una fuerza temible, aunque no contemos con los monjes guerreros. Además, tened presente que en el Languedoc seremos recibidos como salvadores. Sus nobles, caballeros y milicianos se unirán en masa a nuestro ejército.

—¿De qué servirán? Llevan años huyendo de los cruzados. Yo no me haría ilusiones con la ayuda que podamos recibir del otro lado de los Pirineos. Como mucho del conde de Foix, pero de los tolosanos no espero demasiado —se lamentó el noble aragonés—. Debemos empezar cuanto antes a movilizar las huestes. Queda un largo camino que recorrer.

Fue necesario poner en marcha toda la maquinaria de guerra, y para ello la comitiva real abandonó Barcelona y cabalgó hasta Zaragoza. Nada más entrar en la ciudad, el rey y sus consejeros asistieron a misa en la catedral de San Salvador, en cuyo interior serían coronados siempre los futuros reyes de Aragón. Él había sido ungido y coronado en Roma e Inocencio III le honró con el regalo de las insignias reales y lo hospedó en la residencia de los canónigos de san Pedro. En la basílica de San Pedro del Vaticano, el rey depositó el cetro y la corona sobre el altar mayor y el papa le colocó la espada. Al año siguiente, el sumo pontífice le obsequió con que sus sucesores fueran coronados en la catedral de Zaragoza por el arzobispo de Tarragona.

Tras la ceremonia religiosa salieron extramuros hasta llegar al palacio de la Aljafería, antigua morada de los reyes musulmanes del reino de taifa de Zaragoza, ya reconvertida en palacio real. En la llamada torre del Trovador, Pedro II de Aragón convocó al consejo real, al que acudieron los principales nobles de la Corona.

El rey necesitaba recursos económicos, así que hizo llamar a los cambistas más relevantes, hipotecó algunas de sus propiedades, recaudó impuestos extraordinarios y exigió más rentas a monasterios y nobles. Las iglesias de sus dominios contribuyeron de manera amplia, a pesar de que el enemigo era un ejército de Dios. La recaudación fue de una enorme envergadura, debía serlo para movilizar un hueste poderosa.

Después de la valiente y brillante actuación en Las Navas, Pedro II era mucho más que un soberano para su pueblo. La sola mención del nombre del rey cambiaba el rostro de sus súbditos, quienes narraban historias sobre sus hazañas en tierra almohade, admirados de su valentía y arrojo en la batalla cuando encabezó la carga victoriosa contra los infieles.

Ahora se preparaba para poner orden en el Languedoc. Toda Zaragoza clamaba a favor de que el monarca cruzara los Pirineos y exigiera la soberanía sobre aquellos condados. El rey era visto por el pueblo como valiente guerrero y un héroe cruzado. Él lo sabía y llevaba años buscando ese reconocimiento. Conocía la leyenda de sus ancestros, del legendario Alfonso I el Batallador que había cosechado victoria tras victoria hasta conseguir ampliar las fronteras del reino de Aragón a límites nunca después conocidos. Él provenía de dos grandes estirpes. Por un lado, la legendaria y poderosa casa de Aragón, descendiente de los belicosos reyes pirenaicos, y, por otro, la combativa y orgullosa casa ducal de Barcelona. Gracias al matrimonio con la reina María había obtenido el señorío de Montpellier. Sin embargo, él quería mucho más.

Por fin habían encajado todas piezas del entramado; por fin el plan tenía sentido; por fin había llegado la hora de los valientes. Sus más allegados lo sabían y por eso se afanaban en terminar los preparativos en Zaragoza, Barcelona, Huesca, Tarragona y todas las ciudades y villas de la Corona. Había que organizar su ejército exactamente igual que hacía un año, cuando por esas mismas fechas salía rumbo a tierras almohades. Esta vez la dirección era la contraria y el enemigo también. Debía cruzar los Pirineos y marchar hacia Tolosa. Había obtenido el vasallaje de todos los condados, pero una ficha del tablero todavía no se había movido como el monarca quería, y corría el peligro de afectar al resto del juego. Esa pieza era la reina.

Miguel de Luesia entró en el interior de la capilla del castillo-palacio de la Aljafería. Ordenó con un gesto que los dos guardias que velaban por el rey abandonaran la sala religiosa. Estaba intranquilo y se frotaba las manos con insistencia.

—Tenemos un problema, alteza.

—Si solo fuera uno… —Pedro de Aragón permanecía sosegado y confiado, todo lo contrario que su mayordomo real.

—Viene de Roma —advirtió en tono sepulcral el noble aragonés, muy propio del lugar donde se encontraban.

—Os escucho.

—Vuestro matrimonio con María de Montpellier. —El noble pensó sus palabras exactas—. Han llegado noticias de Roma y no son buenas. Inocencio III se niega a anularlo.

—Bastardo. —El rey apretó los puños—. ¿Cómo es posible tal cosa?

—La reina ha acudido a Roma para defender sus derechos y los de vuestro hijo frente a nuestras peticiones. Ha asegurado que secuestrasteis al infante para entregárselo a Montfort.

—María, María —repitió el monarca.

—Lleva varios meses allí. —El noble torció el gesto—. La cercanía al pontífice y su humildad han impactado profundamente a Inocencio III. Su presencia no ha sentado nada bien al concepto que el santo padre tiene de su alteza.

—Me está desprestigiando, ¡mi propia mujer!

—La reina declaró ante el papa que su padre la había amedrentado con amenazas de muerte para obligarla a casarse, contra su voluntad, con el conde de Comminges, con el que tenía lazos de parentesco. Además, no se solicitó la dispensa necesaria a la Iglesia, ya que al parecer Bernardo de Comminges continuaba casado con la hija del conde de Bigorre y se lo había ocultado a María.

—Eso no me importa. Cuando concertamos mi boda ya sabíamos todos esos detalles. ¿Qué me queréis decir exactamente?

—El papa no va a anular vuestro matrimonio. —Miguel de Luesia mostró miedo en la mirada—. Nuestro argumento de que la reina estaba todavía casada con su anterior esposo ya no es válido. Roma ha anulado ese matrimonio, por tanto, no hará lo mismo con el vuestro. —El noble aragonés cogió aire—. Todo lo contrario, al invalidar el matrimonio anterior no ha hecho sino confirmar el de su alteza con la reina. Inocencio III ha dictaminado que el matrimonio entre los reyes de Aragón es legítimo y os insta a recibir a María como vuestra legítima esposa y a evitar el repudio.

—¡Me niego! —gritó el rey Pedro enfurecido.

—Es vuestra decisión, alteza, pero debéis saber que hay más problemas con la reina.

—¿Más? —inquirió aturdido y llevándose la mano derecha a la frente—. ¿Qué más? ¡Esta mujer va a poder conmigo!

—Su hermanastro Guillermo reclama para sí el señorío de Montpellier.

—Eso es diferente. Ahora soy yo el señor de Montpellier y prometí dárselo, ya lo sabéis. Quiero que Montfort me devuelva al infante.

—Sí, lo sé. No obstante, deberíais replantearos ese acuerdo. El hermanastro de la reina tiene pocas opciones de conseguir apoyo en Montpellier. Es fácil que la población se levante contra él y en tal caso podría declararse vasallo de Montfort o del rey de Francia. ¡No podemos perder Montpellier! —Miguel de Luesia se mostró enérgico y decidido—. Y además, en este asunto, aunque no lo desee directamente, la reina nos está ayudando y defiende vuestra soberanía sobre ese señorío. Aunque simplemente lo haga porque también le interesa a ella conservar sus derechos para el infante don Jaime.

—¿Y qué argumenta mi esposa sobre Montpellier?

—Que el matrimonio entre sus progenitores no fue anulado cuando su padre tomó a su segunda esposa. Por tanto, ella es la verdadera depositaria de los derechos sobre él —contestó el noble aragonés—. El papa ha sentenciado a favor de María, declarándola señora de Montpellier y reconociendo al infante Jaime como el legítimo heredero de las posesiones y señoríos de su madre.

—El sumo pontífice tiene en demasiada buena consideración a mi esposa, es peligroso. Espero que no afecte a mis planes.

Los días pasaron en Zaragoza. El monarca asistió a una misa en un pequeño templo, que no estaba todavía totalmente finalizado, cercano a la catedral y dedicado a santa María del Pilar. Acudió interesado en contemplar la columna que se veneraba en su interior y que fue puesta por la Virgen María, quien, viviendo aún en Jerusalén, se apareció en carne mortal al apóstol Santiago en ese mismo lugar. El apóstol rezó largo y tendido delante de ella y desde entonces el pilar donde se mostró la Virgen era un lugar de culto.

Pedro de Aragón sabía de la complejidad de obtener el apoyo del papa para sus objetivos, así que oró en silencio delante de aquella columna. El soberano estaba dispuesto a todo para llevar a cabo su sueño. No resultaría fácil, pero él era un rey y no uno cualquiera, era un monarca cruzado. Confiaba en que, si bien el papa no había anulado su matrimonio, sí que finalmente obtendría la aprobación de Inocencio III para intervenir en el Languedoc.

En Zaragoza esperó noticias de Roma. El rey, el obispo de Tarazona y varios nobles paseaban por el patio de la Aljafería, rodeado de grandiosos arcos lobulados. En su centro discurría una fuente de agua que regaba los árboles frutales que la circundaban.

—¡La reina! ¡Alteza! —anunció el mayordomo real que irrumpió en el lugar.

Al percatarse de que el rey no estaba solo se arrodilló frente al prelado y besó su anillo, y luego permaneció postrado ante el monarca.

—Miguel de Luesia, ¿qué sucede para que entréis aquí gritando de esta manera? —le recriminó Pedro II—. No es propio de vos.

—Tenéis razón, alteza. —Y se incorporó—. Pero las noticias no son buenas. La reina doña María murió ayer. El hecho no es todavía público, aunque nuestros espías en Roma han enviado un correo nada más descubrirlo.

—¡Dios mío! —El obispo de Tarazona no podía creer lo que oía—. Que Dios la acoja en el cielo.

Un revuelo se produjo entre los hombres de confianza de Pedro II, que le rodeaban en el patio del palacio.

—Dicen que… —continuó el mayordomo real.

—¿Qué? ¿Qué dicen? —le increpó el rey—. ¡Cualquier cosa! A ver si se rumorea por las calles de Roma que yo he ordenado matar a la reina o alguna barbaridad así.

—Parece ser que ha muerto en olor de santidad —informó Miguel de Luesia para asombro de todos.

—Eso es imposible —pronunció el monarca impactado por las noticias.

—Ahora que estamos en lo más duro de la batalla diplomática contra Arnaldo Amalarico… —se lamentó el obispo de Tarazona.

—Ha sido enterrada junto al sepulcro de santa Petronila —continuó explicando el mayordomo real ante la atención de todos los allí presentes.

—¿Y? —preguntó el monarca—. ¿Qué importa ese detalle? ¿Qué más dará dónde la han enterrado y junto a quién?

—Aseguran que hace milagros.

—Miguel de Luesia, ¿qué acabáis de decir? —inquirió el monarca con las pupilas dilatadas.

—Los enfermos van a su tumba y beben raspaduras de la piedra de su sepulcro disueltas en agua o en vino, y al parecer sanan.

—¡Dios bendito! —El obispo de Tarazona se santiguó.

—Eso no es posible. —El rey lanzó una mirada de odio al prelado—. ¿Cómo va a ser la reina una santa?

—No se habla de otra cosa en Roma —aseguró el mayordomo real, con el rostro compungido.

65

Sébastien

Cerca de los Pirineos

Sébastien deambulaba por el sur del Languedoc en busca de Marie. ¿Quién se la habría llevado y por qué?

No dejaba de encontrarse con patrullas cruzadas y teniendo en cuenta lo que portaba, era peligroso. Entonces, ¿qué hacer?

¿Dónde podía estar Marie? ¿La habrían hecho prisionera? No podía ir tras ella con el libro a cuestas.

Lo meditó bien; también pensó en qué diría Marie en la misma situación y lo tuvo claro. Debía poner a salvo el libro y después emprender la búsqueda de la joven. Ella no le perdonaría que lo perdiera o cayera en manos cruzadas.

Así que cambió el rumbo y buscó de nuevo los Pirineos. De camino a la cordillera, se andaba con ojo de donde refugiarse. Todos los lugares le parecían inadecuados, demasiado peligrosos o concurridos. Él quería un refugio seguro en el que pasar desapercibido. Había estado en castillos y plazas fuertes, en la propia ciudad de Foix, de la que huyó rápidamente por sospecharla infestada de espías de todas las clases y procedencias. Dejó de frecuentar las zonas más pobladas y pensó en hallar algún cobijo más próximo a los Pirineos o incluso al otro lado de las montañas.

Los días pasaban y seguía sin liberarse de su pesada carga, y temía que tarde o temprano sería descubierto por los cruzados, los faidits o simples bandoleros que le robarían su único equipaje, el viejo zurrón con su trascendental contenido.

En su caminar a los Pirineos, vislumbró una colosal fortaleza que dominaba una fértil llanura. Se acercó con precaución y cautela. Pronto divisó la bandera con la cruz cruzada. Aquellos territorios pertenecían también a Montfort. Debía alejarse de allí, pero la ruta a los Pirineos pasaba a los pies del castillo. Buscó alguna alternativa, quizá un sendero que bordeara la fortaleza cruzada. No conocía aquellas tierras, así que tenía pocas alternativas si quería continuar hacia las montañas.

Tras un par de horas de dudas y mucha indecisión, vio acercarse a un pastor con un rebaño con numerosas ovejas y cabras, la mayoría de color claro, aunque había una negra de gran cornamenta que resaltaba sobre el resto. Quizá aquella fuera su oportunidad.

—Perdonad —dijo llamando la atención del pastor—. Voy hacia el sur, al otro lado de los Pirineos, ¿sabéis el camino?

—Claro que sí. Pasad por debajo del castillo, muchacho, y luego seguid a la izquierda. No tiene pérdida.

El pastor era un hombre longevo, de unos sesenta años, diminuto y escuálido, con el pelo plateado. La cara, surcada por hondas arrugas, hacía que su aspecto no resultara agradable. Además, andaba cojo y encorvado. Vestía una especie de balandre, un manto rectangular, con un agujero central para la cabeza y una capucha. También llevaba un cordel para ceñirla y como calzado unas botas de caña bastante alta. Le acompañaba un perrillo de color arena, juguetón y que le obedecía fielmente.

—Gracias, estaba algo desorientado. ¿No hay otro camino?

—Que yo sepa no. Voy en esa dirección, podéis acompañarme si lo deseáis.

El franco dudó y un ligero temblor recorrió su pierna derecha. El viejo no le quitó la vista de encima.

—Con mucho gusto —respondió Sébastien, que parecía asustado—. Se agradece algo de compañía, ¿verdad? —dijo para parecer menos nervioso.

—No sois de por aquí —adivinó el anciano pastor.

—Soy peregrino, voy hacia Compostela —mintió Sébastien, pues teniendo en cuenta su repulsivo aspecto pasar como peregrino se avistaba la mejor respuesta posible. Parecía un mendigo o un ladrón, pero a diferencia de ellos, un peregrino siempre estaba bien considerado y explicaba también su acento del norte.

—Al fin del mundo —afirmó el pastor con una amplia sonrisa, que dejó ver los innumerables huecos en su dentadura.

—Sí, eso dicen, a Finisterre —especificó Sébastien.

Para entonces el franco ya había hecho buenas migas con el perro del pastor y le lanzaba piedras para que fuera a por ellas.

—¿Sois cruzado?

—No, yo ahora solo soy un viajero.

—Seréis el único extranjero que hay por estas tierras al que no le entusiasmen las contiendas. Parece que todos han venido aquí a probarlas —se lamentó el pastor—. El señor del castillo es otro cruzado.

—¿No sois católico? —se atrevió a preguntar Sébastien a la vez que tosía.

—¡Qué mal suena esa tos! Soy cristiano, que los obispos se peleen entre ellos por los apellidos y todo lo demás. Yo sé quién es mi Dios. No necesito que nadie venga a decírmelo con sermones, ¿entendéis?

—Claro que sí.

—El tiempo pasa para todos, lo único seguro en esta vida es la muerte —afirmó con un tono triste, propio del que sabe que su fin está cerca y es inevitable—. Nada más.

—No solo ella, Dios...

—¿Cómo puede Dios permitir una guerra como esta? —Sus ojos empequeñecieron todavía más al hundirse entre los pliegues de su marchita piel.

—Tendrá sus motivos. —Sébastien dejó de jugar con el perro.
—Sí, puede ser que los tenga. Eso es lo que me da miedo.

Caminaron juntos hasta alcanzar la base de la fortaleza, que se elevaba desafiante sobre la planicie. Era un majestuoso castillo señorial de altas torres. Una docena de soldados los vigilaron desde las almenas, pero sin echarles el alto ni decirles nada. Ir con el pastor había sido buena idea, así llamaba menos la atención.

—¿Sabéis que todo esto era antes un lago?
—Perdón, ¿un lago decís? —preguntó Martín sorprendido mientras contemplaba la fértil llanura que ocupaba el espacio donde debía estar la supuesta acumulación de agua.
—Sí, absolutamente todo lo que alcanza la vista.
—Eso es imposible. —Y sonrió a la vez que seguía buscando alguna evidencia de lo que contaba el pastor.
—No lo es, solo el castillo estaba en tierra firme —se reafirmó el pastor con firmeza—. Ahora estamos en lo que era el fondo del lago.

Sébastien no creía al viejo, pero tampoco quería disgustarle.
—¿Y qué pasó con él? —inquirió después de toser.
—Veo que no conocéis la leyenda.
—¿Qué leyenda?

El anciano había conseguido llamar su atención.

—Hace décadas el castillo de Puivert dominaba un inmenso lago que cubría toda esta llanura. El señor de la fortaleza estaba casado con una hermosa princesa aragonesa. La dama se sentía inmensamente feliz en Puivert, y con lo que más disfrutaba era contemplando el lago que se extendía bajo las torres. Le gustaba pasear por su orilla, siempre vestida de blanco, hasta tal punto que se la conocía como la Dama Blanca. Era dichosa sentándose sobre un banco de piedra y dejando pasar el tiempo conmovida por la paz que el lugar desprendía. Dicen que se la veía en sus alrededores hasta el atardecer, maravillada ante los ocasos de sol, cuando el astro parecía abrazar el lago.

Sébastien se había embriagado con la historia del pastor y

permanecía concentrado escuchándola, tanto que no percibió que se alejaban de la fortificación cruzada.

—En tiempos de borrasca o tempestades, las aguas subían y cubrían el asiento de la dama, por lo que esta no podía bajar a sentarse en su orilla y entonces la melancolía invadía su corazón. Se encerraba en el castillo y allí pasaba los días hasta que volvía el buen tiempo. El señor de la fortaleza sufría viéndola tan triste, así que optó por buscar una solución. Decidió hacer obras en el lago para que la princesa pudiera estar siempre en su sofá de piedra. —El pastor se detuvo al advertir que una oveja se alejaba.

—¿Y qué pasó?

—Esperad que ahora sigo —respondió mientras traía al animal de nuevo consigo—. Pues que desgraciadamente las obras provocaron una brecha en el dique de contención del lago que resquebrajó toda la presa. La fuerza de agua fue inimaginable, anegó campos y ciudades. La leyenda cuenta que el furor de las aguas se llevó también a la Dama Blanca y que en los días de lluvia sobre Puivert todavía se la puede ver asomada a una de las ventanas del castillo.

—¿Es eso cierto?

—Yo no la he visto, pero nunca se sabe.

Entonces Sébastien se percató de que se habían alejado una distancia considerable de la fortaleza cruzada.

—Si queréis atravesar los Pirineos, os aseguro que este no es el mejor camino.

—¿Por qué?

—Nadie lo toma, pues los pasos están a mucha altitud. En invierno es una locura cruzar por ellos. Además, no hay poblaciones donde refugiarse en caso de que el cielo enfurezca.

—¿Y castillos? ¿No hay más castillos en esa zona?

—Hum, estamos ya a mucha altura. —El pastor movió la cabeza de un lado a otro—. Ya os he dicho que por aquí no hay muchas aldeas, y menos castillos; las cumbres pirenaicas están muy próximas. —Y señaló las cimas nevadas.

—Entiendo. —Tosió dos veces—. Es normal, con este frío quién va a encastillarse aquí.

—A excepción de ese castro, ¿cómo lo llaman? —El pastor se rascó la barbilla mientras rebuscaba en su memoria—. Montségur, eso es.

—¿Montségur? —se sorprendió Martín—. Eso significa «monte seguro».

—Sí, vaya paraje. Es una plaza situada sobre un pronunciado acantilado. Inaccesible por tres de sus lados. Y por el otro tampoco resulta fácil de alcanzar. ¡Un auténtico nido de águilas!

—¿Vive alguien en semejante lugar? —inquirió interesado Sébastien.

—Ya hace mil años que no subo hasta allí, en realidad nadie lo hace. —El pastor movió la cabeza como si algo no le gustara—. Sin embargo, hay gente que asegura que en lo más alto vive una pequeña comunidad, solitaria y abandonada. No hay viajeros ni curiosos que se acerquen por esos lindes, pero yo en ciertas ocasiones he visto a alguno de sus habitantes bajar al río, aunque ya hace mucho de eso.

—¿Por qué? ¿A qué se debe que nadie vaya hasta allí? —preguntó intrigado el franco.

—No lo sé. —El pastor se encogió de hombros—. Supongo que se encuentra muy aislado y es demasiado inaccesible.

Sébastien volvió a toser y esta vez la tos venía desde el fondo de su pecho. Tuvo que agacharse y continuó tosiendo de forma alarmante.

—Agua —pronunció con dificultad mientras seguía ahogándose en su propia tos.

El pastor sacó un pequeño zurrón de piel de cabra y le dio de beber.

—Esa tos no tiene buena pinta. ¿Os encontráis mejor?

El franco no podía responder; tenía la garganta irritada y no paraba de toser.

—Con este frío y en vuestro estado, no podéis ir a ningún

lado —le advirtió el anciano—. ¡Vamos! Venid conmigo a mi casa, no está lejos.

El pastor lo guio por un sendero cercano que bordeaba una colina y cruzaba un riachuelo. El perro se encargaba de dirigir a las ovejas. Si alguna se quedaba rezagada, el hombre silbaba e inmediatamente el animal iba a por ella y la traía de nuevo al rebaño. Cada vez hacía más frío. Se levantó un viento del sur y el cielo amenazó tormenta. Caminaron por un suelo pedregoso hasta llegar a un abrigo en el monte. En él se levantaba una vivienda construida en madera, una casa sencilla que contaba con una alargada cerca para el ganado. Otros dos perros los recibieron nada más entrar en el establo. Dejaron los animales resguardados y accedieron al calor de la casa.

El pastor trajo un buen montón de paja y un jergón viejo, e improvisó una confortable cama cerca del fuego de la cocina. La fiebre había subido y Sébastien deliraba. El hombre le aplicó paños calientes y le dio abundante agua para que bebiera, ya que el enfermo no dejaba de sudar. A los sofocos le acompañó una respiración forzada y a ella los delirios y una frase que repetía sin cesar.

—El libro, hay que proteger el libro.

66

El rey

Palacio de la Aljafería, Zaragoza

A pesar de las nuevas noticias, Pedro el Católico no modificó en absoluto su postura adoptada meses atrás, ni siquiera cuando ese mismo mes recibió una carta con una clara advertencia de Inocencio III. El rey ya había tomado una firme decisión: defender a sus vasallos ultrapirenaicos y enfrentarse militarmente a la cruzada si fuera necesario.

Se trataba de una arriesgada elección.

Desobedecer tan abiertamente el criterio del papa le exponía a la excomunión. A él, un rey coronado en Roma, cruzado y victorioso contra los infieles. Pedro II no tenía otra opción, pues era elegir entre la aventurada protección de sus vasallos al otro lado de los Pirineos o la pérdida de influencia y poder en la región. En consecuencia la exigencia de Inocencio III de apartar a la Corona de Aragón del conflicto no podía ser aceptada por el monarca. Había jugado sus cartas desde hacía cuatro años, cuando se inició la cruzada. A esas alturas no le importaba tanto la negativa del papa como entonces, ya que muchas cosas habían cambiado.

Había conseguido su beneplácito hasta el mes de mayo y eso le bastaba. Era suficiente para haber paralizado la llegada de refuerzos al Languedoc, ayudado por la prioridad que estaba dando Inocencio III a la otra cruzada que se preparaba en Tierra Santa. Todo ello había dejado a Montfort sin nuevos contingentes militares aquella primavera. La cruzada del Languedoc caería en el olvido frente a la nueva predicación para Tierra Santa. Pedro II había bloqueado el goteo de refuerzos francos y reducido el potencial del ejército cruzado a su mínima expresión desde el inicio de la cruzada.

Montfort y sus mesnadas se hallaban prácticamente solos y casi abandonados. El hecho de que Inocencio III hubiera cambiado de opinión no modificaba el triunfo estratégico logrado por el monarca de Aragón en vísperas de su salida hacia el Languedoc.

El ejército de Dios estaba solo.

—Una vez tomado el camino de las armas, no será suficiente combatir y derrotar a Simón de Montfort —comentó Miguel de Luesia, a solas con el rey.

—Lo sé. Enfrentarse a los cruzados es una acción prohibida por orden expresa de la Iglesia y, en consecuencia, contraria a Dios. Debemos obtener una victoria imposible de discutir. Hay que demostrar ante los ojos del mundo que la justicia y la razón están de nuestro lado, y, sobre todo, que Dios nos da su aprobación.

—¿Cómo haremos tal cosa, alteza? —inquirió el noble aragonés.

—De la única manera posible.

—¿Cuál?

—Aunque no os lo creáis, fue Arnaldo Amalarico quien me dio la clave hace un año en Las Navas. La única forma de demostrar, con todas garantías, que Dios está de nuestro lado es una batalla campal. Su desenlace será el veredicto de un juicio de Dios.

—Difícil. —Miguel de Luesia apretó los dientes—. Pero acertado. Sería el modo de refutar las acusaciones de herejía y reivindicar la pertenencia de esas tierras a la Corona de Aragón.

—Ahora necesitamos que el león muerda el anzuelo. —El monarca sonrió.

La comitiva real permaneció en Zaragoza algunas semanas más. Había intención de viajar en cuanto fuera posible a Huesca, aunque no antes de recibir nuevas de Roma. En aquella época de nerviosismo y esperas, cualquier pequeño hecho podía precipitar los acontecimientos de forma imprevisible.

67

Marie

Cerca de Tolosa

Una veintena de hombres trabajaban para recuperar la fortaleza y devolverla a su aspecto de antaño. Canteros y albañiles laboraban sin descanso. Los cimientos de los muros estaban siendo reforzados y se habían levantado varios metros más de altura en la muralla. Ahora la estaban coronando con merlones rectangulares, dotándola de almenas para una mejor defensa en caso de ataque.

Los hombres, cansados y orgullosos de sus progresos, detuvieron sus tareas. Cerca del portón de entrada varias mujeres y niños se esforzaban en preparar la comida a los obreros. Había una gran olla de caldo que sirvieron en escudillas con rebanadas de pan de centeno. También disponían de algo de queso y vino aguado que habían obtenido al asaltar una compañía de aprovisionamiento cruzada hacía dos jornadas.

Habían conseguido reunir un grupo de buenos hombres y algunos faidits que, aunque al principio no compartían la verdadera fe, habían terminado aceptándola. Se habían convertido en una pequeña comunidad que se refugiaba en las ruinas del viejo castillo, cada vez en mejores condiciones. Habían formado un modesto ejército encabezado por un caballero negro que asaltaba a los cruzados y protegía a las gentes de la zona. Ya habían realizado más de una docena de incursiones frente a compañías de reconocimiento y de avituallamiento cruzadas y en todas habían salido victoriosos. Sabían que su fama se estaba extendiendo y cada vez más voluntarios acudían a unirse a su tropa. La gente de los pueblos cercanos también les daba comida y materiales, y en secreto habían empezado la recuperación del castillo, para poder refugiarse en caso de un posible ataque de los cruzados.

Uno de los cabecillas de aquel reducto era Raimon de Miraval, el trovador. Este había dejado a un lado las palabras para pasar a los hechos. Él era quien mejor conocía a todos los que allí había, quien los alentaba y mantenía alto el ánimo.

Después de comer, Miraval fue hasta una de las alcobas y llamó dos veces a la puerta. Dentro aguardaba Marie que se encontraba ya mejor y había recuperado parte del peso perdido con tantos días en cama.

—¿Cómo os encontráis?

—Prisionera.

—No sois ninguna prisionera —dijo el trovador.

—Pues lo disimuláis muy bien encerrándome aquí.

—Si no os hubiéramos rescatado, ahora estaríais muerta. Por la enfermedad o por los cruzados a los que esa pareja de viejos había dado aviso.

—¡Liberadme!

—Os repito que no estáis presa. —Levantó la mano y mostró unas profundas heridas en las muñecas—. Sé de lo que hablo. Arnaldo Amalarico me torturó. Ahora decidme, ¿qué hacíais sola en aquel lugar?

—Nada.

—Sois de Foix, os delata el acento y además os he visto antes, ¿verdad? Los trovadores conocemos a mucha gente, no lo olvidéis. Os lo vuelvo a preguntar. ¿Qué hacíais sola?

—Dejadme ir y os lo diré.

—Os lo repito, sois libre…, pero os hemos salvado la vida.

Ella guardó silencio, pues en el fondo sabía que tenía razón.

Pero ¿y Séb? ¿Qué habría sido de él? ¿Y el libro? Por mucho que le doliese haberse separado, solo esperaba que hubiera sido inteligente y hubiera continuado hacia los Pirineos. Que no hubiera cometido la torpeza de buscarla.

—Soy Marie de Foix.

—Eso está mejor. ¿Veis como no era tan difícil?

—Habéis fortificado este castillo, ¿por qué?

—Está claro que os gusta hacer las preguntas —se rio el trovador.

—Imagino que pretendéis atacar a los cruzados.

—¿Y vos?

—Yo los odio —afirmó Marie.

—Muy bien. Yo los conozco, durante mucho tiempo los espié. Estoy familiarizado con sus costumbres, sus rutas y puedo adelantarme a sus movimientos.

—O sea que sois un trovador cruzado, un traidor.

—No, yo servía a mi señor.

—¿Y quién era? Si puede saberse —musitó la mujer, que seguía ocultando su rostro.

—No sería inteligente decíroslo.

—Me habéis secuestrado, ¿os parece eso justo?

—Desde luego tenéis una manera particular de dar las gracias a quien os ha salvado la vida. ¡Amalarico!

—Servíais al legado papal, ¡a ese monstruo!

—Viajaba por las cortes del Languedoc, frecuentaba posadas y burdeles, puertos y pueblos. Cualquier lugar donde poder obtener información.

—¿Qué clase de información?

—De todo tipo. Quería estar siempre informado de lo que pasaba en las cortes de los condados, en los mercados, en las iglesias y hasta en las casas cátaras. Hasta que un día… creyó que yo mismo era un hereje. Me capturó y me torturó.

—Os lo teníais merecido.

—Es posible, pero yo no soy un cátaro, aunque no le importó.

—Pero lucháis contra los cruzados.
—Combato a los invasores de nuestra tierra, que es bien distinto. Me da igual si son cruzados, normandos o herejes.
—¿Y cómo es que no os mataron?
—Buena pregunta… Cuando creía que moriría, me dejaron libre.
—¿Por qué razón?
—Lo ignoro. Uno de sus secuaces me liberó y me sacó de allí. Luego estos faidits me ayudaron y me dieron la oportunidad de vengarme. Así que aquí estoy.
—¿Y… por qué os torturó? —inquirió Marie.
—Buscaba un libro, un maldito libro cátaro.
Marie se quedó atónita al oír las palabras del trovador.
—¿Os sentís con fuerzas? Acompañadme —pidió Miraval y le hizo un gesto con la mano.
Marie avanzó hasta la torre del homenaje y luego subió con ayuda de una escalera de mano hasta la puerta de acceso, que estaba a la altura del segundo piso. Una vez dentro de la torre, Marie continuó por otra escalera, esta vez de madera, hasta el tercer piso. Cuando accedieron a él, la joven caminó hasta un extremo, donde había un arca. Miraval la abrió e hizo un gesto para que ella se acercara.
—Mirad estos libros.
Miraval cogió un códice de reducido tamaño, lo ojeó y volvió a depositarlo en el arca. A continuación, extrajo uno más voluminoso, examinó las primeras páginas y lo devolvió al mismo lugar. Repitió la acción con otro más pesado y con un par de manuscritos enrollados.
—Son todos textos del Nuevo Testamento y escritos en lengua de oc. La Iglesia no lo permite. Deben estar siempre en latín, no se admiten las traducciones de las Santas Escrituras.
—¿Por qué me enseñáis esto?
—Se los requisamos a unos monjes que los transportaban ocultos en un carruaje y que dieron su vida por ellos. Roma no quiere que gentes no instruidas puedan leer la Biblia. Los

cátaros sí, por esa razón se esfuerzan en traducirla a la lengua de oc.

—Porque si el pueblo pudiera leer el Nuevo Testamento se daría cuenta de las mentiras de la Iglesia —añadió Marie.

—Eso no es tan fácil. Ningún campesino sabe leer, y en las ciudades tampoco cambia la cosa mucho. El conocimiento es poder, y hasta ahora ese poder siempre ha estado en manos del clero. ¿Qué sabéis del Libro de los Dos Principios?

Aquella pregunta sorprendió a Marie, que tragó saliva y evaluó la situación antes de hablar. Sus músculos se tensaron y su pulso se aceleró hasta tal punto que su pierna derecha tembló ligeramente.

—¿Por qué me lo preguntáis?

—Habéis hablado de él en sueños, mientras delirabais por la fiebre alta. Amalarico está ansioso por encontrarlo. Yo mismo fui a Foix y a la Montaña Negra en su búsqueda.

—¿A Foix? —inquirió interesada la dama cátara.

—Sí, conocí al conde y a su mujer.

—¿Y el legado papal ha encontrado ese libro?

—Al parecer asaltó la casa del perfecto de Foix. Mandó a uno de sus hombres a por él. Luego se dijo que estaba en Carcasona antes de la toma de esa ciudad por los cruzados. Creíamos que lo habían llevado a la Montaña Negra, pero no fue así. Alguien consiguió ponerlo a salvo en Minerve. Se piensa que, poco antes de caer, una pareja logró escapar nuevamente con él.

—Una pareja —musitó sorprendida la dama—. ¿Y sabéis a dónde se dirigieron?

—Amalarico creía que se habían ocultado en algún lugar aislado, porque ya no supimos más ni de ellos ni del libro.

Marie pensó de nuevo en Séb. ¿Qué habría sido de él? ¿Y del libro?

—¿Vais a luchar contra los cruzados? —le preguntó ella—. Quiero unirme a vosotros.

—¿Vos queréis luchar?

—Sé manejar la espada.

—No creo que sea buena idea. Sois una mujer... Podríais morir.

—Todos morimos, trovador. Es mejor hacerlo defendiendo lo que crees, ¿no?

—Tenéis valor, pero solo con eso no basta —sonrió—. Hablaré con el caballero negro, pero ¿seguro que no sabéis nada más sobre ese libro?

—Seguro —mintió.

68

El rey

Huesca

El ejército real dirigido por el pendón de la casa de Aragón con sus cuatro barras de gules sobre campo dorado dejó la ciudad de Huesca en dirección a Lascuarre. Desde allí siguió por el valle del río Ésera, pasando por Graus y Roda de Isábena, donde se detuvo para que Pedro II y sus hombres de confianza oraran en su catedral. Acamparon en las praderas cercanas al pico de la Maladeta. Se trataba de una ruta antigua que comunicaba rápidamente con Tolosa y el valle del Garona. Luego cruzaron los Pirineos por Benasque, con dificultad para los carros y las caballerizas.

Habían llegado noticias de la toma del castillo de Pujol, al este de Tolosa, por el ejército aliado, formado por tolosanos, montañeses de Foix y gentes de los condados de Comminges y Bearn. Desde esta pequeña fortaleza, tomada en mayo de ese mismo año por los cruzados, los hombres de Montfort impedían las labores de recolección y recogida de alimentos de los tolosanos. El tiempo de la cosecha se acababa, con muchas de las tierras destruidas y el comercio exterior bloqueado desde finales del año anterior; por ello se había convertido en imprescindible asegurar el abastecimiento de la población. Ya en el otro lado de las montañas, el ejército real marchó a través de una antigua calzada romana.

—¿Cuál es la primera plaza cruzada que vamos a encontrarnos? —preguntó Pedro de Aragón a su mayordomo real.

—Muret. Pertenecía al condado de Comminges, pero cayó en manos cruzadas en septiembre del año pasado. Desde esa fecha, la villa se ha convertido en la posición más importante del bloqueo que está sufriendo Tolosa —respondió Miguel de Luesia con prontitud—. Montfort ha situado allí la base de sus operaciones contra la capital tolosana.

—¿Creéis que acudirá a socorrerla?

—¡En tan poco tiempo! Veo difícil que pueda hacer tal cosa. Cuando nos unamos con los tolosanos y los condes de Foix y Comminges los superaremos ampliamente en número, y Muret ni es una plaza tan importante ni está bien preparada para resistir un sitio. Además, si tomamos la iniciativa y la asediamos, Montfort y su ejército nunca podrían entrar en ella. Prepararíamos emboscadas en las cercanías para hostigarlos hasta que se retiraran.

—Nada de eso. Quiero que Montfort entre en Muret con todos sus hombres.

—Así se hará. —Miguel de Luesia no osó contradecir a su monarca, pero era evidente que no compartía aquella estrategia.

El rey comandaba la comitiva real cuando divisaron la confluencia de los ríos Garona y Loja. En ese lugar, protegido por ambas lenguas de agua, se levantaba Muret. Se hallaba emplazada en un espacio triangular, con un castillo edificado en una pequeña isla en el cruce de los dos ríos, unido a tierra firme y a la ciudad a través de puentes levadizos de madera.

—Está encajonada entre dos ríos, uno de ellos el Garona. —El monarca miraba preocupado el escenario que se abría ante sus ojos—. Delante de la villa hay una amplia llanura —añadió el soberano examinando las defensas de la villa con sus más allegados.

—Un campo de batalla idóneo para un combate frontal de caballería pesada —comentó Miguel de Luesia—. Muret será sitiada de inmediato.

—No tan rápido. Quiero más información, enviar exploradores y preguntar al conde de Comminges sobre cualquier detalle que pueda ser relevante; al fin y al cabo, esta plaza le pertenecía. Deseo conocerlo todo sobre ella.

Muret no estaba tan mal defendida como se creía. Sus murallas formaban un triángulo con sus lados mayores protegidos por los dos ríos y en el vértice de ambos se situaba la ciudad vieja. Se trataba de una ciudadela bien fortificada, separada de la ciudad nueva por una gruesa muralla. Aquella parte de Muret estaba comunicada con el castillo, una fortificación edificada en un islote, construida en ladrillo rojo y sillar. Contaba con cinco recias torres, de las cuales destacaba la torre de la Loja de más de cuarenta y ocho varas de altura y dos puentes de madera. Atacar por la zona del castillo no era lo más aconsejable, ya que había que cruzar primero el canal y su puente, tomar el castillo y después el puente levadizo que unía la fortaleza con la ciudad vieja.

El flanco este se encontraba protegido por el río Garona, amplio y profundo. Un ataque por él implicaba irremediablemente la toma del puente de madera y de su puerta, defendida por una barbacana, por lo que era tan inaccesible como hacerlo por el castillo.

Los lados más factibles de tomar eran el norte y el oeste. El oeste daba al río Loja, no era tan caudaloso y sí bastante menos ancho que el Garona. Contaba con un gran acceso, la puerta de Tolosa, que disponía también de una barbacana para defender el puente. Pero si esta caía, se llegaba fácilmente a la puerta de acceso. No obstante, el flanco más débil era el lado corto del triángulo, el que daba al norte. Allí existía una planicie entre el río Loja y el Garona, espacio suficiente para formar la infantería y el avance de las armas de asedio. Por ello era la zona más fortificada de la ciudad, con la muralla más robusta y mayor número de torres. Además, contaba con un foso seco y en ella se encontraba la puerta de Salas, bien fortificada, que se abría girando a la izquierda y a través de una estrecha y alargada pendiente flanqueada por el Garona y la muralla.

El día 10 de septiembre el ejército aliado se reunió por primera vez al completo. Los jefes militares de las milicias tolosanas, junto con las tropas condales de Tolosa, Foix y Comminges se unieron a las tropas reales en las cercanías de Muret. El grueso del ejército de los condados del Languedoc llegó a pie después de tres horas de camino. Los suministros y las máquinas de asedio tardaron el doble; una parte importante de ellas arribó en barcazas que remontaron el Garona. Una vez desembarcada la carga, fue llevada al campamento, establecido al oeste de Muret.

Pedro de Aragón disponía de unos catorce mil hombres a sus órdenes: ochocientos caballeros del reino de Aragón y el condado de Barcelona, mil quinientos jinetes del Languedoc y más de diez mil peones de infantería, en su mayoría milicias ciudadanas de Tolosa, Montauban y sus alrededores. Faltaba por llegar un contingente catalán de unos doscientos caballeros y cuatrocientos jinetes, a las órdenes de su primo Nuño Sanç y de Guillem de Montcada. Así que las directrices de Pedro II obligaban a esperar a los refuerzos catalanes. Era importante contar con esa caballería pesada, casi toda ella formada por veteranos de Las Navas. Muret durmió en calma aquella noche rodeada de enemigos.

Con las primeras luces del día se desató la tempestad. Las milicias tolosanas y los faidits que se habían unido al ejército de Pedro de Aragón se lanzaron a la conquista de Muret por iniciativa propia. Las campanas de las iglesias de Sant Jaume y Sant Serni repicaron sin descanso alertando a la población. Los miles de infantes, apoyados por catapultas y otras armas de asedio, alcanzaron rápidamente la muralla de la ciudad. Los defensores eran escasos, apenas una treintena de caballeros y setecientos peones. No pudieron contener el ímpetu de los asaltantes y se refugiaron en la ciudadela, dejando que los tolosanos tomaran la parte más débil de Muret. Cuando las milicias de Tolosa se disponían a asaltarla, el rey de Aragón ordenó detener del ataque y proceder a la retirada.

—¡Por Dios! ¿Cómo habéis ordenado detener el ataque? —El conde de Tolosa entró inflamado de rencor y orgullo en el pabellón del rey de Aragón.

—Era lo mejor.

—¿Para quién? Los teníamos. El castillo y la ciudadela hubieran caído hoy mismo.

—Conde, admiro el valor de vuestras milicias pero no he cruzado los Pirineos para conquistar una plaza insignificante. Lo fundamental es acabar con Montfort y todo su ejército cruzado. De lo contrario la guerra se alargará demasiado y eso juega en nuestra contra. Por eso debemos esperar y dejar entrar a Montfort y sus caballeros en Muret.

—¿Cómo? Eso es una locura. —El conde movía las manos sin cesar. Su rostro estaba rojo de ira y sus palabras sonaban amenazantes.

—Medid vuestras palabras, conde, recordad que me jurasteis obediencia.

—Lo lamentó, alteza. —El tolosano miró a su alrededor y luego al emblema de la casa de Aragón que portaba el rey en su loriga y se mordió la lengua.

—Es una posición indefendible y combatirán en las peores condiciones posibles —explicó con paciencia Pedro de Aragón a su vasallo tolosano—. Muret es solo el cebo de una trampa.

69

Martín

Camino de Muret

A una jornada de allí, Montfort había reunido una fuerza de socorro llamando a la mayoría de sus caballeros y peones dispersos en sus castillos y villas. Todos eran experimentados guerreros, fieles y valientes, y entre ellos estaban Hugh de Lacy y Martín. Con las primeras luces del alba los refuerzos cruzados salieron de inmediato y marcharon camino de Muret. Luego continuaron por la orilla del Ariège, a no demasiada distancia de los montes de Terrefort, un territorio peligroso, presto a las emboscadas. Muchos pensaban precisamente eso, que los herejes y el rey de Aragón los dejaban avanzar sin oposición porque estaban preparando una emboscada; si no, ¿por qué les permitían aproximarse tanto a Muret?

—Esto no me gusta —murmuró Hugh.

—¿El qué? —Martín no quitaba ojo de los árboles que flanqueaban el camino.

—El silencio. No se oye nada.

—Menuda tontería, ¿qué más dará eso?

—Es un mal síntoma, seguro que nos espera alguna trampa.

Llegaron a un paso estrecho en el cauce del río Lèze, una zona frondosa, húmeda y baja. Ideal para ser atacados. No había otro lugar para atravesarlo, así que, con mucho temor, avanzaron. Para su sorpresa, tampoco sucedió nada. Por fin los cruzados alcanzaron la orilla del Garona y desde allí divisaron las murallas rojas de Muret y una multitud multicolor que las rodeaba. Parecían más numerosos que los granos de la arena del mar.

—Nos impedirán llegar hasta la ciudad —masculló Hugh y después escupió en el suelo—; son demasiados.

—Debemos cruzar el Garona y atacar de inmediato, antes de que estén preparados.

—Es tarde, pronto anochecerá —dijo Hugh señalando al cielo, que se oscurecía por momentos—. Los caballos están cansados, yo mismo lo estoy. Llevamos tres días de marcha. Ellos están frescos, es mejor esperar.

—¿Esperar?

—Sí. Montfort mandará mensajeros para intentar un acuerdo.

—¿Cómo que un acuerdo? Son herejes, hay que matarlos.

—Tranquilo. Hay que enviarlos para ganar tiempo, nada más. Después de venir hasta aquí no pienso irme sin cortar la cabeza de alguno de esos hijos del diablo.

Hugh tenía razón. Montfort y el legado papal dispusieron varios emisarios, aunque de nada sirvieron las negociaciones y la noche cayó sobre los dos ejércitos.

Al día siguiente el ejército cruzado se levantó en silencio. Varias compañías de sargentos despertaban con sigilo a los soldados.

—¿Qué ocurre? —bostezó Hugh.

—Nos movemos —respondió Martín que ya vestía la cota de malla y buscaba su sobrevesta.

—No he oído las trompetas.

—Ni las oirás. Quieren que no hagamos ruido. —Se terminó de colocar el cinturón—. Vamos a marchar por sorpresa.

—Haber empezado por ahí. —El normando casi se cae al intentar incorporarse de inmediato.

—Cuidado.

—Esta será la única vez que hinque la rodilla en el suelo, te lo aseguro.

Formaron de inmediato, con un orden y una destreza digna de admiración. Eran poco más de mil jinetes, pero respondían ante una sola voz.

Como una serpiente de brillantes escamas, la caballería cruzada se movió ágil y decidida hacia Muret.

—El puente —advirtió Hugh—. Nos estarán esperando. Ponte en guardia, muchacho, no nos será fácil cruzarlo.

Entonces sonaron las trompetas, las gaitas y los tambores. Los clérigos entonaron un cántico religioso y los jinetes se apresuraron en marcar adecuadamente el paso. Parecía un desfile militar más que un ejército que marchaba a una más que probable derrota.

—No veo defensores en el puente —dijo Martín.

—Estarán escondidos.

No fue así. Los cruzados cruzaron el puente sobre el Garona sin que nadie se lo impidiera. El río resplandecía como si fuera de cristal, los yelmos y las espadas refulgían como nunca. Fue una marcha emocionante, los soldados de Cristo bajo el sonido de los cánticos de los sacerdotes y las campanas de las iglesias de Muret. Con el estandarte del león plateado sobre fondo rojo de Montfort. La llegada impresionó incluso a los aliados.

Entraron por la puerta de Salas, atravesaron el mercado y llegaron a la ciudadela rodeados de los vítores de los sitiados. Para los defensores aquello era una luz de esperanza.

Montfort, tras conversar con sus oficiales y curtidos y veteranos caballeros, se reunió con los prelados. Les solicitó permiso para entablar batalla al día siguiente y los eclesiásticos se pronunciaron de modo afirmativo. Disponía de más de mil caballeros y hombres a caballo, y otros dos mil infantes y arqueros. Al no haber recibido los acostumbrados refuerzos de primavera, no contaba con un contingente tan numeroso como el de los años anteriores. Para poder socorrer Muret había tenido que recurrir a las guarniciones de todas las fortalezas de sus dominios, dejando solo una fuerza mínima en cada una de ellas.

Sin embargo, el ejército cruzado era mucho más que simples números. Tenía algo que el rey Pedro no podía poseer: fe. Por ello no se descuidaron las ceremonias religiosas, sino todo lo contrario. Montfort convocó a los obispos de Tolosa, Carcasona, Nîmes, Uzès y Béziers; a los abades de Clairac, Valmagne y Saint-Thibéry; y al legado papal y arzobispo de Narbona, Arnaldo Amalarico.

Después de mucho debatir, los obispos decidieron enviar una embajada de dos sacerdotes al campamento enemigo. Los emisarios salieron al alba descalzos, en señal de humildad. El rey se negó a recibirlos. A lo largo de aquellas horas, los obispos enviaron hasta tres embajadas más, sin ningún resultado satisfactorio.

La batalla era inevitable.

70

Sébastien

En un rincón aislado cerca de los Pirineos

La fiebre tardó en bajar y Sébastien estuvo dos semanas en cama. La tos duró varios días más, pero con los cuidados de Denis, el pastor, y su infinita paciencia, el joven franco mejoró y fue reponiéndose de la fiebre.

Una vez recuperado, se quedó un tiempo ayudando a Denis, con quien se sentía en deuda. La cerca del establo se encontraba en mal estado y la reparó antes de proseguir su camino. Además, permanecer junto al pastor le daba la ventaja de pasar desapercibido para los cruzados. Los pocos visitantes que se acercaban por allí lo tomaban por su hijo. El único peligro era la proximidad a Puivert y las incursiones de sus patrullas.

—Sébastien, ya llevas aquí casi dos meses. Estoy contento de tenerte conmigo, pero cuando nos encontramos recuerdo que viajabas al sur, al otro lado de los Pirineos, y parecías tener mucho interés por llegar allí —comentó el pastor al calor del fuego de la cocina—. ¿Ya no es así?

—Sí, pero me gusta tu compañía, Denis —respondió el franco con una sonrisa.

El pastor rio y abrió todo lo que pudo sus diminutos ojos.

—¿Qué ocurre? Estás disgustado conmigo. ¿No trabajo bien?

—Por supuesto que sí —replicó Denis—. Me has ayudado mucho, yo diría que demasiado. Sin embargo, aunque no lo dices, yo sé que ocultas algo.

—¿Por qué afirmas tal cosa? Si yo no poseo nada, ¿qué voy a esconder?

—Nunca te acercas demasiado al castillo de Puivert, me he dado cuenta.

—¡Qué tontería! Claro que lo hago.

—No; cuando pasamos a poca distancia con el ganado siempre buscas una excusa para alejarte.

—Eso será porque tengo miedo de la dama del lago, tú me contaste su leyenda. La princesa que aparece en lo alto del castillo —comentó Sébastien con un tono jocoso.

—¿Y tu libro?

—¡Mi libro! —El rostro del franco varió y su alegría se disipó—. ¿Qué pasa con él?

—Lo tienes escondido en tu jergón y cuando salimos lo llevas siempre contigo. Yo no sé leer, pero sí me doy cuenta de lo que piensan y cómo actúan las personas. Tú lo guardas como si fuera un tesoro —repuso Denis con voz pausada.

—Es un recuerdo. Me lo entregó una mujer que murió en mis brazos.

—No pretendo que me des explicaciones si no quieres, solo deseo prevenirte de que los cruzados se están moviendo y que si te buscan, este lugar ya no es seguro. —Las palabras de Denis sonaron sinceras.

—Lo sé. Debo irme, ¿verdad?

—Me temo que sí. Los soldados de Puivert llegan cada vez más lejos, cualquier día entrarán aquí y lo registrarán todo.

Sébastien miró con ternura al pastor. No solo le había dado cobijo y le había curado durante la enfermedad, además le alertaba del peligro.

—Gracias, Denis.

—No tienes que dármelas, muchacho. Coge lo que necesites y parte cuanto antes. El invierno ya se ha ido y podrás moverte bien en las montañas. —El viejo pastor sonrió.

A la mañana siguiente Sébastien llenó su zurrón de queso, pan y agua. Además metió un cuchillo, un trozo pequeño de hierro y, por supuesto, el libro. Denis le entregó una garnacha para que se abrigara. Era una prenda cerrada con capucha, muy útil para usar en los viajes. No tenía mangas, pero las aberturas para los brazos estaban ceñidas al contorno de la axila y para protegerse del frío estaba forrada interiormente con piel de conejo.

Se despidió con tristeza de Denis, quien le indicó el camino hacia los pasos menos transitados de los Pirineos. Se fundieron en un intenso abrazo. Luego Sébastien se despidió del fiel guardián del ganado que ladraba sin cesar y se marchó con amargura.

Durante los primeros días tuvo mucho cuidado de no ser descubierto por alguna patrulla cruzada. Cuando alcanzó terreno más montañoso se relajó y su preocupación pasó a ser los lobos y otros animales salvajes.

Sébastien avanzaba con dificultad por aquellos senderos, el terreno era pedregoso y abrupto. Al menos la temperatura era agradable para la época del año. Se imaginaba que el invierno tenía que ser terrible tan cerca de los Pirineos.

Recorrió una extensa distancia durante tres días, hasta que tuvo que permanecer dos jornadas más refugiado en una pequeña cueva por culpa de una intensa tormenta. Después continuó por la orilla de un riachuelo, algo confuso y desorientado. El pastor no había sido demasiado preciso en sus indicaciones y le costaba encontrar un peñasco rocoso que le había comentado cierto día y que deseaba visitar. Aquel territorio estaba aislado del mundo civilizado. Era como una tierra de nadie entre el condado de Foix y las grandes montañas, tras las cuales se hallaba el condado de Urgell.

Caminó sin descansó todo el día. Se alimentó de bayas salvajes y de los pocos víveres que le quedaban. Aquello era insuficiente y cada jornada tenía menos energía. Necesitaba comer algo más contundente, apenas le quedaban ya fuerzas. Así que, con gran pesar, tuvo que buscar otras fuentes de alimento y, aunque sabía que iba contra su fe, cazó un animal parecido a un conejo, que consiguió matar de una pedrada lanzada con mucho tino. Hizo una hoguera con algo de yesca, prendiéndola con una chispa sacada de un trozo de pedernal y de una pieza de metal de la que le había provisto el pastor.

Una intrigante luna menguante, envuelta en un tenue halo de luz, coronaba un brillante cielo salpicado de miles de relucientes estrellas. Mirándolas recordó a Marie.

Cómo las contemplaban juntos, en especial aquella noche no tan lejana, cuando buscaban orientarse para llegar a la cueva de su niñez. Parecían recuerdos muy lejanos, como de otra vida. Marie se había marchado llevándose con ella parte de su alma.

Miró de nuevo las estrellas y, por un momento, sintió que si alargaba lo suficiente el brazo podría tocarlas con los dedos.

Por la mañana se levantó con pesadez y continuó hacia el sur. Coronó un pronunciado desnivel y al llegar a la cima alzó su mano derecha para protegerse los ojos del ascendente sol. Pronto sería San Juan y los días eran cada vez más largos. Descendió un nuevo valle y después de una larga caminata llegó a un solitario lugar donde se levantaba una inmensa roca que parecía como caída del mismo cielo.

«¿Y si proviene de una estrella?», se preguntó intrigado.

Era un colosal pedrusco de piedra gris que se elevaba ante las grandes montañas. Desde la base lo recorrió con la mirada y se asombró al descubrir en la cima un hilo de humo blanco, muy débil, casi oculto.

«¿Será posible que alguien viva allí arriba?», pensó mientras se secaba el sudor de la frente.

Desde luego aquel era el último lugar del mundo donde nadie iría a buscarle, y eso le gustó. Escudriñó la manera de bordear la inmensa mole de piedra y encontró un empinado sendero que remontaba por la cara sur. Daba un largo rodeo, pero parecía la única forma de ascender. Al ritmo que le permitían sus fuerzas subió la montaña con la esperanza de que no fuera en vano. El sol del mediodía calentaba mucho.

Por la tarde ya había alcanzado una pequeña llanura cerca de la cumbre. Lástima que no hubiera ningún camino marcado para llegar hasta ella, así que tuvo que trepar por un terreno duro y empinado, por donde daba la impresión de que nunca había pasado ningún hombre.

—¿Quién va? —inquirió una voz grave en una lengua de oc muy primitiva.

Sébastien temió lo peor. Se giró al tiempo que buscaba su espada y halló a un hombre joven, de apenas unos dieciocho años, esbelto y con el mentón cuadrado. Tenía el cabello castaño y le caía hasta los hombros. Le miraba tranquilo, como si estuviera completamente seguro de no correr peligro ante un extraño, como lo era Sébastien en ese momento. Aquello le sorprendió. No sería habitual encontrarse con visitantes en aquel lugar.

—Soy un viajero, busco comida y refugio.

—No hay viajeros por estas montañas —dijo de manera brusca el muchacho.

—Es verdad que ando algo perdido.

—¿De dónde eres? —espetó con un fuerte acento, complicado de entender.

Aquella era una pregunta difícil y tenía que tener cuidado de qué iba a responder.

—Nací en París, en el norte. Aunque llevo muchos años viviendo cerca de Carcasona.

—Eres un franco —alertó el muchacho que se puso en guardia como por acto reflejo.

—Sí, pero...

—¿Cruzado? —masculló el joven visiblemente nervioso.

—No —y no mentía, ya no lo era—, soy un buen hombre.

El muchacho lo observó con un desconcertante brillo en

sus pupilas y entonces salieron media docena de sujetos ocultos entre los matorrales. Vestían todos con túnicas negras, el pelo largo, barbas pobladas y descuidadas.

—¡Tranquilos! No vengo para haceros daño.

—Entonces ¿qué haces aquí? —preguntó uno de ellos, que se distinguía del resto por llevar un bastón.

—En realidad solo estoy de paso y pretendía encontrar un refugio. Me iré ahora mismo si así lo deseáis.

—Huyes de algo —afirmó el hombre del bastón—, lo puedo ver en tus ojos.

—Yo no busco el mal a nadie —alegó inquieto y asustado—. Ya es suficientemente malo este mundo para que vaya nadie empeorándolo.

—Dices que este mundo es malo, ¿por qué? —Su interlocutor tendría su misma edad, ojos grandes y oscuros, la piel del rostro rojiza por el sol de junio, las cejas pobladas, al igual que la barba y la cabeza.

Sébastien no respondió y miró a su alrededor. Todos lo observaban desconfiados. Eran muchos, demasiados. Parecían desarmados, aunque quién podía saber si ocultaban armas bajo sus túnicas o si había otros más todavía escondidos.

—Este mundo está lleno de crueldad, de miseria y egoísmo. Los hombres matan a otros hombres en nombre de Dios, pero ¿qué tipo de Dios iba a desear tal cosa? ¿Qué Dios puede permitir tanta maldad?

—No se trata de Dios —contestó el hombre con el bastón—, el de la luz y la verdad. Solo uno que sea lo opuesto a él y que domine este infierno en el que vivimos.

Sébastien inspiró profundamente. Por un momento creyó ver un reflejo, un recuerdo que tomaba la forma de Marie, y que sonreía y le pedía con la mano que se acercara. Lo entendió, y no solo él, los demás también.

—¿Sois buenos hombres? —preguntó firme y seguro.

—Lo somos. Yo soy el perfecto de esta comunidad. Mi nombre es Jean.

—Yo soy Sébastien y vengo desde Carcasona con una pesada carga. He estado en las cuevas del sur del condado de Foix, tuve que abandonarlas porque los cruzados se acercaban allí. Perdí lo que más quería en la huida y ahora camino sin rumbo.

—Ven con nosotros, te daremos comida y podrás descansar.
—El perfecto pasó su brazo por la espalda del visitante.

Aceptó y aquellos cátaros le condujeron por un sendero oculto en la cara más occidental de la mole rocosa. Serpentearon a través de un alcorce, por el que semejaba que solo transitaban las cabras, hasta llegar a una cima aplanada en la que se levantaba un poblado de un centenar de casas. Era sorprendente. En medio de la nada existía un lugar lleno de vida, donde los niños corrían y los hombres y mujeres parecían libres. Pasó junto a un herrero que preparaba puntas de flecha en su zaguán. Junto a él, un muchacho daba de comer a unas gallinas. Más adelante, varias mujeres que lucían el pelo suelto y largo reían con inocencia. Dos jóvenes carpinteros remataban los últimos acabados de un carro y un hombrecillo frágil y ligero caminaba con una mula hacia ellos.

—¿Dónde estoy?
—En Montségur —respondió Jean—. Ven conmigo.

Sébastien lo acompañó hasta una de las casonas más grandes que tenía un portón de buena madera de pino. En su interior media docena de mujeres amasaban pan, mientras dos hombres se encargaban del horno. Cruzaron toda la estancia y salieron a un jardín donde había varias vacas y un ternero.

—Espérame aquí.

Jean desapareció dentro de la casa y volvió poco después con un cuenco y varias rebanadas de pan. Los dejó en una mesa sobre caballetes que había junto al ternero y acercó una silla para que su huésped estuviera más cómodo.

—Gracias —dijo Sébastien hambriento.
—Come, seguro que tienes hambre.

Y no lo dudó. Comió con gula, a tal velocidad que sintió

vergüenza de sí mismo. No pudo evitarlo, su estómago le pedía más y más. Jean sonrió.

—Tranquilo, muchacho. Nadie te persigue.

Aquellas palabras hicieron detenerse a Sébastien. Fue como si le devolvieran a la realidad. Sí, sí que le perseguían. Y no, no podía estar tranquilo.

—¿Qué te sucede? Se diría que algo te preocupa.

Sébastien no contestó.

—Lo que está claro es que hablas poco. —Jean se percató de la situación—. No pretendo atosigarte, solo quiero que sepas que puedes confiar en mí. Soy el perfecto de esta comunidad. Nos establecimos aquí hace tres años, cuando empezó la guerra, porque deseamos vivir en paz con nuestra fe. No queremos que nadie nos ataque por lo que creemos. Sé que las cosas marchan mal en Carcasona, en Foix e incluso en Tolosa, y rezamos porque mejoren.

—Los cruzados están acabando con todos los buenos hombres; los queman en hogueras públicas, los torturan y los masacran. —Sébastien por fin abrió la boca—. Su crueldad no tiene límites.

—Debemos resistir, por eso vinimos. —El perfecto suspiró—. En Montségur estamos a salvo.

—Es un lugar aislado y oculto, pero tarde o temprano llegarán también aquí.

—Puede ser —reconoció el perfecto sin mostrar preocupación—, aunque no les será fácil encontrarlo.

—Hay algo más.

—¿El qué?

Sébastien cogió su zurrón y extrajo de él su contenido.

—¿Un libro? —El perfecto arqueó las cejas.

—Cógelo.

El perfecto lo abrió y leyó las primeras páginas. Su rostro cambió, sus ojos brillaron y se estremeció de emoción.

—No es posible, se trata del Libro de los Dos Principios. —Jean empezó a respirar de forma nerviosa, con las pupilas dilatadas y las manos temblorosas—. Lo dábamos por perdido.

—Mucha gente ha muerto para que no sea así y mi misión es protegerlo con mi vida si es necesario. Debo encontrar un lugar seguro para él.

—Pues tu búsqueda ha terminado, puede quedarse con nosotros.

Sébastien no mostró signos de aprobación.

—No hay escondrijo mejor que este.

—Puede ser, pero si lo descubren… —insinuó Sébastien con tono de preocupación—. No es una fortaleza que pueda soportar un ataque. Y vosotros sois pastores y artesanos, no soldados. Yo busco un bastión como el Castillo Rojo de Cabaret, que llegado el caso sea capaz de resistir el asedio de un poderoso ejército.

—Si hacen falta murallas, las construiremos. Podemos transformar Montségur en un castro fortificado —afirmó Jean con ilusión y determinación—. Y si tenemos que convertirnos en soldados, lo haremos. Vinimos aquí para conservar nuestra fe, la verdadera fe. Este libro la representa, es más importante que nosotros. Si es necesario lo defenderemos con nuestra vida.

—¿Seguro? —inquirió Sébastien dubitativo.

—Te doy mi palabra. —Y el perfecto apretó el libro contra su pecho.

—Entonces se quedará aquí, pero debemos empezar a trabajar cuanto antes. Hay que levantar defensas y entrenar a los hombres en el manejo de las armas. Y este lugar tiene que mantenerse aislado, nadie debe saber que existe. Porque, de todas maneras, esa será nuestra mejor baza.

Al día siguiente se celebró una reunión donde se explicó la situación y se discutió si era buena idea asumir la responsabilidad de proteger el libro. Todos estuvieron de acuerdo en ello. En las jornadas posteriores se organizó el trabajo, empezaron a talarse árboles y se buscó una cantera de donde extraer la piedra, la mucha que sería necesaria para levantar las murallas. La ubicación del poblado era ya de por sí defensiva, aunque no lo suficiente. Así que el plan era dotarlo de una muralla de mampostería coronada con una empalizada de madera. Y defender el portón de acceso con dos torres y una entrada en recodo que obligara a un giro de noventa grados hacia la derecha. En caso de ataque, los asaltantes no podrían entrar directamente y, además, al girar chocarían sus escudos con la pared y quedarían desprotegidos. También habría que excavar un foso de al menos seis varas de profundidad y cinco de ancho. La muralla se reforzaría con un torreón de base cuadrada cada cien pasos. Cada uno de estos torreones tendría una altura de doce varas, lo necesario para situar en ellas arqueros con buen campo de visión en caso de ataque.

Aquello solo era el primer paso. Montségur estaba enclavado en una zona llana en lo alto de la montaña, pero no en su cima. Esta se encontraba a más altura, en un paraje todavía más escarpado y de difícil acceso. Allí fue donde se tomó la determinación de levantar un castillo roquero. Una pequeña fortaleza de planta triangular para acomodarla a la cumbre y rodeada de precipicios por todas sus caras, a la que solo se podría acceder escalando. Sería una fortaleza casi inexpugnable en la que refugiarse en caso de que el castro cayera. Para construirlo haría falta tallar la piedra hasta obtener sillares cuadrangulares, preparar adecuadamente la base, ya que se apoyaría sobre la misma roca, y dotar a sus murallas de almenas y saeteras. Aquel castillo sería la morada del Libro de los Dos Principios. En lo alto de aquel monte estaría seguro.

71

El rey y Montfort

Muret, 13 de septiembre de 1213

El día amaneció soleado, el sol picó desde temprano. La humedad del Garona y de las marismas cercanas amenazaba con convertir el lugar en un horno plagado de mosquitos. Tras oír misa, el rey Pedro convocó un consejo de guerra con la presencia de los principales señores del Languedoc y capitanes de su ejército. Había mucho movimiento de armas en el campamento aliado. Montañeses, tolosanos, catalanes, aragoneses, gentes de los condados de Bearn y Comminges, faidits de las antiguas tierras de los Trencavel, clérigos y sirvientes. Un tapiz multicolor de hombres que por primera vez estaban unidos bajo un mismo pendón, un mismo rey, una única corona.

—Ha llegado el día que todos estábamos esperando —empezó el rey Pedro—. Muchos luchasteis conmigo en Las Navas y me habéis seguido también aquí. Otros defendéis desde hace años esta que es vuestra tierra y que también es la mía. Por eso he venido, para liberar a mis súbditos de la injusta y falsa cruzada. Esta solo pretende apoderarse de vuestras casas, desprenderos de vuestras posesiones y quedarse con todo lo que tanto trabajo y generaciones os ha llevado construir. Ha llegado la hora de expulsar a esos extranjeros, de castigarlos por sus ofensas y demostrar a Dios quiénes son sus verdaderos vasallos.

Un murmullo de conformidad rodeaba al monarca.

—Hoy atacaremos Muret y derrotaremos a Montfort.

Los presentes explotaron en un frenesí de pasión y confianza ciega en la victoria. Los gritos y las adulaciones al monarca fueron apasionados y sinceros, y todos salieron a formar animados y eufóricos. Pero uno de los principales señores del Languedoc avanzó hacia el monarca y, de forma discreta, le pidió acercarse para ser escuchado.

—No creo que sea prudente atacar —susurró la voz discordante del conde de Tolosa, el hombre de más edad de los presentes y hasta hacía meses enemigo tradicional de la Corona—. Las milicias poseen poca experiencia militar y mucho menos en campo abierto; debemos tenerlo en cuenta.

—¿Y qué proponéis, conde? —La poderosa mirada del rey se clavó en su triste figura.

—Fortificar el campamento con una línea de empalizadas. Con los ballesteros podemos repeler un ataque de Montfort —continuó el conde tras mirar con odio al soberano aragonés, haciendo caso omiso a sus palabras.

—No usaremos las ballestas —afirmó el monarca.

—¿Cómo? Eso no tiene sentido, ¿por qué íbamos a hacer tal cosa? —inquirió el conde.

—Es un arma del diablo. Si luchamos contra un ejército cruzado no seremos nosotros quienes utilicemos ese tipo de instrumentos. Esta debe ser una victoria limpia a los ojos de Dios, de la Iglesia y de toda la cristiandad.

—Insisto en que no es prudente atacar la ciudad sin fortificar nuestra posición —musitó el conde y miró al resto de los presentes buscando alguien que le apoyara—. Y no usar las ballestas es una temeridad. ¿Es que acaso creéis que los cruzados no las tienen ya cargadas?

—Claro que las emplearán, al menos eso es lo que deseo. Veo que no entendéis la situación. Toda la cristiandad ha de ver cómo derrotamos a los cruzados en buena lid. La victoria sobre ellos mostrará que la verdad no está de parte de Montfort y los suyos, sino que este se ha excedido y abusado de sus prerrogativas, y no se ha comportado como un buen cristiano. —El rey se detuvo para coger aire—. Todos verán que se ha valido de la Iglesia y de la santa cruzada para atacar a otros católicos y despojarlos de sus tierras.

—Señor rey de Aragón, escuchadme, os doy mi sincera opinión —perseveró el conde tolosano con la mano en el pecho—. Levantemos empalizadas alrededor de las tiendas, coloquemos estacas, carros, obstáculos para que ningún hombre a caballo pueda entrar. Utilicemos las ballestas si se acercan los cruzados y que sobre ellos caiga una lluvia de proyectiles.

—¿Cómo osáis darnos sugerencias en cuestión de batalla cuando no habéis sabido conservar ninguno de vuestros dominios ante las fuerzas cruzadas? —reprobó Miguel de Luesia.

—Vos no tenéis rango para dirigiros a mí.

—Mi mayordomo real tiene todo el derecho a dar su parecer —intervino el rey.

—¿Creéis de verdad que si fortificamos el campamento Montfort se lanzará en una carga de caballería contra más de diez mil peones? No tenéis ni idea de lo que estáis diciendo —continuó el mayordomo real—. Presentará batalla campal contra una carga de caballería o se retirará, no tiene más opciones. Jamás atacará si sabe que no puede ganar, ¡no es tan estúpido!

—Y si se retira habremos perdido una ocasión única de terminar esta guerra —añadió el monarca—; las milicias son solo un cebo. Necesitamos que Montfort crea que puede ganarnos en batalla campal y se atreva a salir de Muret para luchar. No se producirá ningún asedio ni asalto, sino una batalla campal, ¡y que Dios decida!

El monarca tenía todavía fresca la gran batalla de Las Navas y el éxito de la estrategia allí utilizada, así que formó su ejército nuevamente en tres cuerpos. Esta vez no contaba con el apoyo de las valiosísimas y experimentadas fuerzas de las órdenes militares, un factor a tener muy en cuenta.

En vanguardia, con la clara misión de bloquear la primera carga cruzada, se apostaron cuatrocientos de los aguerridos y valientes caballeros montañeses de Foix, apoyados por doscientos caballeros catalanes, todos ellos rudos guerreros y fiables en la batalla.

En el centro, comandados por el propio monarca, con la intención de mantener un mejor control táctico y para elevar la moral de su heterogéneo ejército, se ubicaba la mesnada real y el resto de los caballeros de la Corona, nobles aragoneses y catalanes en su mayoría. Eran veteranos de Las Navas, auténtico núcleo de caballería pesada que sería la clave de la batalla. Para cuando entraran en acción, la vanguardia dirigida por el conde de Foix debería haber debilitado la carga cruzada. Entonces actuaría el rey con su poderosa tropa de unos seiscientos jinetes y acabarían con los cruzados.

El rey decidió no colocarse en la reserva como en Las Navas. El monarca había comprobado en aquella batalla lo vital de disponer de un cuerpo de reserva descansado y preparado para dar el golpe final; aunque estimó que en esta ocasión era más acertado permanecer él en el centro de sus tropas y delegar el mando de la reserva en otras manos: las del conde de Tolosa.

Había dudado durante largo tiempo dónde situar al tolosano. Era un aliado poco fiable, pero necesario. Sus tropas constituían la principal fuerza de caballería del contingente aliado con ochocientos jinetes y la mayoría de las fuerzas de infantería. Tenía que respetar este rango de importancia y por otro lado garantizar que actuaría de forma adecuada en la batalla. La retaguardia parecía ser el mejor lugar, ya que cuando tuviera que intervenir la carga cruzada ya habría sido amortiguada. No obstante, debía tener cuidado con el tolosano, por eso le acompañaría otro noble de más confianza, el conde de Comminges. No había que olvidar que algunos de los hombres a caballo al mando del de Tolosa eran faidits, poco fiables en batalla.

Las milicias tolosanas eran las menos experimentadas, no tenían ni preparación ni pericia para una batalla campal. Por ello el rey decidió utilizarlas en una maniobra de distracción: asediar la ciudad. Debían avanzar con la intención de proseguir con el sitio iniciado dos días atrás. Era parte de plan. Había que provocar a Montfort para que este decidiera salir a combatir a campo abierto con la caballería cruzada.

Un juicio de Dios.

72

Amalarico

Intramuros de Muret

El ambiente era de agitación y nerviosismo. Se había dormido poco, más bien nada, y se respiraba una intensa preocupación en el aire. Montfort organizó las tropas en la plaza del mercado también en tres cuerpos; el de reserva estaría a sus órdenes. Después se marchó a orar a la capilla del castillo y se pertrechó para la batalla, colocándose cada una de las protecciones de forma ordenada, como si fuera un ritual. El último elemento fue la sobrevesta con el león rampante, plateado sobre fondo rojo: el emblema de la casa Montfort.

Los primeros proyectiles silbaron por el cielo hacia la ciudad, y el pánico cundió entre los cruzados. El vizconde corrió en busca de los prelados que salían aterrorizados de la iglesia del burgo. Uno de los proyectiles había impactado muy cerca de ella.

El cruzado clavó la rodilla en la tierra y se inclinó para besar la joya de Arnaldo Amalarico, que llevaba sobre su cabeza un pequeño sombrero redondo de color morado y una cruz dorada colgando del cuello.

—Eminencia, os pido permiso para atacar.

—Todavía no; hemos enviado un mensajero para que busque un acuerdo de paz —respondió el arzobispo—. Debemos esperar hasta que llegue una respuesta. Que nadie pueda decir que no intentamos detener a ese rey loco.

—¡Respuesta! Ese bastardo que se hace llamar «rey católico» ha enviado a la milicia tolosana con sus máquinas para asaltar las murallas. ¿Necesitáis más respuesta que esa?

Arnaldo Amalarico sonrió. El vizconde lo observó. Las pupilas del arzobispo brillaban, se podían sentir sus ansias de atacar. Pero por algún motivo quería ocultarlas al resto de los clérigos.

Montfort no esperó más. Abandonó a los obispos y salió al mercado donde sus hombres de confianza le aguardaban encabezando la caballería cruzada.

—¿Qué hacemos? —inquirió su protegido, Pierre—. Los prelados no han dado su consentimiento.

—Ellos son los primeros que desean ver correr la sangre de esos herejes.

—Nunca plantearán batalla abierta. Se refugiarán en su campamento, lo fortificarán y miles de milicianos nos aguardarán con sus ballestas cargadas. No podremos atacarlos.

—Te equivocas. Si salimos lucharán a campo abierto.

—¿Por qué iban a hacer tal cosa? —insistió su protegido.

—Porque el rey es un hombre de honor y tiene que demostrarlo.

—Pero vos encabezáis el ejército de Cristo —aseveró Arnaldo Amalarico, que se había acercado de improviso—. Sois libre de usar cualquier tipo de táctica. Tenéis la bendición de la Iglesia. Hoy la santa cruzada debe vencer cueste lo cueste. Usando los medios que fueran necesarios, sin importar el cómo.

—Soy normando. Hace casi doscientos años, en la batalla de Hastings, la caballería normanda se estaba estrellando contra la muralla de escudos de los sajones. Así que el duque Guillermo, temiendo el fracaso, planeó un cambio de táctica y ordenó a parte de sus caballeros que simularan realizar una carga desastrosa, para después fingir iniciar una retirada.

—¿Qué insinuáis, Simón? —espetó impaciente el legado papal.

—Los normandos lograron que los sajones, convencidos de su victoria, rompiesen su línea de escudos con la intención de saquear y obtener botín. Todo estaba preparado y a una señal la caballería normanda volvió a agruparse y se lanzó sobre los desprevenidos sajones.

—¿Queréis que finjamos que nos retiramos? —inquirió sorprendido Arnaldo Amalarico.

—Exactamente.

—Brillante idea —murmuró el arzobispo que llevaba con orgullo el solideo de color violeta sobre su cabeza.

—No os confundáis, eminencia. Esto no bastará para ganar la batalla, necesitamos otra astucia más. —El vizconde levantó el brazo.

Dos caballeros de su mesnada se adelantaron.

—Alain de Roucy y Florent de Ville, acercaos. —Montfort los miró durante unos instantes, mientras se quitaba los guantes de cuero y los golpeaba contra la palma de su mano—. Tenéis que entender bien esto que os voy a pedir. Somos cruzados, luchamos por la Iglesia, formamos el ejército de Dios. Nuestros pecados están perdonados, los que llevamos a nuestras espaldas y los que cometamos para servir a la santa cruzada. Por eso no temáis ni vaciléis ante lo que os voy a exigir. —El vizconde volvió a repasar con la mirada a sus dos elegidos—. Quiero que durante la batalla os olvidéis de todo y os abráis paso entre las filas enemigas.

—Así lo haremos —afirmó Florent sin ni siquiera preguntar el propósito de aquella acción.

—Tendréis un único objetivo, solo uno —recalcó Montfort levantando su dedo índice—; solo a ese os deberéis dedicar. Debéis llegar hasta la mesnada real.

—¿Y entonces, señor? —se adelantó Florent al no recibir más información del vizconde—. ¿Qué debemos hacer en ese momento?

—Matar al rey de Aragón.

Los dos caballeros cruzados se miraron de reojo. El brazo de Florent tembló levemente y Alain aumentó el ritmo de su respiración. Eso era lo que pretendía evaluar Montfort: su reacción. Quería estar seguro de que aquellos dos hombres no vacilarían llegada la hora de asesinar a un rey. Por ello, aguantó un poco más antes de decir nada. Permaneció observándolos fijamente, escrutando sus expresiones corporales.

—Os he elegido porque sois los mejores —pronunció por fin—. A vosotros os corresponderá la responsabilidad, pero también el honor, de acabar con el que ha osado levantarse contra la cruz sagrada de Cristo. Rezad por ellos, arzobispo. —Montfort se giró hacia Amalarico—. Que Dios nos ayude.

—*In nomine Patris et Filii et Spiritus Sancti. Amen.*

Juan de Atarés había permanecido en un segundo plano escuchando la conversación. El arzobispo se retiró con el resto de los obispos a la iglesia del burgo para continuar rezando por los defensores de Muret. En cambio, él se distanció y caminó hacia el castillo.

Casi todos los cruzados estaban en el mercado formando para la batalla. La fortaleza era la zona más segura de la villa, un ataque aliado por allí era poco probable. Los dos puentes levadizos y las cinco torres del castillo disuadían de ello, así que los guardias destinados a defenderlo eran pocos. Más bien se trataba de vigías que debían dar la voz de alarma si descubrían tropas acercándose para asaltar aquel flanco.

73

Juan de Atarés

Patio de armas, castillo de Muret

Juan de Atarés subió a la esbelta torre de más de cuarenta varas de altura. Una auténtica fortificación vertical, último reducto del castillo en caso de ataque. Le costó ascender los seis pisos, todos ellos comunicados por empinadas escaleras de madera. En su interior no se encontró con nadie. Salió a la terraza almenada que la coronaba, y allí un soldado de rasgos prominentes y escueta estatura, armado con una ballesta, vigilaba el horizonte asomado entre dos merlones.

—Alto ahí, ¿quién sois?

—El ayudante del arzobispo de Narbona.

—¿Y qué hacéis aquí? —preguntó el cruzado apuntándole con la ballesta.

—Me ha pedido que suba para rezar desde lo alto de la torre.

—Rezar desde aquí... —masculló el soldado mientras se rascaba la barba—. ¿Con qué motivo?

—Porque estoy más cerca de Dios.

El soldado bajó su arma.

—Claro, nunca lo había visto así, pero tenéis razón. —Y se dio la vuelta para depositar la ballesta sobre la parte baja el muro, donde también había saeteras para la defensa.

Juan de Atarés pasó junto al soldado y se asomó al almenado de la torre. El guardia estaba mirando hacia el flanco desde el cual se divisaba a las milicias tolosanas. El ayudante del legado aprovechó el momento para sacar una daga de su ceñidor, ir hacia él y pasarle un brazo por el cuello hasta taparle la boca, mientras le clavaba el acero en el pecho. Lo agarró con fuerza e hincó de nuevo la daga en su carne. El soldado se desplomó sin vida.

Luego Atarés extrajo de su zurrón un pequeño espejo y corrió hacia el flanco que daba al norte. Desde allí se divisaba perfectamente el multicolor ejército del rey de Aragón. Era una masa inmensa de hombres y bestias. Orientó el espejo al sol y dirigió el reflejo hacia la tropa aliada.

—¿Qué estás haciendo? —sonó a su espalda.

Escondió la daga en la manga de su túnica y el espejo en su ceñidor; acto seguido, se giró despacio y se encontró frente al hombre de la taberna de Narbona. El sujeto de la cicatriz en el rostro con el que el arzobispo le había ordenado entrevistarse aquella noche en que Hugo de Valence casi lo mata.

—He venido a ver el ejército de los herejes —improvisó de manera poco convincente.

—¿Y este soldado muerto?

—Lo he encontrado así —mintió desesperado.

—¿Y no te ha extrañado? —subrayó el mercenario mientras daba una patada al cuerpo del guardia para comprobar que efectivamente estaba sin vida—. ¿Qué hace un vigía muerto en la torre de un castillo? Lo ha tenido que matar alguien, ¿no crees?

—Claro, ahora iba a dar la alarma, por eso me he asomado.

—Pero estás en el flanco que da fuera de la ciudad, nadie te oirá si gritas desde ahí. —El hombre de la cicatriz posó su mano izquierda sobre el borde del merlón, cerca de Juan—. A no ser que quisieras avisar a los herejes en vez de a los cruzados.

—¡Qué tontería! ¿Para qué iba a querer hacer yo eso? —inquirió con una sonrisa forzada.

—Dímelo tú. —El mercenario lo miró desafiante.

—No insinuarás que yo quería contactar con esos herejes, ¿verdad?

—Has sido tú quien lo ha dicho, a mí no se me hubiera pasado tal cosa por la cabeza. ¿Por qué? ¿Es que acaso era eso lo que pretendías?

—¿Qué locura es esta? —espetó el navarro alejándose de las almenas.

Juan de Atarés soltó un suspiro y miró al norte; acto seguido, como un animal acorralado, empuñó la daga escondida en su manga y se lanzó sobre el cuello del mercenario. Este le estaba esperando y le agarró la muñeca retorciéndosela hasta que el navarro tuvo que soltar la daga preso del dolor. A continuación, el mercenario le golpeó con el puño en el rostro haciendo que brotara sangre de su nariz. Volvió a golpearle una, dos y hasta tres veces. También empezó a sangrar por la boca y el pómulo derecho. Juan agachó la cabeza para poder respirar mejor y recibió un violento rodillazo en la boca que le rompió algunos dientes. Cayó al suelo. Su daga no estaba lejos, así que se arrastró a por ella, pero su oponente le pisó la mano cuando intentaba cogerla. Después le dio una fuerte patada en el rostro que hizo que diera un par de vueltas por el suelo de la terraza de la torre. Juan de Atarés llegó hasta la pared almenada y se apoyó en ella. Respiraba con dificultad, echando una mezcla de espuma blanca y sangre por la boca, el rostro ensangrentado.

—Supe que no eras de fiar desde el primer día que te vi —afirmó el mercenario—. Hugo, el sirviente de Arnaldo al que mataste, ya me previno sobre ti. Tuviste suerte de que no te liquidara él en Narbona.

—No sé de qué me hablas —respondió a duras penas el navarro.

—Te parecías demasiado a mí para ser un monje voluntarioso. Las miradas de los hombres revelan más sobre ellos que sus propias palabras. —Cogió la daga del suelo. Luego sonrió y la levantó; el filo brilló bajo los rayos del sol.

Juan de Atarés recordó entonces aquella mañana de invierno cuando ascendió hasta el castillo templario de Monzón, en donde el rey de Aragón le reclutó para una misión secreta en el Languedoc.

«¡Qué gran honor!», pensó en aquel momento.

Cuatro años habían transcurrido ya desde aquel día. Había cumplido bien su misión informando en secreto de todos los movimientos del legado papal. Pero justo ahora que tenía que alertarle del fatal peligro que acechaba a los aliados había sido descubierto. Ya no quedaba nadie más, pues el otro espía enviado como él llevaba tiempo desaparecido. Los aliados tendrían que ganar la batalla sin su ayuda.

Se incorporó con sus escasas fuerzas. Juan de Atarés sabía que estaba perdido, pero al menos debía evitar revelar información a sus enemigos. El legado lo torturaría sin compasión, ya le había visto hacerlo antes con herejes, criminales e incluso con inocentes. Cuando descubriera que llevaba todo aquel tiempo trabajando para el rey de Aragón reventaría de ira. No escatimaría en sufrimiento y tormentos para él.

Miró al cielo. Un cuervo volaba bajo. Cerró los ojos y se precipitó desde lo alto de la torre.

74

Montfort

Murallas de Muret

La milicia tolosana avanzaba, al tiempo que las catapultas no cesaban de lanzar sus proyectiles. Muchos cruzados asentados en las defensas dudaban de llegar a ver el anochecer y ese miedo se contagió como la peste.

—La infantería de esos herejes asedia las murallas, pero por contra la caballería parece estar formando para una batalla campal, se diría que nos invitan a ello —comentó Pierre.

—Nos incitan a salir. —Montfort evaluó la situación—. No respondáis, que esperen. Asegurad la defensa de la ciudad —ordenó convencido de sus planes.

El grueso de sus fuerzas de caballería se encontraba concentrado en la plaza del mercado, a la espera de órdenes. Pasaron varias horas. La dilación era angustiosa, todos los caballeros cruzados ansiaban entrar en combate. Mientras, el asalto a las murallas de Muret continuaba y los peones apenas podían resistir el empuje de las milicias tolosanas. Era cuestión de tiempo que entraran en Muret.

—Mi señor —inquirió Pierre—, ¿a qué esperamos?

—Al cansancio —respondió el normando mientras comprobaba que el guardabrazos y el brazal de su armadura estaban bien sujetos por el codal—. Estamos dentro de estos muros, descansados, a la sombra —explicó sin dejar de revisar sus guanteletes—. Nuestros enemigos se tuestan al sol dentro de sus lorigas esperando desde hace horas una batalla que se demora. Sus ánimos deben de haber bajado bastante desde que formaron esta mañana, ¿no crees? Sus cotas de malla empezarán a pesar tanto que muchos desearán deshacerse de ellas, aunque solo sea por un instante.

—Comprendo. —Pierre sonreía y asentía a la vez.

—Los soldados ahí fuera luchan por su rey, mientras los nuestros lo hacen por Dios, aceptando que cientos de ellos morirán y se convertirán en mártires. La caballería aragonesa y catalana está ideada para luchar en las tierras al sur de los Pirineos, donde el calor obliga a no excederse en el armamento. Ellos combaten en un abrasador verano contra tropas de infieles, caballería ligera. Fuerzas que rehúyen el choque frontal, formadas por hábiles arqueros a caballo o jinetes que buscan siempre flanquearlos y hostigarlos hasta dejarlos exhaustos para después rematarlos —detalló Montfort evidenciando un conocimiento extenso del ejército al que se enfrentaba—. Hoy no encontrarán nada de eso aquí.

—Es cierto, nuestra caballería está mejor pertrechada que la suya —confirmó más animado su protegido—. Es más poderosa, más contundente.

—Así es, está descansada y acostumbrada a una carga frontal —añadió el vizconde.

Poco después, Montfort apoyó su escarpe para subir al corcel de batalla, se colocó bien la cota de malla y sujetó fuerte el yelmo.

—¡Caballeros! ¡Hombres de armas! Para defender la fe de Cristo todos habéis venido de lejos a esta tierra, ahora tan llena de amigos, de campos y castillos que os pertenecen, incluso de vuestras esposas.

Los hombres, rodilla en tierra como si asistieran a misa, asintieron firmes y decididos.

—Tened siempre a Cristo ante los ojos de vuestro espíritu y confiaos a él solamente por el amor de la fe, por la que tantos combates hemos afrontado, la única que nos ha librado de mil peligros y nos salvará de este último. —Montfort se detuvo para comprobar los rostros de sus hombres—. Una multitud nos asedia y su cruel corazón arde por herirnos de muerte.

El sepulcral silencio con el que los soldados escuchaban en el centro del patio de armas contrastaba con los impactos y la lucha en las murallas de Muret.

—Hoy acordaos de vuestros padres y de Dios —prosiguió Montfort—. Para que vuestras familias no puedan decir que sus hijos no combatieron hasta el final. ¡Somos soldados de Cristo! Lucharemos hasta la muerte y esa será nuestra gloria, la ofrenda de nuestra vida.

Los gritos de las mesnadas retumbaron en todo Muret. Los caballeros cruzados se alzaron eufóricos, y después de recibir las últimas órdenes de su líder se dispusieron a plantar batalla.

Comenzaba finalmente la contienda.

Montfort atravesó la puerta de Salas, arrollando al retén de vigilancia allí estacionado. En verdad, el ejército cruzado era poderoso, no tan numeroso como el aliado, pero más compacto y experimentado. Su caballería parecía temible, si bien no contaban con una infantería tan nutrida como la aliada.

Toda la caballería pesada salió extramuros disponiéndose en tres cuerpos.

Los aliados detuvieron el asalto a las murallas y la milicia tolosana se retiró por orden de Pedro de Aragón, mientras los jinetes, entre los que había caballeros, sargentos, escuderos y faidits, tomaban posiciones en la llanura de Muret.

Extramuros algo ocurrió que sorprendió a todos. Los cruzados habían formado para luchar, pero de súbito, en vez de seguir avanzando hacia los aliados, cambiaban de rumbo. No en dirección a la batalla, sino todo lo contrario, daban media vuelta. El primer cuerpo tomó el sendero paralelo al río. Al poco le siguió el segundo y después el tercero.

—¡Los cruzados se retiran! —gritaban los soldados aliados—. ¡Montfort huye! ¡Victoria!

En efecto, el ejército de Cristo cabalgaba al galope hacia el sudoeste, siguiendo el cauce del río Loja. Se alejaban de Muret, abandonaban la ciudad sitiada a su suerte.

—Huyen, majestad —informó Miguel de Luesia.

—No puede ser.

—¿Qué hacemos? —insistió el noble aragonés.

—Que las milicias reanuden el asalto a la ciudad. Si ese cobarde huye, al menos arrasaremos Muret. ¡Maldita sea! No ha caído en la trampa —se lamentó el rey de Aragón.

Los rostros de aragoneses, catalanes, tolosanos y gentes del Languedoc mostraron un semblante de felicidad. La victoria era segura.

75

Marie

Extramuros de Muret

Se levantó una ligera brisa, lo que vino bien a los milicianos para aliviar la tensión por el ataque a las murallas y a los caballeros para menguar los efectos del intenso sol que caía sin piedad sobre la llanura de Muret. Después de la humillante huida de Montfort y sus hombres, la infantería aliada había reiniciado confiada el asalto a las defensas; por contra la caballería rompía filas y abandonaba el campo de batalla. Las máquinas de asedio volvieron a lanzar su mortal carga sobre las defensas de Muret. Los zapadores alcanzaron los cimientos de las murallas, mientras las milicias hostigaban a los defensores.

«¡Retirarse sin combatir! Qué vergüenza y deshonor», afirmaban incrédulos los caballeros y nobles aliados, contrariados por la huida de Montfort. Así que enfadados y furiosos tenían que conformarse con observar el asalto de la ciudad, arrepintiéndose de no haber entrado en combate.

—¿Qué es eso? —preguntó uno de los faidits de la mesnada del caballero negro, donde estaba también el trovador Miraval, y que se había unido a las tropas del conde de Tolosa.

Marie se volvió. Curiosa como era, esperaba algún acontecimiento en la toma de la ciudad. No era hacia allí donde señalaba su compañero. En la lejanía, junto al Garona, parecía dibujarse un cuerpo de caballería al galope, en formación de ataque.

—Son los cruzados —murmuró Miraval—. ¡Cruzados! ¡Los cruzados han regresado! —gritó con todas sus fuerzas—. ¡Es una trampa!

—¡Por todos los santos! ¿De dónde han salido? —inquirió Marie.

—Han atravesado el río, era un engaño —acertó a decir un escudero con la voz entrecortada por el nerviosismo.

El primer cuerpo del ejército de Dios, tras dar un rodeo y cruzar el río por un vado, entraba imparable en la llanura de Muret. En el campamento aliado corrió la voz de alarma. Los caballeros se precipitaban a armarse de nuevo todo lo rápido posible, los sirvientes volvían a sacar las armas y ensillaban los caballos, los pendones reaparecían ondeantes en el cielo y los cuernos y tambores rugían otra vez.

El rey salió de nuevo de su pabellón con la cota de malla todavía sin poner. Dos escuderos reales se afanaban en colocar el gambesón a su alteza.

—No. —Los detuvo el monarca—. Cambiadme la armadura. Quiero una sin divisa alguna.

—¿Sin la señal real? —El escudero tenía el rostro desencajado.

—Eso es, sin emblema ni distinción de ningún tipo —recalcó el soberano—, nada que pueda diferenciarme en el campo de batalla. Y dadle la mía a un caballero que pueda portarla con honor. Decidle que es una orden del rey de Aragón.

Miguel de Luesia le comentó que era una locura acudir a la batalla sin la señal real. Pero no sería él quien le dijera a un rey lo que debía hacer, así que desapareció en busca de lo que le había ordenado.

Velozmente fueron llegando los componentes de la mesnada real, con el gesto preocupado, las miradas serias y la respiración acelerada.

—¡Maldito Montfort! Que las tropas se ordenen para la batalla según lo acordado. Hombres de Foix y catalanes en primera línea, los aragoneses en el centro. El conde de Tolosa y el de Comminges en la retaguardia, ¡rápido! —ordenó Pedro de Aragón con firmeza y prontitud.

Sin embargo, ya no había tiempo suficiente para organizarse conforme al plan trazado, todo era confuso y precipitado. Los caballeros apenas podían montar y formar allá donde encontraban un haz. Los grupos eran poco compactos, mezclados los pesados caballeros con sus sargentos y escuderos en la misma línea, sin garantizar una defensa cohesionada y sin desplegar correctamente las alas del ejército.

—Mi rey —entró Miguel de Luesia—, el portador de vuestra armadura.

—¡Dalmau! ¿Cómo no? —El monarca se fue hacia él y le abrazó.

—Alteza.

—No puedo imaginar a un caballero mejor.

—No soy digno, alteza.

—Desde luego que lo sois, portadla con honor. Hoy seréis el rey de Aragón, conde de Barcelona y señor de Montpellier, ¡no lo olvidéis!

—Así sea.

El escudero real se apresuró en terminar de colocar la cota de malla del monarca, y luego la de Dalmau, con el blasón cuatribarrado en la sobrevesta.

—¡Espera! —ordenó el rey de Aragón al escudero—. Quiero una cruz de san Jorge sobre mi hombro.

Mientras, los cruzados avanzaban decididos y bien organizados; en las primeras líneas, los caballeros, con su armadura y armamento pesado, y detrás de ellos y en los flancos, en función de su equipo, los escuderos y los sargentos. Pretendían sorprender a los aliados a toda costa. Era una carga frontal, casi suicida.

El conde de Foix fue el primero de los aliados que consiguió formar; eso dio cierta cohesión a la vanguardia aliada. Los bravos montañeses y los experimentados catalanes se organizaron en torno a él.

—¡Atención! —gritó el conde—. Esos cobardes nos han engañado, peor para ellos cuando después de caer hoy se presenten ante Dios para ser juzgados. A la guerra hemos venido, ¡y guerra tendremos!

El grupo de faidits dirigidos por un caballero negro se unió al cuerpo de vanguardia, abandonando su posición inicial en la reserva junto al conde de Tolosa.

—Nuestro rey, don Pedro de Aragón, ha hablado por nosotros antes. Ya no es tiempo de palabras, sino de espadas. ¡Seguidme! Hoy no habrá misericordia para nuestros enemigos, pues ellos no la han tenido con nosotros. ¡Espadas en alto! —Dio un giro con su caballo para levantarse sobre sus patas traseras—. ¡A la carga! ¡Por el rey!

El primer cuerpo formó algo desordenado, pero logró salir a la llanura. Era necesario que a lomos de sus caballos cogieran velocidad antes del choque contra la avanzadilla cruzada, que llegaba rápida y bien desplegada para la carga. Un jinete de guerra era un arma de tremendo poder cuando aceleraba su carrera. Pertrechados como auténticos guerreros, las bestias arrasaban con todo a su paso. A mayor velocidad, mayor fuerza de destrucción.

El galope de las dos caballerías hacía retumbar los cimientos de la ciudad de Muret. El fragor de la carga era ensordecedor. Los dos cuerpos estaban cada vez más próximos entre sí. Entonces hubo un instante de silencio, como si el tiempo se hubiera detenido, pero fue solo el preludio de la descomunal colisión.

Los soldados de la cruz embistieron brutalmente contra la vanguardia aliada formada por montañeses de Foix y catalanes. El ruido fue terrorífico, como proveniente del mismísimo infierno. El relincho de los caballos y los gritos de los hombres crearon un estruendo dantesco. Los cruzados cargaron como bestias poseídas arrasando a sus enemigos. Lanzas partidas, caballos enloquecidos por las heridas, hombres desangrándose, miembros mutilados y un enorme caos de sangre, gritos, dolor y muerte.

Nada pudieron hacer los aliados, ni siquiera amortiguaron la carga. Toda su columna central se hundió y los cruzados entraron como una cuña. Fue una acometida devastadora, como pocas se habían visto hasta entonces.

Al menos, una de las alas aliadas aguantó el embate y la otra, formada por los veteranos catalanes de Las Navas, se rehízo de forma milagrosa. En el centro, rodeado de cruzados, el conde de Foix, espada en mano, demostraba cuánto de honor había en su linaje. Dio un tajo mortal en el cuello de uno de los primeros francos que le atacó. A continuación, intercambió golpes con otro, hasta que se agachó para esquivar su espada y lanzó su corcel contra él, derribándole. Una vez en el suelo, su caballo lo pisoteó hasta la muerte. Otro enemigo apareció a su espalda con una amenazante maza que fue directa a su cabeza. Interpuso su escudo, que aguantó el brutal golpe, pero que perdió por no poder contener la virulencia del ataque. Su agresor giró para volver a la carga, aunque el conde de Foix no se lo iba a poner tan fácil. Sin más dilación, arengó su montura y con la espada en ristre le atacó en el giro penetrando todo el filo por su costado. La sangre le salpicó por el hueco de la celada y no podía ver nada, así que tuvo que deshacerse del yelmo.

—¡Caballeros de Foix! —gritó con la espada en alto y cubierto de sangre.

Todos sus vasallos reconocieron la voz de su señor.

—No podemos dejar que unos extranjeros nos derroten. ¡Demostremos a estos traidores cómo se combate en el Languedoc!

La arenga del conde hizo posible que el centro de la vanguardia se rehiciera, y junto a las dos alas que habían soportado la carga contuvieran a los cruzados. Era más un deseo que una realidad, pues los aliados se vieron envueltos por todos lados por el enemigo. El conde de Foix recuperó su escudo e intentó rehacer su mesnada. Por lo menos habían provocado que la primera línea cruzada no pudiera retirarse y formar de nuevo para lanzar una segunda carga, por lo que el enfrentamiento se redujo a un fatídico combate cuerpo a cuerpo.

Apareció el segundo cuerpo del ejército cruzado, igual de poderoso que el primero, aunque no desplegado para una carga. Ese era su plan. No avanzó hacia el conde de Foix para rematar a sus huestes, sino que intentó esquivar la refriega que se había formado con el choque de los cuerpos de vanguardia de cada ejército. La sobrepasó y fue entonces cuando se desplegó de manera rápida y precisa, fruto de la experiencia, en una alargada línea para hacer más efectiva su carga, y avanzó libre hacia el campamento aliado.

El conde de Foix se percató de la maniobra y lo complicado de la tesitura en la que se encontraban. No habían conseguido detener la segunda carga. Resultaba primordial avisar al rey de la grave situación. Buscó su pendón, pero la maraña de combatientes era tal que no conseguía identificar a los sargentos que lo portaban.

No estaba atento a lo que sucedía a su alrededor, cuando un caballero con la divisa de un gran halcón en el pecho lo atacó por el flanco izquierdo. Detuvo el golpe con dificultad y no tuvo tiempo de contraatacar, solo de bloquear el siguiente y así tres veces más, siempre deteniendo los ataques con el filo plano de su espada. Dada la insistencia de su enemigo le dejó atacar de nuevo, pero esta vez utilizó el escudo para defenderse, parando el golpe a más altura. De tal manera que el cruzado desguarneció su costado derecho demasiado tiempo. El conde buscó el hueco de su cota de malla en la axila y por allí introdujo un poco la punta de su acero, lo suficiente para que la herida fuera mortal.

Cuando iba a rematarle, un sargento lo atacó por el otro flanco. Era fácil que fuera vasallo del caballero del halcón. Atacaba con ímpetu, demasiado apresurado. El conde aguardó el momento adecuado. Al tercer espadazo que soltó contra el escudo, el conde de Foix respondió levantándose sobre su montura y describiendo un giro de su espada en el aire que terminó con un tajo de su afilado filo en el cuello del cruzado. No fue suficiente, aunque hizo sangre. Aprovechó la sorpresa para dar otro igual de potente contra su yelmo, haciendo que lo perdiera. Con la cabeza descubierta, pudo ver que era tan solo un muchacho, pero la guerra no entiende de edades y volvió a describir un prolongado arco para cortarle la oreja derecha y saltarle el ojo de ese lado. El joven cruzado gritó desesperado de dolor, aunque el conde de Foix no iba a sentir ahora compasión y dio otro golpe de espada para seccionarle el cuello.

No tuvo tiempo de verlo caer. Un caballero sobre un corcel blanco como la nieve le alertó. El nuevo cruzado dio un lanzazo que con suerte y destreza detuvo con su escudo. Sin embargo, la fuerza que imprimió a la lanza fue excesiva para él. Su hombro no lo soportó y cedió al empuje con dolor. Tuvo que reaccionar rápido. Al tiempo que su escudo se iba para atrás estiró todo lo que pudo el otro brazo para hacer sangre en el caballo de su enemigo. El cruzado sufrió para controlarlo, perdió su lanza y el casco. Cuando lo controló se encontró con la espada del conde de Foix, que le esperaba para darle un tajo en medio del rostro, cortándole parte de la nariz y el labio superior. Siguió el conde con un fuerte golpe con el filo plano de su espada para derribarle de la montura. Las propias pezuñas de su caballo lo pisotearon, enterrándolo entre fango y sangre.

—¡Conde! —gritó un jinete a su espalda—, aún podemos recuperarnos.

—Lo sé, pero no hemos conseguido bloquear la siguiente carga. Todo el segundo cuerpo cruzado está intacto y cabalga libre. Ya no hay opción, el rey tendrá que apañárselas sin nosotros.

Mientras, el cuerpo central aliado todavía no había conseguido formar de manera completa. Continuaban llegando efectivos y la organización seguía siendo caótica. El rey y su mesnada confiaban en que la vanguardia resistiría las cargas cruzadas hasta que ellos estuvieran perfectamente formados para la batalla.

—Mi señor, ¿qué hacemos? —preguntó Miguel de Luesia sorprendido por la armadura sin divisa de su monarca—. La primera línea no ha detenido la carga cruzada y avanza directa contra nosotros.

—Lo único posible. —Y espoleó a su caballo—. Miguel, me temo que es ahora o nunca.

—¿Qué insinuáis, alteza? —El mayordomo real se hallaba en estado de máximo nerviosismo—. Ni lleváis distintivo ni pendón real. ¡No respetarán vuestra vida!

El rey se había presentado a la batalla con una sobrevesta blanca y una pequeña cruz roja sobre el hombro, sin la señal real de cuatro palos de gules sobre fondo dorado de la casa de Aragón.

—Es una locura, ¡deteneos, alteza!

—Vencimos en Las Navas y venceremos aquí. Si allí no hubiera liderado la carga contra los almohades, la victoria no habría sido nuestra. —El monarca agarró por el brazo a su mayordomo real—. Miguel, ¡victoria o muerte!

El ruido de la caballería pesada cruzada era ensordecedor. Una nube de polvo se levantaba a escasos pasos de la formación aliada. Ya se veían los pendones y estandarte enemigos ondear orgullosos en el cielo de Muret.

—Os seguiremos allá donde ordenéis, y si ha de ser a la muerte, que así sea. Que no se diga que hubo un caballero aragonés que no acompañó a su rey en la batalla. Que si no encontramos hoy la recompensa a nuestro valor, que esta llegue en la eternidad cuando se recuerde esta batalla y cómo os seguimos, alteza. —Y Miguel de Luesia, mayordomo real de Aragón, se elevó sobre su caballo y gritó al viento—: ¿Quién quiere morir hoy junto a su rey?

Toda la mesnada real se giró hacia el noble aragonés y levantó las espadas. Entonces el rey caló la celada de su yelmo y arengó a su corcel hacia una victoria que se recordaría durante siglos.

De esta manera, el cuerpo central de las tropas aliadas se lanzó al contraataque dirigido por un jinete desconocido, con el único emblema de una cruz de san Jorge en su hombro, seguido por el mayordomo real y toda la flor y nata de la Corona. Aquel caballero sin divisa lanzó un grito de guerra que recorrió el alma de los vasallos de la casa de Aragón.

—¡San Jorge!

La cruz del santo, roja sobre fondo blanco, el emblema de los ejércitos de la Corona aragonesa en el exterior de sus fronteras, ondeó en el cielo del Languedoc.

Todos los caballeros galopaban arropados por la fuerza de sus antepasados, de aquella legendaria nobleza que descendió de los Pirineos hacía dos siglos para arrebatar a los musulmanes sus tierras; la misma que vio nacer al reino en el valle del río Aragón. Todos sintieron que aquel grito inundaba su corazón como en aquel lejano día, más de un siglo atrás, en que san Jorge encabezó las tropas del rey de Aragón, también llamado Pedro. Aquello ocurrió en la batalla de Alcoraz frente a las murallas de Huesca. En el presente, el segundo de su nombre en sentarse en el trono, frente a las de Muret, reclamaba la ayuda de sus ancestros para derrotar a los enemigos de la Corona. El rey, y con él todos sus nobles y caballeros, a lomos de sus poderosos caballos y guiados por la cruz de san Jorge, debían alcanzar velocidad lo antes posible, de lo contrario no tenían ninguna opción en una carga frontal contra la temible caballería pesada cruzada.

76

El rey

Vanguardia de la batalla

Poco a poco, el valor de los catalanes y los montañeses iba nivelando el enfrentamiento. El conde de Foix hizo justicia a su fama de bravo señor de la guerra y consiguió recuperar algo de terreno. Una duda invadió su mente. ¿Dónde estaba Montfort? Buscó su emblema, el león rampante, pero no encabezaba la carga ni estaba a su alrededor en la refriega. Un frío intenso, casi helado, recorrió su cuerpo. Y volvió a hacerse la misma pregunta: ¿dónde estaba Montfort?

Entonces el temor se hizo evidencia y vio al león acercarse por la orilla del río. El vizconde los había flanqueado, la suerte estaba echada.

—¡No es posible! —Él sabía que no había espacio para ello—. ¿Cómo lo ha logrado?

Miró de nuevo la posición del segundo cuerpo cruzado, al galope, y lo entendió. Las cargas no habían sido centradas. Ni la primera ni la segunda, así que los habían desplazado hacia las murallas de la ciudad. Y entre ellos y el río se había abierto un corredor por donde ahora penetraba Montfort. ¿Qué podía hacer él en aquellos momentos? Nada o todo. Giró su caballo. Su guardia personal se percató y le siguió sin dudarlo.

—¡Catalanes! —llamó la atención del resto de la vanguardia—. ¡Es un ataque lateral! Montfort nos ha engañado, cargan contra el rey por uno de sus flancos.

»Combatid sin temor y sin odio, porque ese es nuestro firme compromiso. La victoria será nuestra. No estamos solos, las fuerzas nos vendrán de lo más alto, de ese Dios que atiende la justicia y la verdad, que no se deja engañar por cobardes y asesinos. Él es el Dios de nuestro ejército. Con su ayuda, ¡venceremos!

Los caballeros catalanes lo miraron. Su capitán apretó los dientes y como tantos otros buenos hombres cabalgó detrás el conde de Foix hacia la leyenda o la muerte.

En el centro de la batalla, la poderosa caballería cruzada galopaba en perfecta formación, con toda su potencia intacta, hacia el cuerpo aliado. Era imponente. Los pesados corceles y los caballeros curtidos en mil batallas actuaban como un solo hombre. Delante de ellos, en un número similar, se encontraban los aliados guiados por la señal real. Los dos cuerpos de caballería se acercaban el uno contra el otro a gran velocidad. Ya no había posibilidad de vuelta atrás. Cada vez quedaba menos aire entre ellos, cada vez se hallaban más próximos, hasta que llegó la embestida. Una lluvia de gritos, lanzas rompiéndose, caballos chocando, cuerpos ensangrentados y un inmenso caos, donde la línea aliada fue atravesada por todas sus partes. Cuando Miguel de Luesia dominó su montura y buscó al resto de la mesnada del rey, se percató de la dura realidad. Los aliados estaban desorientados y con muchas bajas, mientras los cruzados se reagrupaban de nuevo para la siguiente acometida.

—¡Rápido! ¡Formad! —gritó desesperado—. ¡Hay que volver a cargar!

Cabalgó hacia el ala derecha para organizarla lo antes posible. Buscó al rey y se tranquilizó al verlo a salvo, rodeado de sus hombres de confianza. El monarca vestía sin sus señales heráldicas, pero aun así era reconocible por la cruz de san Jorge que lucía en la sobrevesta a la altura del hombro.

Todavía podían ganar la batalla. Entonces, mientras la línea aliada formaba de nuevo, miró hacia el Garona. Por su orilla derecha se movía una masa de polvo de origen desconocido. Y vio un estandarte surcando el cielo, un león rampante plateado sobre un campo rojo. Se trataba de Montfort. Había penetrado entre las dos líneas. ¿Cómo era posible?

Solo había una opción: cargar de nuevo antes de que los alcanzara, y confiar en que la reserva saliera a su auxilio. Cabalgó hasta el portador del pendón real.

—Rápido, avisa al conde de Tolosa. ¡Que avance la reserva! —espetó el mayordomo real—. Pero que lo haga hacia el río, al flanco derecho. ¡Van a atacar por allí!

Lo movió según el código establecido para comunicarse en el campo de batalla. El conde debería verlo y actuar en consecuencia. Esa era la única alternativa. Los tolosanos contaban con la mayor cantidad de caballería de las tres formaciones aliadas, y si llegaban a tiempo podían acabar con los cruzados. Había que volver a cargar antes de que se presentara el tercer cuerpo cruzado. A pesar de la astuta trampa de Montfort, aquella podía ser una victoria épica.

Se levantó sobre su caballo, espada en alto, y lanzó un grito desde lo más profundo de su garganta, y todos reconocieron al mayordomo del rey de Aragón.

—¡San Jorge! ¡Victoria o muerte! —Miguel de Luesia impulsó otra nueva carga con todo el furor que llenaba su corazón—. ¡Gentes de armas mías! Grande será la gloria de este día.

Sin duda la acometida era demasiado precipitada, sin las líneas recuperadas, sin esperar refuerzos, sin evaluar la situación. Pero no había tiempo, era ahora o nunca. Había que volver a coger velocidad y cargar. Los cruzados respondieron de inmediato y las dos líneas de caballería se lanzaron una contra la otra en una nueva carrera por atacar lo antes posible. Avanzaron sin miedo, llenos de arrojo y valor. El choque fue brutal, no tan potente como el primero, pero mucho más definitivo. Todos quedaron enzarzados en una lucha cuerpo a cuerpo, ya no había posibilidad de retroceder. Los haces de cada ejército se mezclaron, las mesnadas intentaron mantenerse juntas, aunque muchos caballeros quedaron aislados y, por tanto, a merced de sus enemigos.

Miguel de Luesia recibió el ataque de un escudero cruzado que buscaba la gloria de matar a un aragonés de alto linaje. Atacó con la espada muy arriba, descargándola con fuerza y poco tino. El mayordomo real no tuvo problemas en bloquear el golpe, girarse con el caballo y meter su acero entre las placas metálicas del costado de su enemigo hasta encontrar carne donde hundirla bien adentro. El siguiente era un caballero con la cruz cruzada pintada en el yelmo. Chocaron las espadas fuerte y rápido. Una, dos y hasta tres veces más. El noble aragonés vio que su rival mostraba ya signos de fatiga y continuó atacando hasta que, golpe a golpe, fue cansándole, para finalmente derribarlo. Cayó el cruzado al suelo y el caballo de Miguel de Luesia lo aplastó con sus pezuñas hasta dejarlo sin vida. Libre de enemigos, fue hacia el centro de la batalla en busca de su rey. Por el camino todavía dio buena cuenta de un caballero que luchaba con una pesada maza, demasiado corta para defenderse de su espada y al que no le costó darle un buen tajo en el cuello y otro en la pierna. Al final llegó hasta el monarca y su mesnada real, que combatían sin problemas, bien provistos de hombres.

—¿Estáis en forma? —preguntó al monarca sin revelar quién era este realmente.

—Bien sabéis que sí, aunque me gustaría que el resto de nuestro cuerpo también lo estuviese. La formación se ha roto, una batalla así tiene poco de honorable.

—Montfort nos ataca de flanco, pues carga desde el lado del río.

—¿Cómo es eso posible? ¡Nos destrozará! —El rey se mostró por primera vez nervioso.

—Ignoro cómo ha llegado hasta aquí, pero he visto su estandarte. Es un tercer cuerpo, la reserva cruzada a su mando, no hay duda —respondió más tranquilo Miguel de Luesia.

—¡Maldita sea! —El monarca torció el gesto—. Hay que dar orden al conde de Tolosa para que tapone ese flanco y lo detenga.

—Ya he avisado a nuestra reserva, alteza. Ahora estamos en sus manos.

—Que Dios nos ayude entonces. —El monarca miró al cielo.

—¡El rey! ¡Atacan al rey! —gritaron varios cruzados cerca de ellos.

A lo lejos la mesnada con el pendón real estaba enzarzada contra decenas de enemigos. Dos de ellos rodeaban al caballero ataviado con la señal real.

—Es una trampa —masculló Miguel de Luesia—. Intentan mataros.

—¡Qué vergüenza es esta! ¡No tienen ningún derecho!

—No hagáis una locura, guardad vuestro anonimato —susurró el mayordomo real.

—¿Y dejar que otros mueran por mí?

—Alteza, sois el rey, no podéis…

—Precisamente por eso, porque soy el rey no voy a permitir que nadie dé su vida en mi nombre —repuso enervado el monarca aragonés.

—¡El rey ha muerto! ¡Los cruzados han matado al rey! —se oía en todos lados.

Dalmau había caído.

Muchos caballeros dejaron de combatir. Fue extraño, como si la lucha se hubiera detenido. Una pausa tácita, extraña y peligrosa. Nadie sabía qué hacer. Entonces el cuerpo de Montfort entró como una daga en la línea aragonesa y la barrió de derecha a izquierda. Los aliados no lo vieron venir. El vizconde avanzó como un cuchillo, cortando y dando tajos de espada en todo a su paso.

—Hay que hacer algo, debemos formar de nuevo —dijo con apremio Miguel de Luesia—. ¿Dónde está la reserva? —espetó desesperado—. ¿Dónde está el conde de Tolosa?

—¡Yo soy el rey! ¡El rey! —gritó Pedro II desprendiéndose del yelmo para que todos le vieran bien el rostro—. ¡Soy el rey!

Los aragoneses contemplaron a su monarca como si fuera la misma visión de san Jorge en la legendaria batalla de Alcoraz frente a las murallas de Huesca y volvieron a la lucha con más fuerza y ahínco. Un grupo de faidits llegó desde la vanguardia encabezado por un caballero negro y cargaron contra las nuevas tropas que lideraba Montfort equilibrando la batalla.

Si los condes de Tolosa y Comminges llegaban pronto con las numerosas reservas, la victoria por parte de los aliados podía ser total.

Un puñado de cruzados se lanzó a por el rey de Aragón. La mesnada real reaccionó saliendo a defender a su soberano. Se cruzaron las espadas, atravesando carnes y dando tajos tanto a hombres como a caballos. Muchos cayeron, pero la mayor parte de la mesnada se mantenía firme resistiendo los ataques que recibían de todos los flancos. El resto de los aliados, aunque menores en número, habían logrado contener la carga de Montfort, mientras esperaban los esenciales refuerzos tolosanos.

77

El rey

Centro de la batalla

Alain de Roucy y Florent de Ville miraban el cadáver del caballero que acababan de matar. Vestía con el blasón de la casa real. Tenía que ser el monarca; sin embargo, a cien pasos un caballero gritaba que él era el rey. Se había desprendido de su yelmo y era vitoreado por los aragoneses.

—Nos han engañado —afirmó Alain.

—Me temo que sí. —Florent escupió al suelo—. Pero aún no está todo perdido.

Los dos cruzados apretaron espuelas y se abrieron camino entre los combatientes de ambos ejércitos. Su misión era clara, todo lo demás no importaba. Alain dio dos tajos a un escudero que se interpuso ante él. Florent esquivó el ataque de un aragonés que lanzó dos golpes de maza, sin encontrar su objetivo. Con el tercero, contraatacó y antes de que pudiera bajar el brazo le metió la espada en el centro de la garganta. Ni se paró a ver cómo caía. Siguió avanzando detrás de Alain.

Dos sargentos con el emblema cuatribarrado de la casa real se opusieron en su trayectoria. Alain se lio a espadazos con el primero de ellos, que montaba un corcel negro. Florent observó al otro, aupado en un caballo marrón y blanco y que iba armado con una lanza. No sabía bien cómo atacarlo, pues estaba en inferioridad frente a aquella arma y temía ser derribado. Hizo varios amagos de arrancar contra él, aunque no se decidió. Por su parte el lancero de la casa real parecía también indeciso. Mientras, Alain hacía retroceder al otro sargento con el empuje de su espada.

Florent apretó los dientes; estaban perdiendo un tiempo precioso. Disimuladamente bajó su espada. El sargento se percató y pensó que se trataba de una treta para incitarle a que atacara. Cruzaron la mirada durante un instante. Entonces el sargento se sorprendió al ver cómo Florent dejaba caer su espada, que se clavó en el fangoso suelo del campo de batalla en que se había convertido la llanura frente a Muret. Incrédulo por lo que acababa de suceder, levantó la vista justo para ver cómo una azcona volaba y le rompía el mentón. Florent la tenía en el lateral de su montura y había dejado la espada para poder cogerla. Espoleó a su corcel y fue hacia el sargento que se balanceó hacia atrás, pero sin caer de la montura. La lanza todavía estaba en su mano cuando Florent llegó y se la arrebató.

En aquel momento, Alain remataba a su adversario con un corte mortal en el cuello.

—¡Vamos! —gritó Florent al tiempo que alzaba la lanza.

Alain se adelantó y abrió camino entre la refriega que se había formado en el centro de la batalla. Salieron más aliados a su paso, pero el cruzado los detuvo mientras Florent galopaba hacia su objetivo.

Florent de Ville lanceó a un aragonés fornido, que no parecía fácil de abatir. Este resistió el impacto con soberbio empaque y no cayó derribado, aunque el tiracol del escudo se rompió y perdió su parapeto. El cruzado hincó con todas sus fuerzas la punta de la lanza en el pecho, hasta que finalmente le hizo perder el equilibrio y se precipitó desde lo alto de su montura.

Alain también llegó hasta él. Al punto se bajó del caballo y avanzó hacia el caballero caído antes de que tuviera opción de incorporarse. No llevaba divisa en la sobrevesta, tan solo una cruz de san Jorge sobre el hombro. Con las dos manos, clavó su espada en el pecho del caído. Se agachó, levantó la celada del yelmo y sonrió.

El mayordomo real lo supo al instante. Se defendía de dos francos que cargaban una y otra vez contra él. No podía atacar directamente a ninguno, o su compañero acabaría con él; así que resistía en busca de una oportunidad. Dio dos golpes ciegos con la espada contra sus enemigos y clavó espuelas saliendo a defender a aquel aragonés que había sido abatido. Desmontó y corrió hacia él. Lo vio entre ríos de sangre, con los ojos abiertos y la mirada inerte. Pedro de Aragón yacía muerto en el campo de batalla.

Su cuerpo se paralizó; un intenso calor se inició en su espalda y creció. Aunque en realidad era su corazón lo que más le dolía. Cuando aquel dardo le mordió en el costado, ya sabía que aquel iba a ser su último día. No por la herida que acababan de provocarle, sino porque ya no quería vivir.

—Si he de perecer, que sea aquí, hoy y con mi rey. Pues no hay más deshonor que ver morir a mi señor. —Y Miguel de Luesia cerró los ojos.

Cuando los abrió dos soldados francos iban hacia él. Se agachó para coger un escudo que yacía sobre el campo de batalla. Detuvo el primero de los golpes y sacó la espada por debajo del parapeto. Alcanzó al cruzado y tiró hacia abajo para causarle el mayor desgarró posible en las tripas. Florent gritó de dolor a la vez que escupía un borbotón de sangre con espuma blanca y sus ojos se licuaban de dolor.

El segundo atacó con una maza que se llevó por delante el parapeto del noble aragonés. Alain erró el siguiente golpe y Miguel de Luesia aprovechó para darle dos tajaduras rápidas y con buena puntería en el costado. Hundió el filo profundamente en el muslo de su oponente y este cayó desangrándose. Apoyó el pie y lo desclavó. Entonces notó un calor ardiente en el hombro, mientras un enorme pelirrojo le hincó la espada en el brazo. Se revolvió como una bestia herida, pero quien tenía detrás le volvió a pinchar en el costado y le hizo caer de rodillas. Ya no tenía fuerzas. Miró a su ejecutor. Era un infante de rostro joven y mirada fría, que iba armado con escudo y espada. Inexplicablemente no le mató al instante, sino que permaneció observándole unos segundos.

—¡Remátale de una vez! ¿Qué demonios haces, Martín? —gritó el pelirrojo.

—¿Martín? —susurró con un débil hilo de voz Miguel de Luesia mientras volvía a mirarle—. ¿Martín de Arrés? ¿Eres tú?

—¿Cómo te ha llamado? —inquirió Hugh desconcertado.

—¿Lo encontraste? —preguntó con gran esfuerzo.

Martín no contestó, estaba paralizado.

—El libro... ¿lo tienes? Nos dijeron que habías muerto.

—Como puedes ver estoy vivo. Y no encontré el libro, pero sí otra cosa: la verdadera fe, la de la Iglesia.

—Luchas con nuestros enemigos. —La sangre le ahogaba y le salía por la boca—. ¿Qué te ha pasado? —Con las pocas fuerzas que le quedaban agarró a Martín del brazo—. El rey ha caído.

—Lo sé. —Miró a donde yacía el soberano aragonés.

—Tu rey ha muerto. —Y calló para acompañar al monarca de Aragón en su destino.

—¿Qué te pasa? —Hugh se acercó muy contrariado por la escena que acababa de presenciar—. ¿Me vas a contar por qué ese noble aragonés sabía tu nombre?

—El pobre desgraciado estaba delirando.

—Conocía tu nombre, ¿de qué te hablaba? —Pero Hugh no esperó la respuesta, pronto algo llamó su atención—. ¡Mira! ¡Es el rey aragonés! Lo han matado y lo están desnudando.

—No pueden hacer eso, ¡es un monarca! —protestó Martín.

—¿Por qué no? ¡Es un defensor de herejes!

—No somos salvajes. Somos soldados de Dios y debemos comportarnos con honor. ¡Esto no es correcto! Es un rey, coronado por el papa, no nos corresponde a nosotros juzgarlo ni darle muerte, y mucho menos deshonrar su cadáver. ¡Hay que respetarlo! —insistió Martín que fue directo hacia el cuerpo sin vida del monarca.

—Es un hereje, cualquiera diría que tú también lo eres.

—No, pero... ¡es mi rey! —Martín miró desafiante a su compañero.

—¡Traidor! —gritó con todas sus fuerzas el normando.

Alzó su espada contra Martín, pero este empujó con su escudo y detuvo el golpe. Metió entonces su espada por debajo dándole un buen tajo en el muslo. El pelirrojo gritó de dolor y él le hizo un corte en la garganta con un nuevo movimiento certero. No se detuvo en verle caer y salió corriendo hacia los bárbaros que profanaban el cadáver del monarca. Entró en la refriega dando espadazos a derecha e izquierda.

—¡Es el rey! ¡Deteneos! —vociferó—. ¡Es el rey de Aragón!

Llegó hasta el cuerpo desnudo del monarca, asaetado hasta la obscenidad, despojado de toda dignidad. Y lleno de ira, cortó el cuello de un desdentado que reía orgulloso por haberle robado la espada. No pudo hacer mucho más, pues una lanza le cruzó el pecho y una saeta le alcanzó en el muslo. Cayó y en el suelo fue rematado por un caballero con el rostro oculto por un yelmo que le degolló sin compasión. Después de ejecutarlo, aquel cruzado levantó la celada de su yelmo. Una cicatriz asomaba por ella.

A Martín le ardía todo el cuerpo. Sentía cómo le abandonaba la vida. Se llevó las manos al cuello; la sangre brotaba como una fuente.

Desde aquel día en el castillo de Monzón, ahora ya lejano, en que el rey le había pedido espiar a los cátaros, no lo había vuelto a ver. Pero lo recordaba perfectamente. Acudió junto a otro espía, un tal Juan de Atarés, que debía infiltrarse entre la camarilla del legado papal, mientras él lo hacía en el entorno de los cátaros de Foix.

¿Qué habría sido de él?

Esperaba que hubiera tenido más suerte en su cometido.

Había llegado el fatídico día, ese que nos espera a todos. Aquel que tanto tememos. Para él era como el principio de un sueño. Ahora cerraría los ojos y dormiría para siempre. Solo esperaba una cosa, que su rey lo perdonara.

78

Montfort

Muret

La muerte del monarca paralizó al ejército aliado. Pedro, rey de Aragón, conde de Barcelona y señor de Montpellier, haciendo honor a su nobleza de sangre había caído como caballero. Nadie pudo impedir la huida generalizada de las fuerzas de caballería aliada.

Nada se supo de la reserva ni del conde de Tolosa. No acudieron al centro de la batalla, no cumplieron las órdenes enviadas por Miguel de Luesia, no evitaron el ataque lateral de Montfort. No socorrieron a su señor y dejaron a su merced a los combatientes aliados.

Solo un reducido grupo de faidits mantenía su posición, resistiendo la marea de cobardes que huían en todas direcciones.

—¿Adónde vais? ¡Seguid luchando! —gritaba Marie.

—El rey ha muerto —respondió un sargento de Foix—. ¡Todos huyen! ¡La batalla está perdida!

—¿Cómo? ¿Y el conde de Tolosa? —La noticia la paralizó—. ¿Dónde está la reserva de nuestro ejército? ¿Dónde está el conde?

Todos desertaban, escapando como perros asustados. Ella no. Tropezó con un cadáver, era el de Miraval. El trovador tenía una herida mortal en el cuello. Alzó la vista, el caballero negro era derribado y el cruzado pelirrojo que la había atacado aquel día le propinaba un golpe de maza mortal en la cabeza.

Si el monarca había muerto, eso significaba el fin. Todo el Languedoc caería en manos de los extranjeros. Sabía que su mundo estaba pereciendo aquel día frente a las murallas de Muret. Por eso no lo vio venir. Se trataba de un hombre corpulento que montaba un voluminoso caballo blanco. Su espada era más alta de lo habitual y describió un arco antes de precipitarse contra su pecho. La sangre caliente escurrió por su armadura.

Se acabó.

Todo se paralizó a su alrededor.

Cayó de rodillas.

No cerró los ojos, pero ya no veía el campo de batalla. Por contra, ante ella se mostraba la terraza de la torre del homenaje del castillo de Foix. Desde allí podían distinguirse los Pirineos, con sus cumbres nevadas y un viento fresco que venía de ellas. Vio a sus padres, a su hermana, al perfecto Antoine y a Sébastien. Antes de caer, su hermosa melena se liberó y voló al viento. Sus ojos bicolores se apagaron, como las esperanzas de libertad de su corazón.

El ejército cruzado aniquiló a los nobles y caballeros desorientados por la muerte de su rey. El ataque desde el flanco derecho unido a la decisiva y planeada muerte del monarca había descompuesto a las fuerzas aliadas. Todo había salido tal y como había planeado el vizconde.

Simón de Montfort se abrió camino entre los despojos del ejército enemigo y se detuvo ante el cuerpo inerte de Florent y el de un agonizante Alain, que dio su último suspiro de vida.

Montfort apenas dedicó una mirada a sus dos caballeros y prosiguió para dirigir a sus fuerzas contra la milicia tolosana que, ajena a la muerte del rey, seguía asediando la villa de Muret. La carga los sorprendió asaltando las murallas. La inexperta infantería aliada no estaba preparada para repeler un ataque directo de caballería pesada. Desconocían las técnicas militares necesarias; además, no disponían de armamento adecuado ni de un líder que los organizara. En consecuencia, fue una carnicería. Los infantes corrían de un lado a otro, mientras eran aniquilados por los cruzados con una facilidad pasmosa. Algunos huyeron hacia el campamento, muchos intentaron alcanzar las barcazas que habían llevado los suministros y las armas desde Tolosa. Otros fueron menos afortunados y buscaron la salvación en las aguas del Garona queriendo cruzar a nado el río, si bien casi todos acabaron ahogados.

Las milicias tolosanas, más de diez mil componentes, fueron masacradas. No hubo paz para ellos. Al día siguiente, en Tolosa la mayor parte de las casas tuvieron que guardar luto, porque en todas se había perdido algún miembro de la familia.

Nada se supo del cuerpo de reserva al mando del conde de Tolosa. Sus caballeros no llegaron a entrar en combate; al parecer huyeron. El conde salvó la vida, aunque no el honor.

En Muret había muerto un rey y con él su sueño. Un sueño que se transformó en pesadilla. En una cosa tenía razón su alteza, era ahora o nunca, y en efecto su anhelo de una Gran Corona de Aragón a ambos lados de los Pirineos ya nunca se hizo realidad.

El hombre se alimenta de sus sueños. Quizá si tus sueños desaparecen, lo mejor sea morir con ellos.

Epílogo

Sébastien

Montségur, primeros días de marzo de 1244

Eran ya diez largos meses de asedio. Los ejércitos reales del rey de Francia habían hecho brecha en las murallas y ese día terminaba el plazo dado para la rendición del castillo de Montségur, que caería después de tantos años de resistencia. Habían pasado más de tres décadas desde que el rey de Aragón fue derrotado y asesinado vilmente en Muret. Desde aquel fatídico día, la Corona de Aragón no había vuelto a intervenir en el Languedoc.

A pesar de tal inmenso desastre y de los constantes asedios sufridos desde entonces, Montségur se había mostrado inconquistable para sus enemigos, sobreviviendo a las muertes de Simón de Montfort, Arnaldo Amalarico e Inocencio III, los grandes adversarios de los buenos hombres.

Aun así, no había paz para ellos y otros habían ocupado sus vacantes e insistido en exterminar su fe. En especial el monarca francés, que libre de sus enfrentamientos al norte había sabido aprovecharse de las consecuencias de la batalla de Muret para ser él quien tomara el Languedoc.

Pero Montségur resistía; se había convertido en el fortín inexpugnable de los cátaros. Su inaccesibilidad y sus murallas lo habían hecho inconquistable durante treinta años, hasta que un ejército de seis mil soldados del rey de Francia lo había sitiado. Los defensores eran apenas doscientos, la mayoría mujeres, niños y ancianos.

Una vez que la defensa se tornó imposible, los sitiadores habían dado un plazo de quince días a los defensores para abandonar el castillo. Estos debían optar entre la abjuración de su fe o la hoguera.

—¡Rápido! Por aquí —apremiaba un hombre robusto de avanzada edad a un reducido grupo de cinco integrantes, entre ellos una dama y una joven muchacha.

—Sí, sí. Ya vamos, Sébastien —respondió la mujer.

—Es aquí. Deprisa, ¡entrad en el túnel! —les indicó él, y levantó una trampilla en el suelo de una pequeña cueva.

Las antorchas que portaban iluminaron la húmeda cavidad cuando un fuerte impacto sacudió la tierra haciendo que la montaña se estremeciera.

—¿Qué es eso? —preguntó la dama.

—No lo sé, ¡sigamos!

—¿Hasta dónde alcanza el túnel? —inquirió un muchacho, armado con una espada.

—Llega a los pies del promontorio. ¡Vamos! No os detengáis.

Avanzaron por las entrañas de la tierra a través de aquella angosta oquedad, que se estrechaba a cada paso que daban, de tal manera que llegó un momento en que tuvieron que arrastrarse por el suelo para poder proseguir.

—¿Quién construyó este túnel? —insistió el joven.

—Lo ignoro. El antiguo perfecto Jean me lo mostró antes de construir el castillo, pero no me contó nunca su origen. Yo esperaba no tener que llegar a usarlo nunca.

—En aquella época luchabais contra aquel monstruo, Montfort, ¿verdad?

—Sí, hijo. Suerte que no le llegasteis a conocer.

—Murió al poco de nacer tú —afirmó la dama—; también en un asedio tan largo como este, pero en Tolosa, a causa de una pedrada lanzada por un mangonel que dispararon unas mujeres y que le aplastó la cabeza.

—Así es. Para bien o para mal ya no queda nadie de aquella época. Todos murieron, muchos en la batalla de Muret.

—Estoy cansada —advirtió la niña más pequeña.

—Hay que seguir. —Sébastien la cogió en hombros.

—¿Y el resto? ¿Qué pasará con ellos? —preguntó el muchacho.

—Se han quedado para que nosotros podamos huir, así que no podemos fallarles.

—¿Tan importante es? —insistió.

—No puedes imaginar cuánta gente ha muerto por su causa: reyes, vizcondes, arzobispos… Hasta el papa ha matado por poseerlo. Tenían miedo, miedo a lo desconocido, a que todos pudieran acceder a la luz de sus palabras.

—¿Estamos lejos? —interrumpió la más pequeña.

—No, ya estamos llegando. Escuchadme bien, saldremos con precaución y subiremos hasta el pantano de los druidas —les indicó Sébastien, que ya no era aquel muchacho de los tiempos del inicio de la cruzada y se mostraba fatigado por el esfuerzo.

—¿Y luego? —preguntó su hija pequeña, una hermosa muchacha.

—Cruzaremos los Pirineos, aunque todavía habrá cuantiosa nieve. —Los miró fijamente a todos—. Debemos salvar el libro, lo sabéis. Es nuestro tesoro.

—¿Ya no podremos volver nunca a Montségur?

—Me temo que no, hija. Deberemos buscar refugio en las tierras de la Corona de Aragón. Al otro lado de los Pirineos estaremos a salvo de los soldados del rey de Francia, pero será necesario que nos mantengamos ocultos. Nadie debe saber de nuestra fe y lo que es más importante, a partir de ahora somos los defensores del libro, no lo olvidéis nunca. Habrá que encontrar un nuevo lugar donde protegerlo.

—Ningún sitio será como Montségur —advirtió el muchacho.

—Eso me temo, no hay refugio mejor que sus muros, pero debemos ser fuertes. Hallaremos un territorio donde asentarnos y desde allí, con ayuda del libro, volveremos a empezar.

—¿En la Corona de Aragón? —La dama no parecía muy convencida.

—Sí, cruzaremos las montañas y descenderemos hasta el gran río que baña sus tierras, al sur. Me han hablado de un emplazamiento montañoso y fronterizo con los moros de Valencia, donde nadie nos buscará.

Finalmente, salieron de nuevo a la luz cerca de la orilla del río, en una zona boscosa alejada de las tropas reales de Francia. Prosiguieron hacia las montañas. Luego ascendieron las primeras estribaciones y miraron por última vez a lo alto del risco donde se ubicaba Montségur. Un hilo de humo negro como la muerte subía hasta el cielo que amenazaba tormenta. Aquello solo podía significar una cosa. Los últimos cátaros no habían abjurado de su fe y habían sido quemados vivos.

—Recemos, hijos. —Y Sébastien se arrodilló—. Es lo único que podemos hacer por las almas de los buenos hombres.

Ya solo les quedaba una opción. Tenían que cruzar los Pirineos y huir a tierras de la Corona de Aragón.

Nota del autor

Siempre he creído que la historia ha tratado de manera injusta al rey Pedro II de Aragón, suele ser así con los perdedores. Incluso su propio hijo Jaime I no fue muy condescendiente con él, como dejó claro en el *Llibre dels feits*, la primera crónica de las vicisitudes de la Corona de Aragón. No debe extrañarnos, ya que su padre no quiso conocerlo hasta que tuvo dos años de edad y después lo entregó a su peor enemigo como he reflejado en el libro.

El relato de la Iglesia en su contra todavía hundió más la figura del monarca, aunque, curiosamente, ha pasado a la historia con el sobrenombre de «el Católico». También jugó en su contra la historiografía francesa, que encumbró a Simón de Montfort a su costa.

Por todas estas razones, tenemos la imagen de un monarca temerario, excéntrico y libertino; incluso se ha llegado a decir que no cumplimentó las ceremonias religiosas y que tuvo una supuesta noche de lujuria antes de la batalla.

Esta fue una de las primeras razones que me animaron a escribir este relato. Mostrar a un rey que tenía un sueño, ambicioso y difícil de llevar a cabo, como todos los sueños. Y que, de haberse realizado, hubiera cambiado toda la historia de la Europa medieval. Un monarca audaz, carismático y valiente.

La novela parte de la teoría de que Pedro II ideó una compleja estrategia de ámbito internacional para apoderarse de todo el Languedoc y crear lo que se ha llamado la «Gran Corona de Aragón». Su éxito hubiera supuesto el nacimiento de un poderoso reino con los Pirineos como columna vertebral, con influencia en la Europa continental y, como consecuencia directa, Francia nunca hubiera llegado a ser un Estado tan poderoso.

La mayoría de los territorios del Languedoc eran vasallos suyos, a excepción del más influyente de la región: el condado de Tolosa. Por ello, el monarca jugó a favor de una carta que en principio no le era nada beneficiosa: la cruzada contra los cátaros. Esta ambiciosa acción es la base de mi libro.

Languedoc es un término que hace referencia al país de la lengua de oc, en contraposición a lo que hoy es el norte de Francia, donde se hablaba la lengua de oíl. Decidí utilizarlo para referirme al conjunto de condados y señoríos que a principios del siglo XIII abarcaban todo el sur de Francia, incluida la Provenza, no así el ducado de Aquitania, vasallo del reino de Inglaterra. En esa época entre sus habitantes no existía la concepción de que aquellas regiones formaran parte de un único Estado, pero era necesario que los personajes de la novela emplearan un término claro para referirse a toda la zona que se vio involucrada por el conflicto. Occitania lo descarté porque se empezó a usar posteriormente, aunque en el presente se identifica mejor con esos territorios. Y además, este término sí engloba Aquitania, ya que proviene etimológicamente de la unión de «Occ», en alusión a la lengua de oc, y la terminación «-itania» en relación con Aquitania.

Muchos de los personajes que aparecen en el libro son históricos. Quizá los dos más destacados, además del rey de Aragón, sean Arnaldo Amalarico, legado papal y arzobispo de Narbona, y Simón de Montfort, líder militar de la cruzada. Se trata de dos grandes personalidades que he intentado respetar y darles el carisma y el carácter que las fuentes apuntan que tuvieron. Otros importantes son la legendaria Etiennette de Pennautier y Miguel de Luesia.

En la Edad Media la Iglesia se organizaba de manera muy diferente a la actualidad; era habitual que los sacerdotes y los obispos empuñaran las armas y tuvieran mercenarios a su servicio. Como también que altos miembros de la nobleza, hijos menores o bastardos, eligieran servir a Dios aunque carecieran de vocación para labrarse un prometedor futuro, y en la práctica se comportaban como príncipes dentro de los señoríos eclesiásticos.

El catarismo es otro de los asuntos centrales de la trama, aunque no el más importante. He intentado huir de mitos y temas esotéricos, y enfocarme en su doctrina, pretendiendo mostrar cómo eran esas gentes y cuáles eran sus creencias. Aunque es difícil interpretar cómo sentían la fe esos hombres, he procurado ser lo más riguroso posible y basarme en los estudios más relevantes que hay sobre ellos.

El Libro de los Dos Principios es uno de los pocos documentos que se han encontrado procedentes directamente de los cátaros. Está dividido en siete compendios o tratados y es la principal fuente para intentar comprender la fe de esta comunidad. La bibliografía cátara es escasa, ya que los cruzados destruyeron todos sus escritos y libros.

La cruzada contra los albigenses (1209-1229) es una guerra medieval que cuenta con una rica cronística (hay ciento setenta y cinco crónicas europeas escritas entre 1209 y 1328 que la mencionan) y una historiografía amplia y compleja, en especial desde el siglo XIX hasta nuestros días. Las circunstancias coyunturales (religiosas, culturales, políticas, ideológicas) de cada época han condicionado la concepción y el sentido de este enfrentamiento.

Esta primera guerra santa en el seno de la cristiandad no sirvió para acabar con el catarismo, pero logró cambiar la realidad política del Languedoc. En consecuencia, su probable integración en la Corona de Aragón dio paso al dominio del rey de Francia. Esto permitió a la Iglesia, segunda gran beneficiada del conflicto, aplicar nuevas medidas antiheréticas mediante la creación de la Inquisición.

Aun así, el conflicto contra los cátaros se extendió hasta el año 1244, pero convertido en un enfrentamiento entre el rey de Francia y los disidentes cátaros, que encastillados en sus castros y fortalezas se opusieron a la autoridad real.

Otros personajes históricos como el normando Hugh o Pierre, hacen justicia a una figura muy habitual en el medievo, los mercenarios y los caballeros sin tierra. Se trataba de hombres que vivían de la guerra y que sin ella no eran nada. A pesar de que nos parecen crueles y terribles desde nuestra visión del siglo XXI, tenían su propio sistema de valores y de honor.

He introducido en la trama múltiples referencias al amor cortés, los trovadores y el papel de las mujeres, porque eran pilares esenciales que hacían especial la cultura del Languedoc. Y son asimismo fundamentales para recrear la época en la que sucede el relato.

La batalla de las Navas de Tolosa adquiere gran trascendencia en la novela porque así la tuvo en la historia. Esta victoria fue el espaldarazo que necesitaba Pedro II para poder llevar a cabo la última parte de su plan.

No hay una teoría única admitida para explicar qué sucedió el 13 de septiembre de 1213 frente a las murallas de Muret. Después de haber leído a numerosos historiadores, me queda la tristeza y la duda de cómo pudo perder la Corona de Aragón ese enfrentamiento. No creo que Pedro II fuera un inepto estratega, más bien todo lo contrario, era un veterano de Las Navas y tenía experiencia en táctica militar en los avances que hubo en el sur de Teruel. Estaba bien asesorado por expertos como Miguel de Luesia o el conde de Foix. Por tanto, ni era un novato ni mucho menos un incompetente en materia bélica. Bien es verdad que frente a él tenía un genio de la guerra: Simón de Montfort. Algunos autores afirman que la moral cruzada era más alta, ya que luchaban por Dios y estaban dispuestos a morir por él. No es menos cierto que los aragoneses y los catalanes combatían por su rey y, de hecho, murieron por él. En cuanto a los occitanos, unos luchaban por su señor y otros lo hacían para expulsar a unos extranjeros que habían invadido sus tierras, les habían arrebatado sus casas y amenazaban su libertad y su forma de vida. Por lo que creo que no había diferencias en la moral de ambos ejércitos.

¿Dónde estuvo entonces la razón de la derrota de Pedro II de Aragón? En mi opinión, y así lo muestro en el libro, en dos hechos: la hábil treta de Montfort de fingir una retirada y la vergonzosa actuación del conde de Tolosa, al mando de la reserva, que de los tres cuerpos cruzados era el más nutrido.

Respecto al número de combatientes de uno y otro lado, las cifras siempre varían según la fuente. Y los cronistas de la época, afines a Montfort, empequeñecen las de los cruzados y engrandecen las de los aliados para ensalzar la victoria cruzada. Creo que las que se dan en la novela se ajustan lo más verazmente posible a la realidad.

Sobre las localizaciones que aparecen en la obra, debo decir que visité la mayoría de ellas, especialmente Foix, Narbona y Carcasona. Algunas han cambiado mucho como Muret o Tolosa. El castillo de Puivert actual no es el que se levantaba a principios del siglo XIII, aunque su emplazamiento y su paisaje sí se han respetado. Todos conocemos Carcasona y la restauración que se realizó en el siglo XIX por el arquitecto Viollet-le-Duc, que si bien se tomó licencias que hoy no estarían permitidas por las comisiones de patrimonio, hay que reconocer que su trabajo la ha convertido en la ciudad medieval más famosa del mundo. Visité también los castillos de la Montaña Negra, Termes e incluso otros que no aparecen en la novela como los de Quéribus, Peyrepertuse, Arques, Aguilar o Puylaurens. Estudié con detenimiento la plaza de Minerve y el emplazamiento de las armas de asedio.

Una mención especial merece Montségur y su asedio final. En el libro se explica su fortificación y su destino fatal, treinta años después de la batalla de Muret.

Montségur es un castillo repleto de misterios y leyendas, que se ha convertido en el santuario del catarismo. Tal y como se narra en el epílogo, fue el último refugio. Doscientos cátaros salieron de Montségur por su propio pie y se metieron, caminando, entre las llamas de la enorme pira que se había levantado en lo que hoy se conoce como el «campo de los quemados», donde una estela hace honor a la memoria de aquellos buenos hombres que se inmolaron voluntariamente en defensa de su fe. Algunas fuentes aseguran que unos pocos lograron huir con sus secretos, sobre todo sus libros, y se establecieron en la Corona de Aragón ocultando sus identidades y su fe.

Con la derrota de Muret y la muerte de Pedro II, la Corona de Aragón perdió la mayoría de los territorios al otro lado de los Pirineos, tuvo que replantearse toda su política internacional y fue el inicio de una época en la que los sucesivos monarcas de la Corona se alinearon más con los intereses catalanes que con los del reino de Aragón. Jaime I fue quien dio un cambió a la política expansiva de la Corona y se centró en el Mediterráneo, conquistando Mallorca y sometiendo a vasallaje a Menorca. La conquista de Valencia fue una variante de esta política, que fue obligada por la presión e iniciativa de la nobleza aragonesa. En definitiva la Corona de Aragón abandonó para siempre el sueño de expandirse al norte de los Pirineos.

Esta novela fue escrita en 2011 y publicada en 2013. En aquella época yo vivía en Zaragoza y en el castillo de Grisel, y al volver a leerla ha sido bonito recordar aquel periodo de mi vida.

Hacía mucho tiempo que quería reeditar *Tierra sin rey* y quiero agradecer a Ediciones B y a mis editoras Carmen Romero y Clara Rasero, que me hayan ayudado a hacerlo posible. Con ello, la totalidad de mis diez novelas están publicadas en Penguin Random House.

Erais muchos lectores los que me lo pedíais, ya que era muy difícil de conseguir en las librerías al estar prácticamente descatalogada desde 2015. Ahora he decidido no solo reeditarla sino aprovechar para revisarla y ampliarla. En ello he estado embarcado durante el verano del año 2024.

En esta nueva edición he suprimido varios personajes y eliminado varias escenas y subtramas. He buscado que la historia ganara en fluidez y ritmo. Ha sido una experiencia maravillosa sumergirme de nuevo en el Languedoc del siglo XIII y espero que vosotros también la disfrutéis tanto como yo.

Los castillos cátaros

Todos los que me conocen saben que una de mis grandes pasiones son los castillos, esta fue una de las razones principales de escribir *Tierra sin rey*. Para documentarme viajé al sur de Francia y realicé la que se conoce como «la ruta de los castillos cátaros». No obstante, no todos son de esa época, porque algunos de ellos fueron construidos por el rey de Francia precisamente después de la cruzada, ya que sus dominios se habían ampliado y tenían que fortalecer la nueva frontera con la Corona de Aragón.

La ruta es fabulosa, pues no solo hay castillos, sino también abadías, iglesias y magníficos pueblos y ciudades que conservan el sabor de esa época.

Guardo un recuerdo inolvidable de aquellos días.

Nada más pasar los Pirineos tenemos el mítico castillo de Montségur, el de Foix, Puivert, Mirepoix y Rocafixada. Según avanzamos, Toulouse. Después la zona de la Montaña Negra, que tanto se nombra en la novela, con sus montañas, su gran variedad de bosques y los castillos de Lastours, el de Saissac y el de Miravall.

Y por supuesto Carcasona, quizá la ciudad medieval más conocida del mundo. A continuación se hallan los castillos de Aguilar, Minerve, Quéribus, Arques, Peyrepertuse, Villerouge y Rennes-le-Château.

Llegando ya al Mediterráneo y remontando la costa: Narbona, Béziers y Montpellier.

Ahora que hemos reeditado la novela, me he propuesto volver a hacer la ruta, quince años después de la primera vez. Os invito a que me sigáis.